Curd-Jürgen Bierhinkel
Angehörige zu Hause pflegen

Curd-Jürgen Bierhinkel

Angehörige zu Hause pflegen

Pflegehandlungen in Wort und Bild

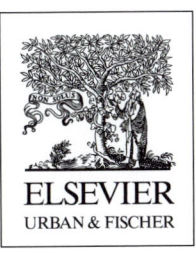

URBAN & FISCHER

München · Jena

Zuschriften und Kritik an:
Elsevier GmbH, Urban & Fischer Verlag, Karlstr. 45, 80333 München, pflege@elsevier.de

Wichtiger Hinweis für den Benutzer
Die Erkenntnisse in der Medizin unterliegen laufendem Wandel durch Forschung und klinische Erfahrungen. Herausgeber und Autoren dieses Werkes haben große Sorgfalt darauf verwendet, dass die in diesem Werk gemachten therapeutischen Angaben dem derzeitigen Wissensstand entsprechen. Das entbindet den Nutzer dieses Werkes aber nicht von der Verpflichtung, anhand weiterer schriftlicher Informationsquellen zu überprüfen, ob die dort gemachten Angaben von denen in diesem Buch abweichen, und seine Verordnung in eigener Verantwortung zu treffen.

Wie allgemein üblich wurden Warenzeichen bzw. Namen (z. B. bei Pharmapräparaten) nicht besonders gekennzeichnet.

Bibliografische Information der Deutschen Nationalbibliothek
Die Deutsche Nationalbibliothek verzeichnet diese Publikation in der Deutschen Nationalbibliografie; detaillierte bibliografische Daten sind im Internet über http://dnb.d-nb.de abrufbar.

Alle Rechte vorbehalten
1. Auflage 2008
© Elsevier GmbH, München
Der Urban & Fischer Verlag ist ein Imprint der Elsevier GmbH.

08   09   10   11   12   5 4 3 2 1

Für Copyright in Bezug auf das verwendete Bildmaterial siehe Abbildungsnachweis.

Das Werk einschließlich aller seiner Teile ist urheberrechtlich geschützt. Jede Verwertung außerhalb der engen Grenzen des Urheberrechtsgesetzes ist ohne Zustimmung des Verlages unzulässig und strafbar. Das gilt insbesondere für Vervielfältigungen, Übersetzungen, Mikroverfilmungen und die Einspeicherung und Verarbeitung in elektronischen Systemen.

Um den Textfluss nicht zu stören, wurde bei Patienten und Berufsbezeichnungen die grammatikalisch maskuline Form gewählt. Selbstverständlich sind in diesen Fällen immer Frauen und Männer gemeint.

Planung: Christine Schwerdt, München
Lektorat: Karin Kühnel; Regina Papadopoulos, München
Herstellung: Kerstin Wilk, Leipzig
Satz: abavo GmbH, Buchloe/Deutschland, TNQ, Chennai/Indien
Druck und Bindung: MKT print d. d., Ljubljana
Umschlaggestaltung: SpieszDesign, Büro für Gestaltung, Neu-Ulm
Titelfotografie: Stefan Vavra
Gedruckt auf 115 g Eurobulk

Printed in Slovenia
ISBN 978-3-437-28270-6

Aktuelle Informationen finden Sie im Internet unter **www.elsevier.de** und **www.elsevier.com**

Vorwort

Die häusliche Krankenpflege erlebt gerade derzeit eine gewaltige Steigerung der Anforderungen an den pflegenden Angehörigen. Die Ursachen dafür sind vielfältig.

Die Weiterentwicklung in der Medizin hat direkte Auswirkungen auf die Pflege, Pflegetätigkeiten werden dadurch spezifischer und für den Angehörigen deshalb in der Ausführung nicht einfacher. Die Pflege wird zunehmend als gesellschaftliche Aufgabe und Verpflichtung abgelehnt und nur noch als Kostenfaktor diskutiert.

Diese Entwicklung findet auch zunehmend ihren Niederschlag in der Politik, eine Diskussion „was darf Pflege kosten" in allen Facetten die einer Kostenminimierung dienen sollen, ist längst entbrannt.

Der derzeitige Stand, nämlich die Feststellung, dass die Pflege in ihrer Ausführung immer höhere Ansprüche stellt, möglichst aber nichts kosten soll, mündet daher in einer weiter zunehmenden Belastung für den pflegenden Angehörigen.

Die einzelnen Pflegetätigkeiten haben immer direkte und indirekte Auswirkungen auf den Gesamtzustand eines Pflegebedürftigen. In diesem Buch werden sie deshalb feststellen, dass einzeln beschriebene Tätigkeiten zu unterschiedlichen Auswirkungen im Gesamtbild der Pflegebedürftigkeit führen.

Weiter ist es mir ein Anliegen, die Befindlichkeit des pflegenden Angehörigen in der häuslichen Krankenpflege mit all ihren Belastungen mit in den Fordergrund zu stellen.

Dieses Buch soll daher nicht nur ein Leitfaden zur Versorgung eines Pflegebedürftigen sein, sondern den Angehörigen helfen, der Pflegesituation auch auf Dauer gewachsen zu sein.

Häusliche Krankenpflege kann nur dann funktionieren, wenn der Angehörige dieser Situation gewachsen ist. Einer Überforderung vorbeugen kann er nur, wenn er über eine ausreichende Entlastung und vor allem über das notwendige Wissen verfügt.

Pflege erbringen und leisten ist keine Selbstverständlichkeit und vor allem keine rechtliche Verpflichtung für den pflegenden Angehörigen. Trotzdem wird er diese Leistung erbringen, sofern er dazu in der Lage ist.

Daher zählt auch hier der Grundsatz:

Eine gute Pflege ist es dann, wenn Pflegebedürftiger und Pflegeleistender im gleichen Maße zufrieden sind.

Curd-Jürgen Bierhinkel
Februar 2008

Abbildungsnachweis

Wichtig war es, die Fotoaufnahmen in diesem Buch in authentischen Situationen aufzunehmen, um den Eindruck von gestellten Szenarien zu vermeiden. Wir sind daher dem Pflegepersonal, den Bewohnern und Patienten folgender Einrichtungen zum Dank verpflichtet:

- Den Bewohnern und dem Personal der *Seniorenanlage „BLIEV HIER"* der Insel Langeoog/Ostfriesland.
- Den Bewohnern und dem Personal des *Wohn- und Pflegezentrum „AM PARK"* in Dalum/Emsland.
- Der *Bürgerhilfe e. V.* in Meppen als Träger der Einrichtungen ermöglichte durch Organisation der Rahmenbedingungen die Fotoarbeiten in den genannten Einrichtungen.

Die Einzelaufnahmen der Pflegehilfsmittel wurden durch die zur Verfügungstellung des benötigten Materials von folgenden Sanitätshäusern möglich und sorgte so für eine nord- und süddeutsche Gemeinschaftsarbeit in Bezug auf das Bildmaterial:

- Das Sanitätshaus *MEDI-TECHNIK GmbH mit Herrn Andres*, aus Lingen im Emsland.
- Das Sanitätshaus *DEPPERMANN* aus Esens in Ostfriesland.
- Das Sanitätshaus *WURSTER* aus Freudenstadt im Schwarzwald.

Im folgenden Abbildungsnachweis nicht zugeordnete Fotos wurden von Herrn Stefan Vavra, München erstellt.

Abb. 7.4: K. Wurlitzer, Greifswald
Abb. 7.5, 711a–f: E. Weimer, Würselen
Abb. 7.6a: G. Westrich, Berlin
Abb. 7.6b: Reihe Pflege konkret, Elsevier GmbH, Urban & Fischer Verlag, München
Abb. 7.7: B. Braun Melsungen AG, Melsungen
Abb. 7.9: ConvaTec, München
Abb. 7.10a–c: C. Ravenschlag, Münster
Abb. 8.7: G. Raichle, Ulm
Abb. 8.8: Paul Hartmann AG, Heidenheim
Abb. 9.7, 12.11: Standard Systeme GmbH, Postfach 90 09 41, 21049 Hamburg
Abb. 10.13: Dan Produkte Pflegedokumentation GmbH, Siegen
Abb. 12.9a: Boehringer Ingelheim Pharma KG, Ingelheim; IVAX Pharma GmbH, Neuss

Inhaltsverzeichnis

1	**Die Pflegesituation vorbereiten und organisieren** 1	3.7	Hilfsmittel für die Körperpflege ... 24
1.1	Informationen über Krankheitsbild sammeln, sich über den Pflegebedarf informieren 2	3.8	Hilfsmittel bei der Intimtoilette und bei bestehender Inkontinenz 25
1.2	Förderung der Selbstständigkeit ... 3	3.9	Hilfsmittel für die Nahrungsaufnahme 27
1.3	Sich über die gesetzlichen Leistungen für die häusliche Pflege bei Kranken- und Pflegekassen informieren 4	3.10	Überwachungshilfen in Wach- und Schlafphasen 29
1.4	Ein Netzwerk aufbauen 5	**4**	**Rückenschonendes Arbeiten und Pflegen** 31
1.5	Erstellen eines Pflege-(Ablauf-) Planes 6	4.1	Grundprinzipien bei der Pflegehilfe: aufstehen, gehen, sitzen und umsetzen 31
2	**Das wohnliche Umfeld einrichten, auf den zukünftigen (Pflege-)Bedarf ausrichten** 9	4.2	Rückenentlastende Hilfsmittel und deren Anwendung 35
2.1	In welchem Raum soll der Pflegebedürftige gepflegt werden? 9	4.3	Vorbeugende Maßnahmen zum Schutz vor Rückenschäden 39
2.2	Vorbereitung des Pflegezimmers, Sanitärbereichs und Wohnbereichs nach pflegerischen Hygiene- und Sicherheitsaspekten 10	**5**	**Das Einbinden des Pflegebedürftigen in den Pflegeablauf** 43
2.3	Prüfung von pflegerelevanten Umbaumaßnahmen 14	5.1	Unterstützung, um vorhandene Fähigkeiten zu erhalten 43
3	**Pflegeerleichternde Hilfsmittel** 15	5.2	Aktivieren und Wiedergewinnen von Fähigkeiten 44
3.1	Welche Hilfsmittel bei welcher Bewegungseinschränkung 15	5.3	Bedürfnisorientierter Pflegeablauf 46
3.2	Anwendung von Hilfsmitteln 17	**6**	**Die Körperpflege** 47
3.3	Pflegeunterstützung durch Hilfsmittel 18	6.1	Die Ganzkörper- oder Teilwaschung im Bett (mit Waschschüssel) 49
3.4	Pflegebetten 19	6.2	Pflegeunterstützung bei Ganzkörper- oder Teilwäsche (Waschbecken, Dusche) 50
3.5	Hilfsmittel zur Vermeidung von Versteifungen (Kontrakturen) 20	6.3	Die Mund- und Zahnhygiene 52
3.6	Wann und welche Lagerungshilfen zur Vermeidung von Druckgeschwüren 22	6.4	Haarwäsche und Rasur 53
		6.5	Die Augen-, Nasen- und Ohrenpflege 56
		6.6	Die Nagelpflege 57
		6.7	Die Hautpflege 58

7	**Hilfe bei Ausscheidungen**	59	10.2	Die messbaren Veränderungen (Vitalfunktionen) ... 94
7.1	Intimsphäre und Achtung der Würde ...	59	10.3	Beobachtung von Ausscheidungen ... 103
7.2	Pflege bei Inkontinenz ...	60		
7.3	Pflege bei Dauerkatheter, suprapubischem Katheter und künstlichem Darmausgang ...	62	**11**	**Ernährung** ... 109
			11.1	Schonkost und Diät ... 109
			11.2	Die Flüssigkeitsaufnahme ... 112
8	**Vorbeugende Maßnahmen zum Schutz vor Folgeerkrankungen (Prophylaxe)** ...	69	11.3	Die Sondenkost und die Verabreichungsformen ... 113
			11.4	Ernährung von Menschen mit Kau- und Schluckstörungen ... 119
8.1	Vorbeugende Maßnahmen zur Vermeidung einer Lungenentzündung (Pneumonieprophylaxe) ...	69	**12**	**Medikamentengabe** ... 121
			12.1	Umgang und Lagerung von Medikamenten ... 121
8.2	Vorbeugende Maßnahmen zur Vermeidung von Versteifungen (Kontrakturenprophylaxe) ...	71	12.2	Wie und in welcher Form gebe ich Medikamente ... 122
8.3	Vorbeugende Maßnahmen zur Vermeidung von Druckgeschwüren (Dekubitusprophylaxe) ...	74	12.3	Erstellen eines Medikamentenplanes ... 127
8.4	Vorbeugende Maßnahmen zur Vermeidung von Erkrankungen des Mund- und Rachenraumes (Soor- und Parotitisprophylaxen) ...	77	**13**	**Maßnahmen zum Schutz vor Überforderung von Ihnen als pflegender Angehöriger** ... 129
			13.1	Gefahren einer Überforderung für Sie als pflegender Angehöriger ... 129
8.5	Vorbeugende Maßnahmen zur Vermeidung von Verstopfung (Obstipationsprophylaxe) ...	78	13.2	Hilfen zur Vermeidung einer Überforderung ... 130
8.6	Vorbeugende Maßnahmen zur Vermeidung von Thrombosen (Thromboseprophylaxe) ...	80	13.3	Wie nehme ich eine „Auszeit" aus der Pflege? ... 132
8.7	Vorbeugende Maßnahmen zur Vermeidung von Stürzen (Sturzprophylaxe) ...	82	**14**	**Der Pflegealltag: Zwischen Wunsch, Anspruch und Pflicht** ... 135
9	**Lagerungen** ...	85	**15**	**Informationsquellen zu allen Fragen rund um die Pflegebedürftigkeit** ... 139
9.1	Lagerung als pflegebedingte Notwendigkeit ...	85		
9.2	Die unterschiedlichen Lagerungsarten ...	85	15.1	Institutionen und Einrichtungen ... 139
9.3	Erarbeiten eines Lagerungsplanes ...	87	15.2	Gesetzliche Leistungen von Kranken- und Pflegeversicherung ... 141
10	**Gezielte Beobachtung des Pflegebedürftigen** ...	93		Internetadressen ... 145
10.1	Die offensichtlichen Merkmale ...	93		Register ... 147

KAPITEL 1

Die Pflegesituation vorbereiten und organisieren

Sie haben sich entschlossen, einen Angehörigen, der nicht mehr alleine leben kann, bei sich aufzunehmen und pflegerisch zu versorgen. Oder Sie wollen einen Angehörigen, der alleine lebt, aber eben nicht mehr alleine leben kann, zu Hause pflegen.

Sicher haben Sie sich damit auseinandergesetzt, dass dabei möglicherweise viel Arbeit auf Sie zukommen kann.

Aber – Sie sind nicht allein und je besser die Versorgung organisiert ist, je mehr Hilfen Sie in Anspruch nehmen und je „professioneller" Sie pflegen, desto einfacher wird es für Sie.

Dabei gilt auch – jeder Mensch ist anders und jeder Pflegebedürftige hat andere Bedürfnisse. Diese herauszufinden, sowohl in seinen Fähigkeiten und Defiziten, verursacht durch Erkrankungen oder einfach durch Alter, schafft die Grundlage für die Betreuung. Sie vergessen nichts und der Pflegebedürftige wird so unterstützt, wie er will, und erhält was er braucht.

Zur Pflege zu Hause kann es durch viele Ursachen kommen – entweder geht es einfach nicht mehr alleine oder es ist eine Krankheit vorausgegangen, die den Zustand Ihres Angehörigen so verschlechtert hat, dass er nicht mehr allein nach Hause kann.

Die Informationssammlung in diesem Kapitel bezieht sich in erster Linie auf Pflegebedürftige, die aus dem Krankenhaus entlassen werden. Selbstverständlich können Sie aber fast alle Bereiche auch mit dem Hausarzt oder einem Spezialisten und mit Mitarbeitern eines Pflegedienstes besprechen. Oft helfen auch Angestellte eines Sanitätshauses oder therapeutische Berufsgruppen wie Physiotherapeuten oder Logopäden.

Denn – nicht nur die Menschen, die aufgrund Ihrer Erkrankung oder durch das Alter pflegebedürftig geworden sind, benötigen Unterstützung bei der Bewältigung dieser neuen Lebenssituation. Auch Sie als Angehöriger brauchen jede mögliche Hilfe.

Während der Pflegebedürftige sich nun damit beschäftigt, sich mit seiner Krankheit oder der veränderten Perspektive „seines" Lebens auseinanderzusetzen, beschäftigen Sie sich als zukünftig pflegender Angehöriger mit den Fragen: „Wie wird die Pflege im Einzelnen aussehen? Was kommt da auf mich zu?".

Diese Fragen kann niemand sofort und konkret beantworten, da keine Pflegebedürftigkeit einer anderen gleicht und jeder Pflegebedürftige anders ist, andere Gewohnheiten hat, ein unterschiedliches Maß an Toleranz seiner veränderten Situation gegenüber einbringt und auch das Verhältnis zwischen Angehörigem und Pflegebedürftigen nie miteinander verglichen werden kann. Deshalb können keine Pauschalempfehlungen und Ratschläge gegeben werden – und Hilfe muss individuell gegeben werden.

Im Krankenhaus

Die Realität zeigt, dass dem Patienten im Krankenhaus zwar Hilfestellung in Bezug seiner Erkrankung in medizinischer Hinsicht gegeben wird, die Auswirkungen und Probleme der zukünftigen pflegerischen Versorgung zu Hause aber kaum in seiner Komplexität besprochen werden.

Fragen der Angehörigen und der Pflegebedürftigen zur pflegerischen Versorgung werden meist erst bewusst, – und dann auch nicht immer gleich konkret – wenn der Pflegebedürftige bereits gepflegt wird.

Oft fühlen sich die Angehörigen dann mit der Pflege überfordert – und denken, sie können diese nicht leisten. So wird der Pflegebedürftige schnell zu einem Heimbewohner – oder er wird bei jedem kleinen Problem wieder ins Krankenhaus geschafft.

Das muss nicht sein!

Damit sich der Angehörige auf die Versorgung und die Pflege des Pflegebedürftigen einstellen kann, sollten sowohl die Krankenhausangestellten als auch

die Angehörigen versuchen, die folgenden Situationen zu vermeiden:
- Entlassung am Wochenende oder eine kurzfristige Entlassung. Dann besteht keine Möglichkeit mehr, Medikamente oder Pflegehilfsmittel zu besorgen.
- Angehörige und Pflegebedürftige sind nur unzureichend über den Pflegebedarf, d. h. über die Defizite und Ressourcen des Pflegebedürftigen und die sich daraus ergebenden Maßnahmen informiert worden.
- Das häusliche Umfeld des Pflegebedürftigen ist auf die Pflege nicht vorbereitet bzw. angepasst worden, es wurde nicht darüber nachgedacht, mit welchen Hilfsmitteln die Pflege einfacher gemacht werden kann, oder ob es z. B. Sinn machen würde, das Schlafzimmer vom ersten Stock ins Erdgeschoss zu verlagern.
- Die Bewältigung von Alltagsproblemen ist ungenügend vorbereitet worden. Neben den bereits bestehenden Alltagsabläufen und -aufgaben kommt mit der Pflegesituation eine zusätzliche Alltagsbelastung auf die zu Hause Pflegenden zu. Oftmals wird versäumt, den Ablauf des Alltags zu managen und zu planen, die Pflege in den Tagesablauf einzubeziehen, ohne dass die bisherigen Tagesabläufe darunter zu sehr leiden.
- Die Angehörigen und die Pflegebedürftigen wurden nicht in einfachen Pflegemaßnahmen geschult, z. B. wie kann sich der Pflegebedürftige alleine aufsetzen, wie wird Wundliegen vermieden oder wie muss mit dem Diabetes umgegangen werden.
- Der Angehörige ist vollkommen unvorbereitet auf seine neue Situation als pflegender Angehöriger. Es wurden ihm keine Hilfen, sei es der Pflegedienst oder die Wundberaterin zur Seite gestellt, der Hausarzt ist nicht informiert und es wurde nicht über Hilfen in der Umgebung, z. B. Enkelkinder oder Nachbarn, nachgedacht.

Allein mit Ihrem festen Willen als pflegender Angehörigen ist die häusliche Pflege nur schwer sicherzustellen. Die Vorbereitungen für eine Pflege zu Hause dürfen nicht erst dann beginnen, wenn das erste Mal über eine Entlassung des Pflegebedürftigen aus dem Krankenhaus nach Hause gesprochen wird oder sich der Zustand eines Pflegebedürftigen so verschlechtert hat, dass er einfach nicht mehr alleine kann.

Damit die Angehörigen sich und ihre Umgebung auf die für alle Beteiligten neue Situation vorbereiten können und um dann adäquat handeln zu können, muss erst einmal eine Informationssammlung erfolgen, damit man Fähigkeiten, Ressourcen und Defizite des Pflegebedürftigen erkennt. Auch kann man so den Bedarf an Hilfsmitteln und eventuellen räumlichen Veränderungen am einfachsten feststellen.

1.1 Informationen über Krankheitsbild sammeln, sich über den Pflegebedarf informieren

1. Schritt

Gehen Sie auf den Hausarzt oder den behandelnden Arzt im Krankenhaus zu. Lassen Sie sich Informationen zu möglichen Erkrankungen des Pflegebedürftigen geben. Bestehen Sie darauf, dass der Arzt sich Zeit für Sie nimmt und in Ruhe die Situation des Pflegebedürftigen bespricht. Vereinbaren Sie im Zweifel einen Termin mit ihm. Folgende Punkte sind dabei für Sie als pflegenden Angehörigen besonders wichtig:
- Wie sehen die krankheitsbedingten Einschränkungen aus? Welche Bereiche betreffen die Einschränkungen und in welchem Umfang betreffen sie das tägliche Leben des Pflegebedürftigen?
- Werden diese Einschränkungen vorübergehend sein oder auf Dauer bleiben?
- Wie wird der weitere therapeutische Weg sein und welche Maßnahmen sind geplant? Werden zusätzlich Personen therapeutische Maßnahmen in der Häuslichkeit des Pflegebedürftigen erbringen?
- Welche medizinischen Komplikationen können zukünftig auftreten und wie ist diesen zu begegnen?
- Wie und in welcher Form wird eine medikamentöse Weiterbehandlung zu Hause erforderlich?

Mit diesen Fragen haben Sie als pflegender Angehöriger den medizinischen Einflussbereich in die zukünftige Pflege geklärt.

2. Schritt

In Schritt 1 haben Sie sich die medizinische Wissensgrundlage geschaffen, auf die Sie nun weiter aufbauen können. Ist Ihr Angehöriger im Krankenhaus, so befragen Sie das Pflegepersonal auf Station. Vereinbaren Sie dazu am besten auch hier einen festen Termin mit der zuständigen Pflegefachkraft, damit diese sich wirklich Zeit für Sie nimmt und Ihnen alle Ihre Fragen in Ruhe beantwortet. Fragen Sie die Pflegefachkräfte, welchen Einfluss die medizinische Versorgung auf die weitere Pflege haben wird?

- Wie kann den einzelnen krankheitsbedingten Einschränkungen des Pflegebedürftigen durch pflegerische Handlungen im Einzelnen begegnet werden? Wie praktiziert dies das Pflegepersonal während des stationären Aufenthalts des Pflegebedürftigen?
- Sind weitere Behandlungen nötig, z. B. durch Physiotherapeuten, Logopäden oder Ergotherapeuten? Wie können Sie zu Hause diese Behandlungsmaßnahmen mittels Pflege unterstützen, z. B. durch Bewegungs- oder Sprachübungen?
- Wie reagiert das Pflegepersonal auf Probleme des Pflegebedürftigen, die eine medizinische Ursache haben? Welche Maßnahmen sind einzuleiten, bzw. durchzuführen, wenn eine Komplikation auftritt, die ihre Ursache in der begleitenden Therapie hat? Dies wäre z. B. der Ausfall eines Sauerstoffgerätes, eines Absauggerätes oder das Geräteversagen einer Wechseldruckmatratze. Wie sehen die dazu erforderlichen Sofortmaßnahmen aus, die unabhängig zur Schadensmeldung und Reparaturveranlassung erfolgen müssen?
- In welcher Form muss ich die medikamentöse Weiterbehandlung durchführen und worauf ist dabei besonders zu achten?

Mit diesen Fragen ist nun der pflegerische Bedarf, der aus der Erkrankung des Pflegebedürftigen resultiert, abgedeckt.

1.2 Förderung der Selbstständigkeit

Die Pflegebedürftigkeit erfordert nicht nur für den Pflegebedürftigen eine völlige Neuausrichtung seines zukünftigen Lebens. Sein zentrales Anliegen ist es meist, trotz seiner Einschränkungen und/oder seiner Krankheit ein selbst bestimmtes Leben in gewohnter Umgebung weiterzuführen. Eine seiner größten Ängste ist es, möglicherweise nicht mehr in seinen gewohnten „vier Wänden" verbleiben zu können und in eine stationäre Daueroinrichtung umziehen zu müssen. Dies alleine ist für den Pflegebedürftigen meist ausreichende Motivation, seine Selbstständigkeit – soweit sein körperlicher Zustand es erlaubt –, in die häusliche Pflege einzubringen. Häufig ist es möglich, auch die bisherige Wohnung der Pflegemöglichkeit entsprechend anzupassen (➤ Kap. 2.3).

Dieses Bestreben nach Selbstständigkeit sollte Sie als pflegender Angehöriger immer unterstützen und fördern, auch oder gerade wenn der Pflegebedürftige einen gewissen Grad an Autonomie wieder erreicht hat.

In diesem Sinne sollte der Leitgedanke von Ihnen und von allen anderen an der Pflege Beteiligten **nicht** sein: „Was muss ich tun, um dem Pflegebedürftigen möglichst viel Arbeit abzunehmen?", **sondern:** „Wie sieht mein persönlicher Beitrag aus, die Pflege mit dem Ziel zu unterstützen, dass die Selbstständigkeit des Pflegebedürftigen aktiviert, erhalten oder wiedergegeben werden kann".

An diesem Punkt spricht man in der Pflegefachsprache von einer „aktivierenden Pflege". Diese wird definiert als das Fördern, Erhalten und Zurückgewinnen von Fähigkeiten des Pflegebedürftigen.

> **WICHTIG**
> Jede zurück gewonnene Fähigkeit des Pflegebedürftigen bedeutet eine Entlastung für den Pflegenden.

Zur Vorbereitung der Pflege zu Hause, teilen Sie sowohl dem Pflegebedürftigen als auch den anderen Angehörigen das Ergebnis ihrer Informationssammlung (➤ Kap. 1.1) zu Krankheit und Pflege mit.

Besprechen Sie mit den Angehörigen aber auch, welche Änderungen im Alltagsleben konkret durch

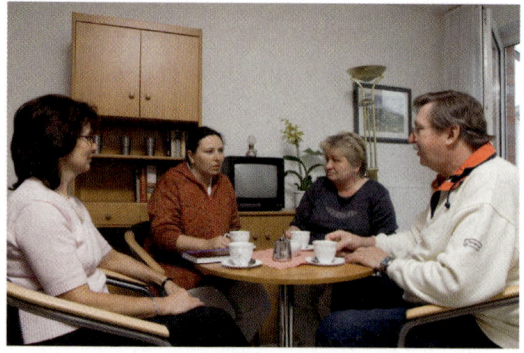

Abb. 1.1 Der Familienrat tagt.

die Pflege entstehen werden. Diese Änderungen treffen natürlich in erster Linie denjenigen, der die „Hauptlast" der Pflege tragen wird. Aber auch alle anderen beteiligten Angehörigen werden einen Einschnitt in ihrer Tagesgestaltung erfahren. Es ist sicher sinnvoll, schon jetzt sich darüber konkret Gedanken zu machen, wie und in welchem Umfang damit eine Aufgabenneuverteilung in der Familie notwendig wird.

1.3 Sich über die gesetzlichen Leistungen für die häusliche Pflege bei Kranken- und Pflegekassen informieren

Pflege zu Hause wird viel einfacher, wenn die finanzielle Unterstützung gewährleistet ist und Sie über alle notwendigen Hilfsmittel verfügen.

Die Erfahrung zeigt, dass es ungünstig ist, zunächst den Bedarf festzustellen und dann erst die Finanzierungsfrage zu klären. Auf diesem Weg entstehen oft ungeklärte Finanzierungsfragen, die für Sie als pflegender Angehörige oft zu einer zusätzlichen finanziellen und nervlichen Belastung führen kann.

Gehen Sie auch bei der Frage „Finanzierung und Pflegehilfe" systematisch vor.

- Nehmen Sie Ihren Angehörigen nach einem Krankenhausaufenthalt zu sich oder übernehmen Sie seine Pflege zu Hause, so erkundigen Sie sich schon beim sozialen Dienst im Krankenhaus, inwieweit bereits von dort aus ein Antrag auf Leistungen der gesetzlichen Pflegeversicherung gestellt werden kann.

Befindet sich der Pflegebedürftige nicht im Krankenhaus – so fragen Sie Ihren Hausarzt oder einen häuslichen Pflegedienst. Alle Kranken- und Pflegeversicherungen haben auch Infotelefonnummern und bieten Informationen im Internet an – scheuen Sie sich auch nicht, dort Informationen zur Pflegeversicherung und weiteren Leistungen der Krankenversicherung zu erfragen. Werden von Ihnen Leistungen der Pflegeversicherung beantragt, so nimmt der Medizinischer Dienst der Krankenversicherung (MDK), die Einstufung der Pflegebedürftigkeit vor.

Mit dem Geld der Pflegeversicherung werden Sie entweder persönlich unterstützt oder Sie können sich einen Teil der Pflege durch einen Pflegedienst erbringen lassen.

- Nach Krankenhausaufenthalten oder bei akuten Defiziten aufgrund einer Erkrankung werden Kosten auch von der Krankenversicherung übernommen. Fragen Sie auch hier bei der Krankenkasse des Pflegebedürftigen nach, welche gesetzlichen Leistungen im Rahmen der häuslichen Krankenpflege gestellt werden.
- Klären Sie mit der Krankenkasse die Kostenübernahme von eventuell notwendigen Hilfsmitteln.
- Fragen sie den Hausarzt, welche der benötigten Medikamente und Pflegehilfsmittel über ein Rezept verordnet werden können.
- Es hat sich als sehr sinnvoll erwiesen, diese Fragen auch mit Interessenvertretern (z. B. VDK, große Selbsthilfegruppen) zu klären.
- Lassen Sie sich von einem oder mehreren Pflegediensten in der Leistungs- und Kostenfrage beraten. Manchmal sind es hier die kleineren Dienste, die flexibler auf die Besonderheiten einer Pflege eingehen können, ohne deshalb mehr zu kosten, manchmal verfügen die größeren über bessere Ressourcen – auch hier gilt, keine Pflegesituation ist gleich.

Eine Beurteilung des Bedarfes durch einen Pflegedienst ist auch nach dessen Rückkopplung mit dem behandelnden Krankenhaus möglich.

- Aufgrund der Erfahrung eines häuslichen Pflegedienstes ist dessen Bedarfsermittlung zu Hilfsmittel und Einschätzung des Hilfebedarfs in der Regel sehr konkret.

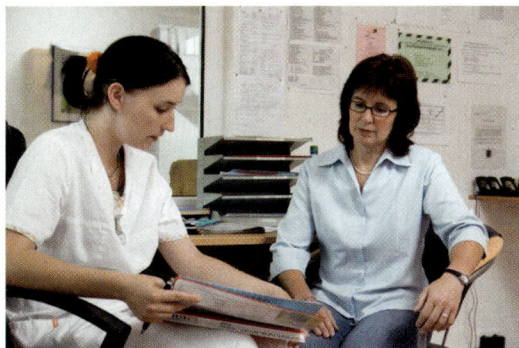

Abb. 1.2 Wie sehen die Pflegeanforderungen aus?

Sie wissen nun, welche Leistungen theoretisch durch wen finanziert werden. Nun können Sie an die „Bedarfsermittlung" gehen. Wie viel und welche Pflege braucht Ihr Angehöriger. Welche Hilfsmittel (➤ Kap. 3.1) würden den Alltag erleichtern.

1.4 Ein Netzwerk aufbauen

Stellen Sie sich einen Seiltänzer vor, der hoch über den Köpfen der Menschen balanciert. Unter ihm ist immer ein Netz, das ihm in Notfall auffängt.

Genau so ein Netz(werk) brauchen Sie auch – und es sollte möglichst schon greifen, bevor ein Notfall (z. B. Ihre Erschöpfung auftritt).

Zeichnet es sich ab, dass Ihr Angehöriger nicht mehr alleine kann und auf Ihre Unterstützung und Pflege angewiesen ist, sammeln Sie Informationen, wer Sie bei der täglichen (und auch bei der nicht alltäglichen) Pflege unterstützen kann. Dies können z. B. andere Angehörige, Nachbarn, der Hausarzt oder ein Pflegedienst sein.

Sie kennen ja – aufgrund der geleisteten Vorarbeit – den künftigen Pflegebedarf. Auch die Kostenfrage ist weitgehend geklärt. Nun können Sie überlegen, welche der Tätigkeiten im täglichen Leben, der Betreuungsaufgaben und möglichen Pflegeleistungen von jemand aus Ihrem sozialen Umfeld übernommen werden können – oder von kostenpflichtigen und professionellen Anbietern.

Denn eine Pflege zu Hause bindet nicht nur Ihre Zeit und Energie, sondern macht in der Regel eine völlig neue Strukturierung der täglichen Aufgaben notwendig.

Unabhängig von der Patientenversorgung sind dabei folgende Aufgaben abzudecken:
- Regelmäßiger Einkauf.
- Arzt- und Apothekenfahrten.
- Arbeiten um das Haus, z. B. Gartenarbeiten.
- Behördengänge.
- Hilfestellung bei Ausfüllen von Anträgen.
- Unterstützung in der allgemeinen Haushaltsführung.
- Zeitweise Betreuung des Pflegebedürftigen.

Denken Sie immer daran, dass auch für Sie noch Freiraum zu Verfügung steht, der Ihnen die Möglichkeit zur Entspannung bietet und in dem Sie Ihren Hobbys nachgehen können und Ihre Freunde treffen.

Sollten Sie sich unsicher fühlen, ob Sie das Handwerk der eigentlichen Pflege leisten können und haben das Gefühl, eine praktische Anweisung oder Schulung würde helfen, dann wenden Sie sich an Ihren (oder einen) Pflegedienst und/oder die Pflegekasse. Viele Institutionen bieten spezielle Kurse zur häuslichen Krankenpflege an, die in der Regel für den Teilnehmer kostenfrei sind. Auch übernehmen einige Pflegedienste praktische Einweisung bei Ihnen zu Hause.

Unabhängig von diesen Pflegekursen sollten Sie sich nach einem adäquaten Beratungspartner umsehen, der zukünftig für Fragen zur Durchführung der häuslichen Pflege kompetent ist. In aller Regel sind dies Mitarbeiter eines Pflegedienstes, die Ihnen mit Rat und Tat bei der Bewältigung der täglichen Pflegetätigkeiten zur Seite stehen.

Machen Sie sich die Mühe, nachdem nun auch die zukünftige Unterstützung und Hilfe geklärt ist, dies in Form eines Tages- oder Wochenablaufplanes schriftlich zu fixieren (➤ Tab. 1.1, 1.2). Dieser Plan dient nicht nur Ihnen als Gedächtnishilfe, sondern hat für alle Beteiligten mit deren freiwillig übernommen Aufgaben einen verbindlichen Charakter.

Beispiel

Tab. 1.1 Wochenablaufplan

Datum							
Montag	Dienstag	Mittwoch	Donnerstag	Freitag	Samstag	Sonntag	
7.30 Uhr Pflegedienst	7.30 Uhr Pflegedienst	7.30 Uhr Pflegedienst	7.30 Uhr Pflegedienst	7.30 Uhr Pflegedienst	7.30 Uhr Pflegedienst	7.30 Uhr Pflegedienst	
9.00 Uhr Physiotherapie	13.00 Uhr Hausarzt	9.00 Uhr Physiotherapie	13.00 Uhr Hausarzt	9.00 Uhr Physiotherapie	15.00 Uhr Nachbarin Betreuung	15.00 Uhr Nachbarin Betreuung	
11.00 Uhr Nichte Einkauf	16.00 Uhr Herr Kunz Garten	11.00 Uhr Nichte Einkauf	17.00 Uhr Tante Betreuung	11.00 Uhr Nichte Einkauf	17.00 Uhr Tante Betreuung	17.00 Uhr Tante Betreuung	

1.5 Erstellen eines Pflege-(Ablauf-)Planes

Die Erstellung eines Pflegeablaufplanes ist aus vielerlei Gründen sinnvoll:
- Jeder von uns hat in der Regel einen festen Tagesablauf. Auch die Durchführung einzelner Tätigkeiten unterliegt einem festen (ungeschriebenen) Ablauf in der Reihenfolge. Ein fester Ablauf gibt uns im täglichen Leben Sicherheit, Geborgenheit und Ruhe. Diese Bedürfnisse sind bei einem Pflegebedürftigen besonders ausgeprägt.
- Meist sind mehrere Personen mit wechselnden Tätigkeiten an der Pflege beteiligt – durch einen Pflegeablaufplan ist der Ablauf der pflegerischen Handlung auch beim Wechsel der Pflegeperson der Gleiche. Zudem werden Besonderheiten und Eigenarten in der Pflege besonders berücksichtigt.
- Erstellen Sie zunächst eine Tagesablaufplanung der Pflege. Diese ist schon daher notwendig, um die Pflege mit dem im ➤ Kapitel 1.4 beschriebenen Wochenablaufplan zu koordinieren. Somit vermeiden Sie die zeitliche Überschneidung von Pflege, Betreuung, verschiedener Tätigkeiten wie geplante Einkäufe, Arztbesuche.

Jede stationäre und ambulante Pflegeeinrichtung hat – gesetzlich vorgeschriebene – „Pflegestandards" vorliegen, die nach den aktuellen Stand der Pflegewissenschaft entwickelt sind.

Diese beschreiben die Durchführung einzelner pflegerischer Tätigkeiten. Hiermit will man sicherstellen, dass die gleiche Pflegetätigkeit von unterschiedlichen Personen gleich gut und in gleicher Qualität durchgeführt wird.

Nicht sehr viel anders verhält es sich in der häuslichen Krankenpflege. Es ist sinnvoll, einen individuell abgestimmten Pflegeablaufplan für den Pflegebedürftigen zu erstellen. So ist es z. B. möglich, dass der pflegende Angehörige selbst einmal erkrankt, oder einen außerordentlichen und dringenden Termin wahrzunehmen hat. Auch wenn nun die Pflege kurzfristig durch eine andere Person, z. B. einen weiteren Angehörigen oder Nachbarn übernommen werden muss, wird sowohl bei diesem und auch bei dem Pflegebedürftigen ein hohes Maß an Unsicherheit oder Angst in Hinsicht des Pflegeablaufes entstehen.

Diese Unsicherheit lässt sich mit einem zuvor erstellten Pflegeablaufplan minimieren.

Aus diesem geht nicht nur die Durchführung der einzelnen Tätigkeiten in ihrer Reihenfolge hervor, es wird dabei auch auf Besonderheiten eingegangen.

Die von einem Pflegebedürftigen gewohnten Routineabläufe sind auch für einen Pflegelaien nachvollzieh- und durchführbar, wenn diese beschrieben sind.

Beispiel

Tab. 1.2 Tagesablaufplan

Montag	Dienstag	Mittwoch	Donnerstag	Freitag	Samstag	Sonntag
7.30 Uhr WC-Gang Waschen Anziehen Frühstück	7.30 Uhr WC-Gang Waschen Anziehen Frühstück	7.30 Uhr WC-Gang Waschen Anziehen Frühstück	7.30 Uhr WC-Gang Waschen Anziehen Frühstück	7.30 Uhr WC-Gang Waschen Anziehen Frühstück	7.30 Uhr WC-Gang Waschen Anziehen Frühstück	7.30 Uhr WC-Gang Waschen Anziehen Frühstück
12.00 Uhr WC-Gang Mittagessen Teilwäsche Mittagsschlaf	12.00 Uhr WC-Gang Mittagessen Teilwäsche Mittagsschlaf	12.00 Uhr WC-Gang Mittagessen Teilwäsche Mittagsschlaf	12.00 Uhr WC-Gang Mittagessen Teilwäsche Mittagsschlaf	12.00 Uhr WC-Gang Mittagessen Teilwäsche Mittagsschlaf	12.00 Uhr WC-Gang Mittagessen Teilwäsche Mittagsschlaf	12.00 Uhr WC-Gang Mittagessen Teilwäsche Mittagsschlaf
14.00 Uhr WC-Gang Kaffeetrinken	14.00 Uhr WC-Gang Kaffeetrinken	14.00 Uhr WC-Gang Kaffeetrinken	14.00 Uhr WC-Gang Kaffeetrinken	14.00 Uhr WC-Gang Kaffeetrinken	14.00 Uhr WC-Gang Kaffeetrinken	14.00 Uhr WC-Gang Kaffeetrinken
17.00 Uhr WC-Gang Abendbrot Teilwäsche	17.00 Uhr WC-Gang Abendbrot Teilwäsche	17.00 Uhr WC-Gang Abendbrot Teilwäsche	17.00 Uhr WC-Gang Abendbrot Teilwäsche	17.00 Uhr WC-Gang Abendbrot Teilwäsche	17.00 Uhr WC-Gang Abendbrot Teilwäsche	17.00 Uhr WC-Gang Abendbrot Teilwäsche
19.00 Uhr WC-Gang Umkleiden Für die Nacht richten	19.00 Uhr WC-Gang Umkleiden Für die Nacht richten	19.00 Uhr WC-Gang Umkleiden Für die Nacht richten	19.00 Uhr WC-Gang Umkleiden Für die Nacht richten	19.00 Uhr WC-Gang Umkleiden Für die Nacht richten	19.00 Uhr WC-Gang Umkleiden Für die Nacht richten	19.00 Uhr WC-Gang Umkleiden Für die Nacht richten

PFLEGEABLAUFPLAN

Beispiel: Waschung Arme und Medikamentengabe

Waschung beginnt bei der linken Hand über den Unterarm hin zum Oberarm, Schulterblatt und der Achselhöhle.
Anschließend gut abtrocknen und die Waschung auf der rechten Seite im Ablauf wiederholen.

Besonderheiten Tablettengabe:

Mund mit zwei Schluck Tee befeuchten, Tabletten in den Mund geben und mit mehreren gegebenen Teelöffeln Joghurt die Tabletten schlucken lassen.

Dieses Beispiel zeigt, dass Sie sich einmal die Zeit nehmen müssen, in schriftlicher Form den Ablauf und die Durchführung der von Ihnen durchgeführten Tätigkeiten zu fixieren.

Lassen Sie dabei auch Gewohn- und Besonderheiten mit in die Durchführungsbeschreibung (Pflegeablaufplanung) einfließen.

KAPITEL 2
Das wohnliche Umfeld einrichten, auf den zukünftigen (Pflege-)Bedarf ausrichten

Jede Wohnung und jedes Haus ist nach den Vorstellungen, dem Geschmack und den Bedürfnissen seiner Bewohner eingerichtet und ausgestattet. So werden die Räume einer Wohnung zu einem Zuhause. Dies sollte auch so sein, wenn der Bewohner pflegebedürftig wird, denn das Gefühl, „zu Hause" zu sein, ist eines der elementarsten Wohlfühlgefühle eines Menschen. Deutlich wird dies auch in vielen Sprichwörtern, z. B. in dem englischen Bekenntnis: *my home is my castle.*

Das Zuhause ist die kleine, persönliche Welt eines Einzelnen. Es vermittelt Schutz, Geborgenheit und Sicherheit. Zudem betrachtet der Mensch diesen Bereich als sein höchstpersönliches „Hoheitsgebiet", in dem es zu keiner Änderung oder Störung ohne seinem Einverständnis kommen darf.

Diese Grundhaltung des Pflegebedürftigen, aber auch dessen im Haushalt lebenden Partners, kann bei Eintritt einer Pflegebedürftigkeit zu einem Problem werden.

Denn: Unterschiedliche Formen der Pflegebedürftigkeit erfordern oft auch unterschiedliche Maßnahmen in einem Haushalt, um diesen den Erfordernissen anzupassen.

Dieses Spektrum reicht von Platz fordernden Hilfsmitteln (z. B. Pflegebett) bis hin zu großen Umbaumaßnahmen (z. B. rollstuhlgerechter Eingang). Damit tritt natürlich auch eine Änderung des Gesamtbildes des Zuhauses ein, das selten in dieser Form für den Bewohner „gewünscht" wurde.

Der erste Schritt, einen Wohnbereich pflegerecht zu gestalten, besteht also darin, dass der Pflegebedürftige und der mit ihm im Haushalt lebende Partner die Veränderungen akzeptieren müssen und die Notwendigkeit verstehen. Ist dieser erste und oft auch schwierigste Schritt getan, erfolgt nun die Vorbereitung des wohnlichen Umfeldes auf die neue Situation.

2.1 In welchem Raum soll der Pflegebedürftige gepflegt werden?

Zunächst wird der Pflegebedürftige die Überlegung anstellen, ob die Pflege in seinem „Lieblingszimmer" möglich ist. Das kann z. B. das Wohnzimmer oder das Schlafzimmer sein. Lehnen Sie diesen Wunsch nicht gleich ab. Prüfen Sie vielmehr, ob der genannte Raum den Anforderungen für die Pflege genügt. Da ein Pflegebedürftiger oft lange Zeit in seinem Pflegezimmer verbringen wird, muss dieser für diese Belange geeignet sein.

Achten Sie deshalb auf folgende Kriterien, die ein Pflegezimmer erfüllen sollte:
- Es muss genügend Tageslicht in den Raum kommen, ideal wäre ein Zimmer auf der sonnenzugewandten Seite. Direkte Sonneneinstrahlung auf das Pflegebett soll jedoch vermieden werden.
- Der Raum muss regelmäßig be- und entlüftet werden können.
- Die Beheizung des Raumes bei kalter Witterung ist möglich.
- Bad und Toilette sind gut erreichbar (nicht weit entfernt, keine Treppenstufen dazwischen).
- Das Zimmer sollte nicht abgelegen vom üblichen Aufenthaltsbereich der Familie sein.
- Der Raum bietet ausreichend Platz und Raum für ein Pflegebett und Pflegehilfsmittel.
- Das Zimmer ist barrierefrei und frei von „Stolperfallen". Im Falle einer Pflege können manche im Raum stehende Möbel und Gegenstände die Bewegungsfreiheit drastisch einschränken. Denken Sie daran, dass, aus einem Bett betrachtet, sich manche Perspektive ändert.
- Der Raum muss ausreichend Platz für die Durchführung der Pflege bieten.

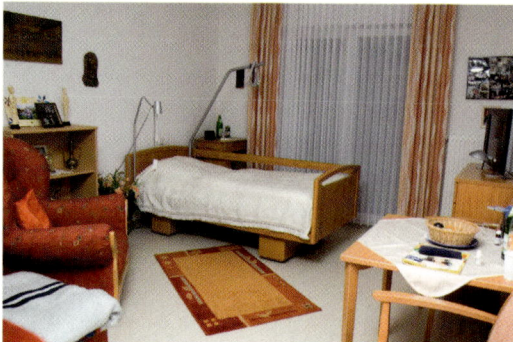

Abb. 2.1 Die häusliche Krankenpflege beginnt immer mit den Vorbereitungen zur zukünftigen Pflege.

Sind nun diese Kriterien weitgehend erfüllt, bietet er sich als das zukünftige Pflegezimmer an. Wenn nicht schon bei dem Pflegebedürftigen vorhanden, gewinnen Sie nun seine Akzeptanz zu der Wahl des zukünftigen Pflegezimmers. Tragen Sie ihm die Entscheidungsgründe vor, weshalb Ihnen (und vielleicht einem „neutralen" Beobachter) das zukünftige Pflegezimmer als das geeignete erscheint.

2.2 Vorbereitung des Pflegezimmers, Sanitärbereichs und Wohnbereichs nach pflegerischen Hygiene- und Sicherheitsaspekten

Pflegebedürftigkeit ist in der Regel mit zusätzlichen gesundheitlichen Einschränkungen verbunden, beispielsweise:
- Oft ist das Immunsystem herabgesetzt und der Pflegebedürftige ist anfälliger für Infektionen und bakteriologische Erkrankungen.
- Der Pflegebedürftige ist oft überempfindlich gegenüber Geräuschen und Gerüchen.
- Aufgrund der eingeschränkten Mobilität ist meist ein erhöhtes Sturzrisiko gegeben.

Alle diese Aspekte müssen nun in der Gestaltung des Wohnbereiches berücksichtigt werden, da in der Regel das Zuhause nicht behinderten-, alters- oder pflegegerecht gebaut wurde.

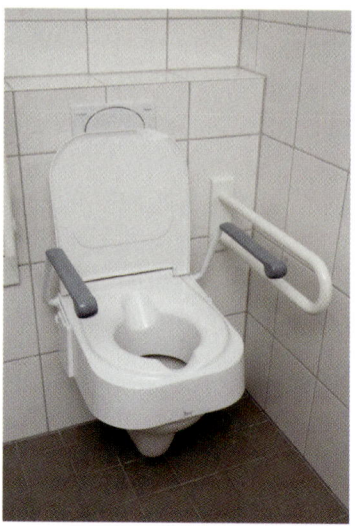

Abb. 2.2 Toiletten können bei Bedarf nachträglich erhöht werden.

Sturzgefahr

Um die Sturzgefahr des Pflegebedürftigen zu reduzieren, gibt es einige Tipps und Tricks zu beachten:
- Vermeiden Sie Stolperfallen in den Räumen, die der Pflegebedürftige nutzen wird. Dies können beispielsweise abstehende Teppichecken oder lose verlegte Kabel (z. B. Verlängerungskabel, Telefonkabel), oder Ziergegenstände auf dem Fußboden sein.
- In den Räumen verstreutes Kinder- und/oder Tierspielzeug erhöht die Sturzgefahr.
- Markieren Sie auffällig erhöhte Tür- und Bodenschwellen, die sich nicht beseitigen lassen, z. B. mit rotem Klebeband.
- Vermeiden Sie das Herumliegen von Schuhen oder Kleidungsstücken.
- Sorgen Sie für einen rutschfesten Bodenbelag. Vermeiden Sie z. B. Teppichläufer auf glattem Parkettboden. Wenn Sie Läufer haben, kaufen Sie spezielle Anti-Rutsch-Unterlagen.
- Vermeiden Sie feuchte Böden, z. B. im Sanitärbereich, wenn der Pflegebedürftige sie betreten könnte. Informieren Sie ihn, wenn Sie gewischt haben.
- Beseitigen Sie Haltemöglichkeiten, die dafür nicht geeignet sind und bei einem Halteversuch nachgeben und/oder kippen können, z. B. freiste-

hende Kleiderständer, lose aufgestellte Regale oder wackelige Stühle.
- Bringen Sie zusätzliche geeignete Haltemöglichkeiten im Bewegungsbereich des Pflegebedürftigen an, z. B. Griffe in der Badewanne. Diese Utensilien erhalten Sie in jedem Baumarkt oder Sanitätshaus.

Hygienische Aspekte

Zunächst möchte ich hier einem weit verbreiteten Vorurteil entgegenwirken: Viele Menschen sind der Meinung, dass Bakterien und Keime zu Hause weitaus gefährlicher sind als die in einem Krankenhaus. Denn im Krankenhaus ist doch alles besonders sauber und den ständigen Einsatz von Desinfektionsmittel könne man geradezu riechen. Deshalb muss es dort doch steriler sein, Keime und Bakterien hätten dort keine Chance.

Das stimmt nicht.

Tatsächlich wird im Krankenhaus alles getan, um hygienische Richtlinien zu erfüllen. Es werden auch Keime und Bakterien bekämpft. Das Problem ist allerdings, dass besonders gefährliche Keime und Bakterien, die sich auch mit Desinfektionsmaßnahmen nicht bekämpfen lassen, ausgerechnet in einem Krankenhaus zu einer großen Gefährdung der Erkrankten und Operierten führen. Es gibt sogar Keime, die sich nicht mehr durch gängige Antibiotika bekämpfen lassen – vielleicht haben Sie schon einmal von dem multiresistenten Staphylococcus aureus gehört, auch MRSA abgekürzt. Es kommt vor, dass Patienten mit diesem Keim nach Hause geschickt werden, weil dieser sich im Krankenhaus nicht mehr bekämpfen lässt.

Deshalb gilt – die Bakterien und Keime in der Häuslichkeit mögen durchaus zahlreicher sein. Ihre Aggressivität und Gefährlichkeit ist in Regel allerdings nicht mit denen im Krankenhaus vergleichbar.

Denn: Jeder von uns ist tagtäglich diesen Keimen und Bakterien ausgesetzt, ohne dass diese zu Erkrankungen führen. Schon sehr frühzeitig hat sich der Körper an diese „Keimüberflutung" gewöhnt und zur Abwehr Anti- und Abwehrkörper bilden lassen, die uns unbeschadet das tägliche Leben bewältigen lassen.

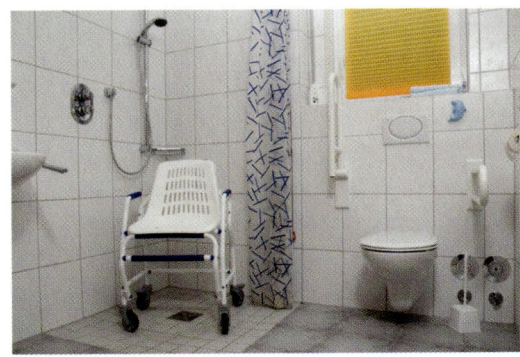

Abb. 2.3 Alle Wohnbereiche des Pflegebedürftigen müssen auf die Pflege ausgerichtet sein. Hier wurde das Bad behindertengerecht nachgerüstet.

Hier allerdings gibt es einen entscheidenden Unterschied zu einem Pflegebedürftigen.

Aufgrund seiner Erkrankung sind in der Regel auch die körpereigenen Abwehrmechanismen geschwächt. Dies macht einen Pflegebedürftigen anfälliger gegen Viren und Bakterien. Eine von außen medizinisch herbeigeführte Abwehrstärkung, z. B. der Einsatz von Antibiotika, ist zwar befristet möglich, schwächt aber langfristig die Abwehrfunktion des Körpers zusätzlich, so dass immer stärkere Antibiotika zum Einsatz kommen müssen, bis letztendlich Viren, Bakterien und Keime die Oberhand gewinnen werden, die gegen den Einsatz von Antibiotika resistent sind.

Was ist zu tun?

Einmal sorgt unter anderem eine ausgewogene Ernährung für die Unterstützung der Abwehrmechanismen des Körpers. Zusätzlich reduziert ein sauberer Haushalt die Keimbelastung und somit auch die Belastung des Abwehrsystems eines Pflegebedürftigen.

Achten Sie deshalb auf folgende Punkte:
- Sorgen Sie für eine relative Staubfreiheit. Entfernen Sie „Staubfänger". Dazu gehören auch Teppiche. Sind diese fest verlegt, müssen diese regelmäßig abgesaugt werden.
- Wechseln Sie lieber einmal zu oft die Bettwäsche des Pflegebedürftigen.
- Reinigen Sie regelmäßig eingesetzte Hilfsmittel der Ernährung und Toilettenhilfen.

- Säubern Sie regelmäßig die Sanitärbereiche wie Bad und WC. Hier haben sich Reinigungsmittel auf Essigbasis bestens bewährt.
- Achten Sie auf eine regelmäßige Be- und Entlüftung der Räume.
- Entsorgen sie Küchenabfälle umgehend und reinigen Sie die Abfallbehälter regelmäßig.
- Benutztes Pflegematerial, z. B. Einlagen, Kompressen und Verbände, luftdicht in einem Beutel verschließen und umgehend entsorgen.

WICHTIG
Wenn nicht ausdrücklich notwendig, verzichten Sie auf den Einsatz von großflächigen Desinfektionsmaßnahmen. Diese führen bei unsachgemäßer Ausführung zu einer Gefährdung alle Beteiligten.

Krankenbesuche aus hygienischer Sicht

Auch gut gemeinte und erwünschte Krankenbesuche können zu einer gesundheitlichen Gefährdung führen. Zu einem kann dieser „fremde" Keime, Viren und Bakterien in das Zuhause des Pflegebedürftigen bringen, zum anderen können diese aber übertragen werden.

Halten Sie deshalb folgende Verhaltensregeln ein:
- Besucher, die selbst an einer Grippe und/oder einer anderen Erkrankung leiden, sollten lieber auf den Besuch verzichten.
- Das Tragen von Straßenschuhen im Pflegezimmer sollte bei schwerst Pflegebedürftigen vermieden werden.
- Der Besucher sollte zu seinem Schutz aber auch zum Schutz des Pflegebedürftigen seine Hände bei Besuchsbeginn und Besuchsende mit einem Händedesinfektionsmittel desinfizieren und die Flüssigkeit anschließend an der Luft trocknen lassen (Einwirkzeit ca. 30 Sekunden beachten). Keinesfalls die Hände anschließend z. B. mit einem Handtuch abtrocknen. Besonders bei abwehrgeschwächten Pflegebedürftigen ist die Händehygiene unbedingt notwendig, um diese nicht zu gefährden.
- Wenn erforderlich, für den Besucher einen Überstreifkittel (z. B. Flügelhemd) bereitstellen.

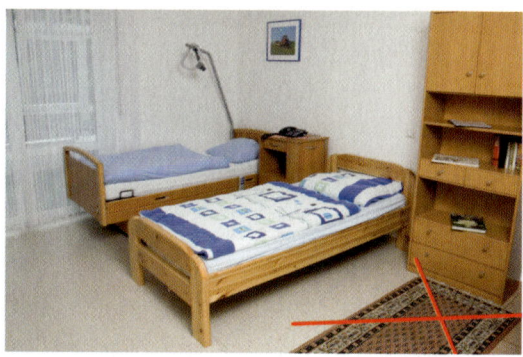

Abb. 2.4 Hygiene und Sauberkeit müssen manchmal mehr beachtet werden als sonst.

WICHTIG
Besucher sollten zu abwehrgeschwächten Pflegebedürftigen einen „Sicherheitsabstand" von ca. einem Meter einhalten und Körperkontakte vermeiden. Somit wird eine mögliche Übertragungsgefahr von Keimen, Bakterien und Viren reduziert.

2.2 Vorbereitung des Pflegezimmers, Sanitärbereichs und Wohnbereichs

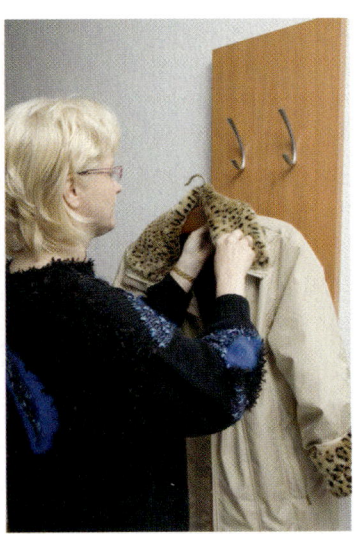

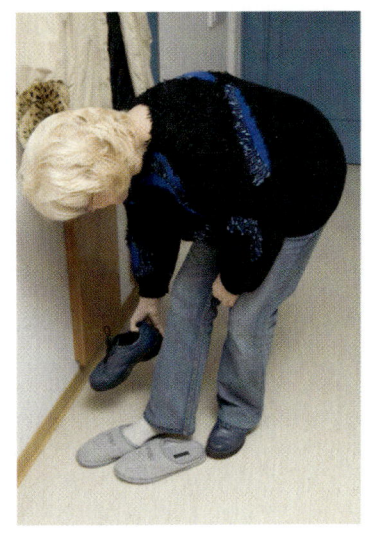

Abb. 2.5 Auch für den Krankenbesuch gelten Regeln:
a) Die Besucherin legt Überkleidung (Mantel) ab …

b) … zieht Straßenschuhe aus …

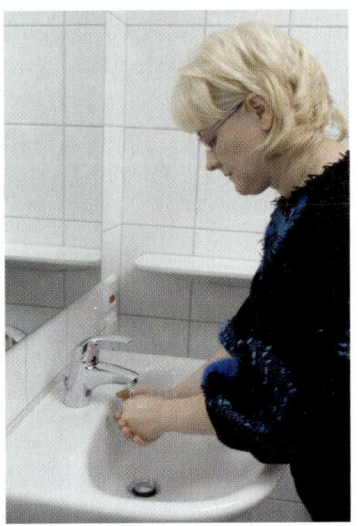

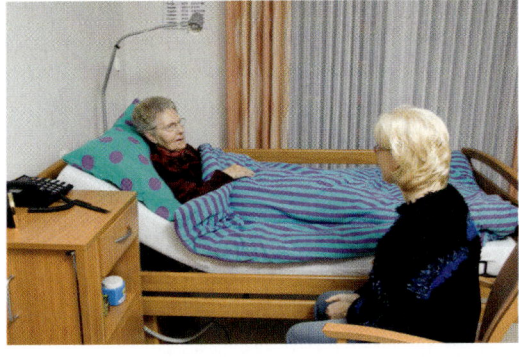

c) … wäscht sich die Hände …

d) … bevor sie zur Begrüßung die Hand reicht und sich setzt.

2.3 Prüfung von pflegerelevanten Umbaumaßnahmen

➤ Kapitel 15.2: Gesetzliche Leistungen von Kranken- und Pflegeversicherung

Um die Mobilität eines Pflegebedürftigen nicht einzuschränken, sind bei manchen Erkrankungen Umbaumaßnahmen im häuslichen Bereich erforderlich.

In der Mehrheit dieser Maßnahmen handelt es um die Schaffung einer barrierefreien Fortbewegungsmöglichkeit.

So sollten Rollstuhlfahrer die Möglichkeit haben, alle genutzten Wohnbereiche komplikationslos erreichen und verlassen und so alle Handlungen des täglichen Bedarfs selbstständig durchführen zu können.

Oft können diese bedarfsangepassten Änderungen ohne große Kosten und Aufwand durchgeführt werden, z. B. Tieferhängen von Regalen, Anpassen von Tischen und Stühlen in der Höhe, so dass der Pflegebedürftige alles gut erreichen kann.

Nicht unbeträchtlich sind hingegen Umbaumaßnahmen, z. B. das Vergrößern von Türstöcken oder die Beseitigung von Stufenschwellen, damit der Pflegebedürftige sich mit dem Rollstuhl in der Wohnung bewegen kann.

WICHTIG
Bei Einführung der Pflegeversicherung wurde diese Problematik erkannt. Daher hat jeder Versicherte, der Leistungen aus der Pflegeversicherung erhält, den jährlich neu entstehenden Anspruch auf einen zusätzlichen Geldbetrag, der für bestimmte Umbaumaßnahmen eingesetzt werden kann, die zur Erhaltung der Mobilität des Pflegebedürftigen notwendig sind.
Nähere Informationen und welche Umbaumaßnahmen durch die Pflegeversicherung finanziert werden, erfahren Sie bei der zuständigen Pflegekasse.

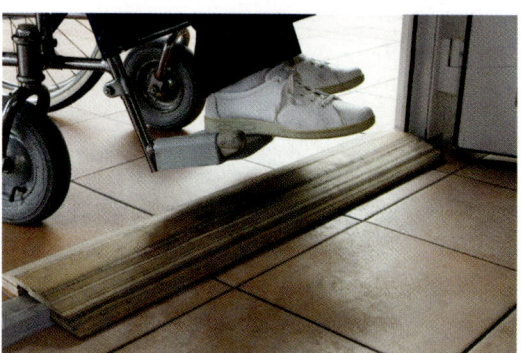

Abb. 2.7 Auffahrrampe für Rollstuhl.

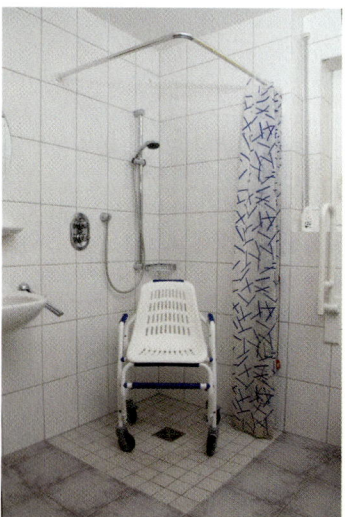

Abb. 2.6 Umbaumaßnahmen: Nachdem die Duschwanne entfernt wurde, kann der Pflegebedürftige trotz Mobilitätseinschränkung noch duschen.

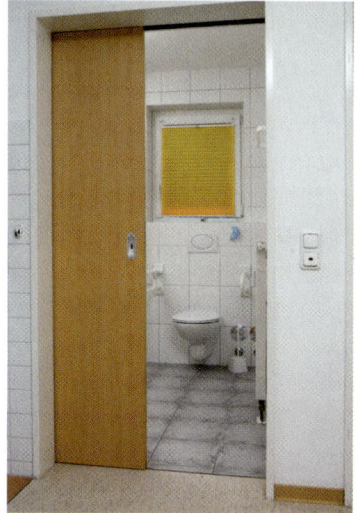

Abb. 2.8 Verbreiterter Türstock.

KAPITEL 3
Pflegeerleichternde Hilfsmittel

Pflegebedürftigkeit ist in der Regel mit Einschränkungen von Fähigkeiten verbunden, die „früher" für den Pflegebedürftigen „ganz normal" waren. Meist sind dies gewöhnliche und regelmäßig wiederkehrende Verrichtungen im Ablauf des täglichen Lebens.

Hilfestellung erfolgt durch Pflegende vom Pflegedienst oder durch Sie als Angehörige, den Pflegenden – der Pflegebedürftige wird im Umgang mit den Hilfsmitteln unterstützt, beaufsichtigt und zur (alleinigen) Durchführung angeleitet.

Aber auch dem Pflegebedürftigen, der über ausreichende (aber eingeschränkte) Fähigkeiten verfügt, ermöglicht der Einsatz von Hilfsmitteln oftmals eine vereinfachte, eigenständige Übernahme von Verrichtungen im Alltag.

Die Pflegeversicherung hat Prüfungskriterien erstellt, um festzulegen, was unter „regelmäßig wiederkehrenden Verrichtungen im Ablauf des täglichen Lebens" verstanden wird. Nur wenn ein Hilfsmittel für einen dieser Bereiche hergestellt wurde, werden die Kosten von der Pflegeversicherung übernommen.

Regelmäßig wiederkehrende Verrichtungen im Ablauf des täglichen Lebens

Im Bereich der Körperpflege
1. Waschen
2. Duschen
3. Baden
4. Kämmen
5. Rasieren
6. Zahnpflege
7. Darm- und Blasenentleerung.

Im Bereich der Ernährung
1. Mundgerechtes Zubereiten der Nahrung
2. Aufnahme der Nahrung.

Im Bereich der Mobilität
1. Aufstehen und Zubettgehen
2. An- und Ausziehen
3. Gehen
4. Stehen
5. Treppen steigen
6. Verlassen und Aufsuchen der Wohnung.

Im Bereich der hauswirtschaftlichen Versorgung
1. Einkaufen
2. Kochen
3. Reinigung der Wohnung
4. Spülen
5. Wechseln und Waschen der Wäsche und Kleidung
6. Beheizen.

3.1 Welche Hilfsmittel bei welcher Bewegungseinschränkung

Grundsätzlich wird unter dem Begriff der **Bewegungseinschränkung** zwischen Einschränkungen aufgrund einer fehlenden Feinmotorik und der Einschränkung aufgrund fehlender Grobmotorik unterschieden.

Zu dem Bereich Feinmotorik gehört die Durchführung von gezielten Tätigkeiten mit den Fingern und Zehen, z. B. etwas Kleines aufheben, Handarbeiten, die Zahnbürste halten.

Zur Grobmotorik gehört die Durchführung von koordinierten Bewegungsabläufen von Armen und Beinen, z. B. beim Gehen oder beim Arm heben.

3 Pflegeerleichternde Hilfsmittel

Die häufigste Bewegungseinschränkung bei einer Pflegebedürftigkeit betrifft das selbstständige Gehen und Stehen, das Aufstehen und Setzen.

Gehen und Stehen

Grundsätzlich sind die meist genutzten „Hilfsmittel" für das Gehen und Stehen des Pflegebedürftigen die Arme, Schultern und Hände des Pflegenden. Damit gibt der Pflegende Sicherheit, Halt und hat die Möglichkeit, korrigierend und unterstützend auf die Bewegungsabläufe direkt Einfluss zu nehmen.

Es gibt eine ganze Reihe von technischen Hilfsmitteln, die diese Funktionen weitestgehend ersetzen und es so dem Pflegebedürftigen ermöglichen, unabhängig von anderen Personen zu gehen und zu stehen.

Dazu gehören:
- **Der Gehstock** zur Unterstützung des Geh- und Standvermögens.
- **Die Unterarmgehstütze** bei krankheitsbedingter Gewichtsverlagerung auf eine Körperseite.
- **Die 4-Fuß-Gehhilfe** zum Stützausgleich.
- **Das Gehgestell** bei fehlender Standsicherheit.
- **Der Rollator** bei eingeschränkter Gehfähigkeit.
- **Der Rollstuhl** bei ungenügender Fähigkeit des Gehens.

Aufstehen und Setzen

Das Hauptproblem für viele Pflegebedürftige beim Aufstehen und Setzen ist, dass sie ihr Gewicht nicht so verlagern können, wie es notwendig wäre.

Um diese Gewichtsverlagerung zu unterstützen, hilft es, das Knie gut durchzudrücken bzw. anzuwinkeln, wenn sie fest mit beiden Füßen auf dem Boden stehen. Bei Bedarf kann das Aufstehen und Setzen auch erleichtert werden, wenn sich die Pflegebedürftigen an Griffen festhalten können (und mit den Händen an den Griffen einen zunehmenden bzw. nachlassenden Zug ausüben).

Um die Gewichtsverlagerung beim Aufstehen und Setzen zu unterstützen, gibt es neben der Hilfestellung durch den Pflegenden auch folgende Hilfsmittelmöglichkeiten:

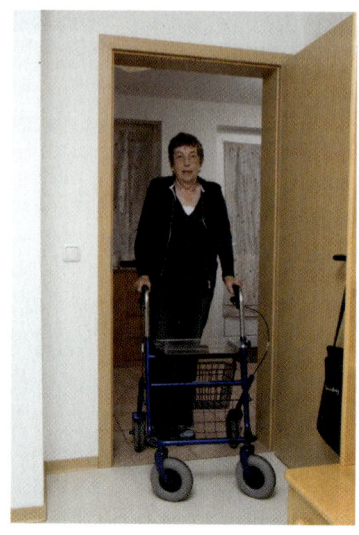

Abb. 3.1 Gehhilfen erhalten die Unabhängigkeit des Pflegebedürftigen.

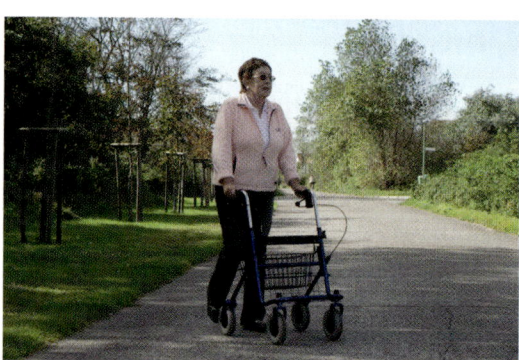

Abb. 3.2 Unabhängigkeit fördert die Persönlichkeit.

- **Wandhaltegriffe an der Wand** zum Halten, Wegdrücken und Ziehen (Bau- oder Sanitätshaus).
- **Katapultsitz bzw. Sessel** drückt beim Aufstehen 80% des Körpergewichtes nach oben.
- **Toilettensitzerhöhung** zur Verlagerung des Körpergewichtes.
- **Seitenlehnen bei Stuhl und Sessel** zur Unterstützung des Aufsteh- und Setzvorgangs.

Beugen, Bücken und Strecken

Neben der Bewegungseinschränkung der Beine und Füße ist häufig auch der Bewegungsbereich des Rü-

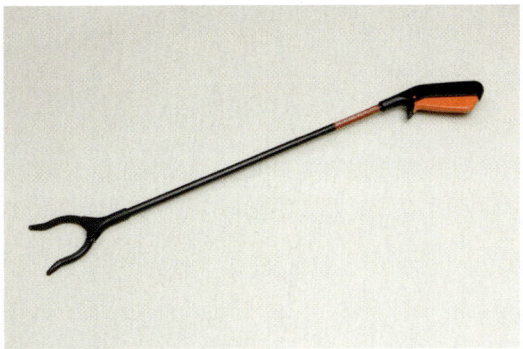

Abb. 3.3 Universalgreifzange zur Bewältigung täglicher Anforderungen.

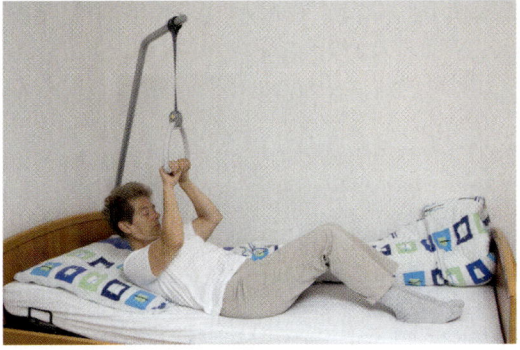

Abb. 3.4 Mit Hilfe eines Patientenaufrichters kann der Pflegebedürftige seine Liegeposition selbstständig verändern.

ckens und der Hüfte beeinträchtigt. Dies führt zur Beeinträchtigung beim Beugen, Bücken, Strecken und bei der Drehung des Rumpfes.

Um Tätigkeiten weiterhin durchführen zu können (oder sie wieder zu erlernen), die den Rücken und die Hüfte stark beanspruchen, gibt es auch hier Hilfsmittel, die die Durchführung erleichtern (natürlich neben dem Einsatz des Pflegenden):

- **Strumpf- und Schuhanzieher** vermeiden das Beugen, können auch im Stehen oder im Sitzen eingesetzt werden.
- **Universalgreifzangen:** Einsatz als „verlängerter Arm".
- **Knopfverschluss-Schließer:** Zu- und Aufknöpfen, auch bei eingeschränkter Fingerkraft.

3.2 Anwendung von Hilfsmitteln

Schon immer war und ist der Mensch bestrebt, eigene Unzulänglichkeiten durch den Einsatz von Hilfsmitteln im Bereich der Mobilität auszugleichen. Deren Einsatz steigert die Unabhängigkeit des Anwendenden, unterstützt diesen aber auch bei der Durchführung und schützt ihn vor zusätzlicher körperlicher Belastung.

Alle diese Aspekte gelten auch bei der Versorgung und Pflege eines Pflegebedürftigen. In der Versorgung wird unterschieden, ob Hilfsmittel

- durch den Pflegebedürftigen,
- durch den Pflegenden oder
- durch Pflegenden **und** Pflegebedürftigen genutzt und zur Anwendung gebracht werden (können).

Um das richtige Hilfsmittel für Ihren Angehörigen zu finden, können Sie sich von unterschiedlichen Stellen beraten lassen:

- Sanitätshäuser. Es kommen auch dort angestellte Personen nach Hause um den Hilfsmittelbedarf einzuschätzen.
- Pflegedienste. Wird Ihr Angehöriger bereits von einem Pflegedienst betreut, so fragen Sie doch einfach die behandelnde Pflegekraft um Rat. Aber auch wenn kein Pflegedienst für Sie „zuständig" ist – Sie werden dort meist Hilfe finden.
- Krankenhaus. Hat sich der Hilfsmittelbedarf durch eine akute Erkrankung ergeben und brauchen Sie das Hilfsmittel nach einem Krankenhausaufenthalt, so sind auch die Pflegenden dort und vor allem der Sozialdienst kompetente Ansprechpartner.

Hilfsmittel sind nicht billig, deshalb müssen Sie auch unbedingt vorher abklären, wer die Hilfsmittel finanziert und die Kosten trägt, optimalerweise ist dies die Pflegekasse.

Haben Sie das Hilfsmittel genehmigt bekommen, so müssen sowohl Sie als pflegende Angehörige als auch der Pflegebedürftige im Einsatz und Umgang mit dem Hilfsmittel eingewiesen werden, z. B. durch professionell Pflegende oder das Sanitätshaus. Bestehen Sie darauf und lassen Sie sich einen Ansprechpartner nennen, den Sie bei neu auftretenden Fragen kontaktieren können.

Bei der Auswahl des Hilfsmittels ist es wichtig, dass alle an der Pflege Beteiligten das Hilfsmittel akzeptieren und es nicht als lästig oder hässlich empfinden. Hilfsmittel sind keine Hilfe, wenn sie nicht akzeptiert werden.

Oft sind es gerade die Pflegebedürftigen selbst, die sich nur schwer mit der Tatsache abfinden, nun auf den Einsatz von Hilfsmitteln angewiesen zu sein, obwohl diese in der Regel Tätigkeiten unterstützen, die der Pflegebedürftige bewusst durchführen will. Erinnern Sie den Pflegebedürftigen immer wieder daran, dass der Einsatz von Hilfsmittel neben der Erleichterung gerade ihm einen Teil seiner Unabhängigkeit zurückgibt.

> **WICHTIG**
> - Hilfsmittel ersetzen oder unterstützen die fehlende Fähigkeit, eine Tätigkeit durchzuführen.
> - Zum Erhalt von bestimmten Fähigkeiten keine Hilfsmittel einsetzen und benutzen, die lediglich dem Komfort und/oder der Bequemlichkeit des Pflegebedürftigen dienen.
> - Vor Nutzung eines Hilfsmittels ist eine Einweisung (Sanitätshaus, Pflegedienst) notwendig. Scheuen Sie sich nicht, um diese zu bitten.
> - Jedes Hilfsmittel muss „gepflegt" werden. Dies trifft sowohl auf von den Kassen gestellte als auch auf selbst angeschaffte Geräte im gleichen Maße zu. Beachten Sie die Wartungs- und Pflegeanleitungen des Herstellers.
> - Machen Sie sich gemeinsam mit Ihrem zu pflegenden Angehörigen im Umgang und Nutzung des Hilfsmittels vertraut. Die Nutzung des Hilfsmittels erfolgt anfangs möglichst immer im Beisein eines professionell Pflegenden.

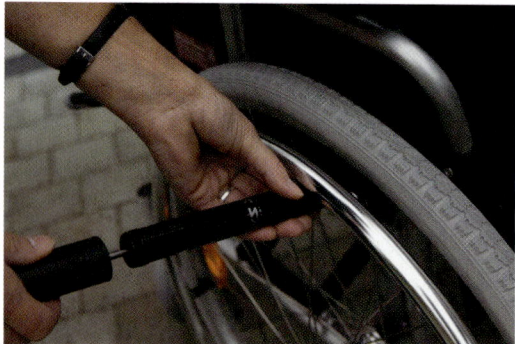

Abb. 3.5 Auch für zu Verfügung gestellte Hilfsmittel gilt die Sorgfaltspflicht.

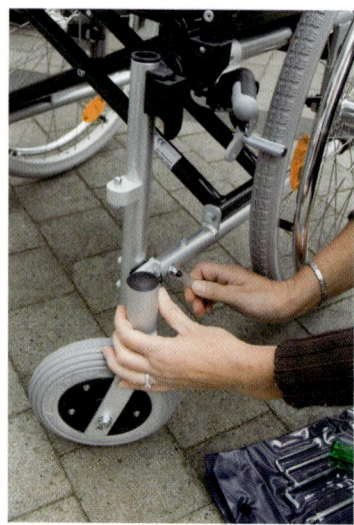

Abb. 3.6 Funktionalität erfordert Pflege.

3.3 Pflegeunterstützung durch Hilfsmittel

Pflegen Sie einen Angehörigen, so sind Sie einer hohen körperlichen und seelischen Belastung ausgesetzt. Zur Entlastung gibt es, wie schon beschrieben, unterstützende Hilfsmittel, die bei richtiger Anwendung auch eine Entlastung für Sie bedeuten. Somit wird erreicht, dass dem alten Spruch in der Pflege: „Entlaste ich den Pflegebedürftigen, belaste ich den Pflegenden" zumindest für den Bereich der körperlichen Belastung des Pflegenden zutreffend, etwas an Schärfe genommen wird.

Da die Kranken- und Pflegekassen als Entscheidungskriterium im Rahmen der Kostenbewilligung vorrangig den Nutzen eines Hilfsmittels für den Pflegebedürftigen sehen, haben die Hersteller von Hilfsmitteln diese inzwischen so konzipiert, dass der Nutzen für den Pflegenden und den Pflegebedürftigen in der Regel gleichzeitig gegeben ist.

Die größte körperliche Belastung für Sie als Pflegende entsteht wegen der mangelnden oder sogar fehlenden Mobilität Ihres Angehörigen. Deshalb stellen wir Ihnen hier die gängigsten Hilfsmittel vor, mit denen Sie Ihren Angehörigen entweder im Bett bewegen können oder vom Bett in den Stuhl.

- **Gleithilfe:** Unterstützt den Pflegebedürftigen und die Pflegeperson beim Umlagern und Veränderung der Liegeposition im Bett.
- **Umsetzplatte:** Unterstützt den sitzenden Transfer eines Pflegebedürftigen, z. B. vom Bett in einen Rollstuhl.
- **Drehplatte:** Erleichtert notwendige Drehbewegungen des Pflegebedürftigen im Stehen.
- **Mobilisationsgürtel:** Erleichtert das Aufstehen, Fortbewegen und Aktivieren.
- **Patientenlift:** Ermöglicht den etwas längeren Transfer, z. B. in das Bad mit Hilfe von Gurten und eines fahrbaren Hebe-Armes.

Nähere Informationen zu den einzelnen Hilfsmitteln finden Sie in ➤ Kapitel 4.2.

> **WICHTIG**
> - Der Einsatz einiger dieser Hilfsmittel ist für alle Beteiligten „besonders" gewöhnungsbedürftig. Das liegt mit daran, dass dem Pflegebedürftigen die Kontrolle in der Durchführung einer selbstdurchgeführten Tätigkeit genommen wird.
> - Sprechen Sie mit dem Pflegebedürftigen über eventuelle Ängste, z. B. sich nun auf Technik und „physikalische Gesetze" verlassen zu müssen.
> - Erklären Sie dem Pflegebedürftigen, dass der Einsatz dieser Hilfsmittel auch eine körperliche Entlastung für Sie als Pflegenden beinhaltet.

3.4 Pflegebetten

Das „normale" Bett ist in der Pflege von Pflegebedürftigen wenig geeignet. Es ist beispielsweise zu tief oder das Kopfteil lässt sich nicht verstellen. Es erschwert die Pflege und führt ggf. sogar zu einer körperlichen Gefährdung, sowohl des Pflegenden (z. B. Rückenprobleme, da sich der Pflegende immer hinabbeugen muss) als auch des Pflegebedürftigen (z. B. weil er sich so tief niedersetzen muss oder er nicht gerade liegt und die Lunge dadurch nicht adäquat belüftet wird).

Deshalb gibt es nicht nur für Patienten im Krankenhaus, sondern auch für Pflegebedürftige zu Hause spezielle Pflegebetten oder Pflegebetteinlegerahmen.

Beide Systeme werden in der Regel durch die Pflegekassen leihweise zu Verfügung gestellt. Sie haben den Vorteil, dass das Pflegen und das Liegen von bewegungseingeschränkten Patienten durch eine elektrische Höhen-, Rücken- und Beinteilverstellung erleichtert wird.

Meist geschieht dies heute mit Hilfe eines Handschalters, den auch der Pflegebedürftige selbst jederzeit bedienen kann.

Das Pflegebett sollte mit folgendem Bettzubehör ausgestattet und aufgebaut sein:
- Matratze aus gutem Kunststoff. Nach aktuellem Stand der Pflegewissenschaft sollen in der Pflege im Bereich der Pflegehilfsmittel keine Naturmaterialien genutzt werden. Unterschied zwischen schlechtem und gutem Kunststoff liegt in der Qualität und Haltbarkeit des Produktes.
- Bei starker Inkontinenz: Matratzenschutzbezug.
- Spannbetttuch oder Betttuch mit Betttuchspannern, damit es keine Falten wirft und so zu Wundliegen (➤ Kap. 8.3) führt.
- Bettschutzeinlagen bestehen aus einer Kunststofffolie mit aufgebrachter saugfähiger Auflage. Diese verhindern das Durchdringen von Flüssigkeit wie Schweiß etc. auf die Matratze und somit die Bildung von Nässebrücken, die wiederum eine Dekubitusbildung unterstützen. Bettschutzeinlagen sind inzwischen auch im Verzeichnis der Pflegeverbrauchsmittel in der Pflegeversicherung nach § 78 Abs.1 SGB XI aufgenommen worden.
- Zwei Kopfkissen, ein kleines Stützkissen.
- Bettdecke sollte eher leicht und gesteppt sein, damit die Daunen nicht alle im Fußbereich klumpen und der Patient friert.

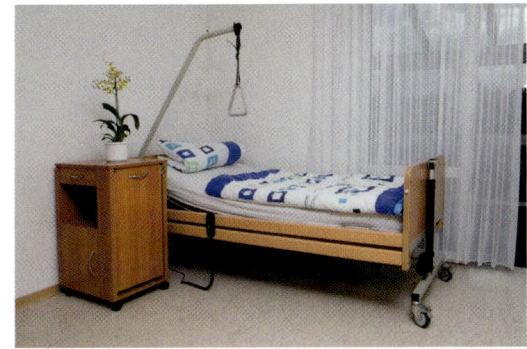

Abb. 3.7 Heutige Pflegebetten sind oft erst auf dem zweiten Blick als solche zu erkennen.

Pflegebett oder elektrischer Einlegerahmen

Ob für „Ihren" Pflegebedürftigen nun ein Pflegebett oder ein Einlegerahmen das geeignetere Bett ist, das hängt von vielen Faktoren ab. Eigentlich ist das Pflegebett Hilfsmittel der Wahl, da es über viele Funktionen und einen hohen Komfort verfügt. Für einen elektrischen Einlegerahmen sprechen aber möglicherweise folgende Faktoren:

- Unter dem Begriff „Pflegebett" assoziiert der Pflegebedürftige vielleicht Begriffe wie Krankenhaus, Heim, Krankheit und Abhängigkeit. Zudem ist er oft nicht bereit, ohne weiteres eine andere Liegestätte als das gewohnte Ehebett zu akzeptieren. Die Entscheidung für das eine oder andere stellt deshalb für den Pflegebedürftigen möglicherweise eine psychische Belastung dar. Für praktische Erklärungen wie *arbeitserleichterndes Arbeiten* oder das *einfache Aufstehen* und das *selbstständige Ändern der Liegeposition* ist der Pflegebedürftige, so zeigt die Erfahrung, oft nur sehr schwer zugänglich.
- Sehr oft machen die Baugegebenheit der Wohnung oder des Hauses das Aufstellen eines Pflegebettes unmöglich. Beispielsweise könnte es keinen Stromanschluss im vorgesehenen Zimmer geben (mittlerweile eher selten) oder der Platz für das Aufstellen eines zusätzlichen Bettes fehlen. Auch ist es möglich, dass das Pflegebett gar nicht in das Schlafzimmer gebracht werden kann, weil der Zugang zum Zimmer sehr verwinkelt ist. Dies ist sogar manchmal der Fall, obwohl das Bett in Einzelteilen geliefert und von der Bettenfirma erst vor Ort aufgebaut wird. Das Bett kann einfach nicht zu seinem Standort gebracht werden.
- Ist das bisherige Schlafzimmer ein idealer Platz für die Pflege des Pflegebedürftigen, z. B. mit gutem Zugang zu Bad und Wohnbereich, und entspricht auch den sonstigen Kriterien eines idealen Pflegezimmers (➤ Kap. 2.2), scheitert das Aufstellen eines Pflegebettes oft an einem nicht teilbaren, fest eingebauten Ehebett.

Für alle diese Fälle empfiehlt sich der Einbau eines Pflegebetteinlegerahmens. Dieser hat alle Vorteile eines Pflegebettes und kann auch in fest eingebauten oder nicht teilbaren Ehebetten eingebaut werden. Der Nachteil ist allerdings, dass die Pflege nur vom Fuß-

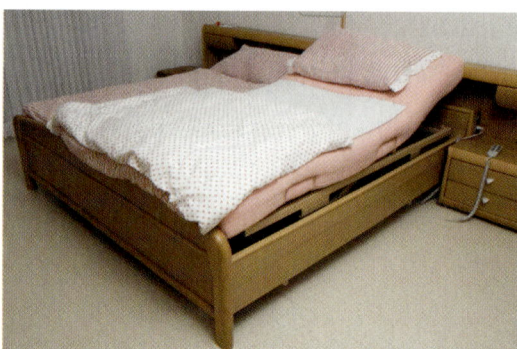

Abb. 3.8 Der Pflegebettrahmen eingepasst in ein bestehendes Bettgestell.

ßende und einer Seite her möglich ist und der Zugang zum Pflegebedürftigen daher eingeschränkt wird.

> **WICHTIG**
> - Um die Sturzgefahr aus dem Pflegebett zu verringern, achten Sie bitte immer darauf, dass Seitengitterteile im Lieferumfang enthalten sind. Diese können mit Einverständnis des Pflegebedürftigen z. B. nachts hochgestellt werden und verhindern, dass der Pflegebedürftige aus dem Bett fällt. Sollte das Pflegebett mit einer Seite an einer Wand stehen, ist das Anbringen eines Seitenteils ausreichend.
> - Bei Einlegerahmen können keine Seitengitter angebracht werden. Achten Sie deshalb darauf, dass der Einlegerahmen und das Bett nachts und in Ruhephasen des Pflegebedürftigen auf die niedrigste, bodennahe Position eingestellt wird. Somit reduziert sich bei einem eventuellen Sturz aus dem Bett die Höhe auf ein Minimum (die Höhe heutiger Ehebetten vom Boden beträgt selten mehr als 30 cm).

3.5 Hilfsmittel zur Vermeidung von Versteifungen (Kontrakturen)

Vorbeugende Maßnahmen ➤ Kapitel 8

Eine bei bettlägerigen Pflegebedürftigen immer wieder vorkommende Problematik, ist das Auftreten von Kontrakturen (➤ Kap. 8.2). Unter diesem Begriff versteht man das Versteifen bzw. das sich Zusammenziehen von Sehnen, Bändern und Muskeln. Diese Versteifungen sind nur schwer wieder rückgängig zu machen. Im schlimmsten Fall erfolgt eine Verkrümmung der einzelnen Extremitäten bis hin zur Wirbelsäule.

3.5 Hilfsmittel zur Vermeidung von Versteifungen (Kontrakturen)

Ursache für diese Schädigung ist die mangelnde Bewegung der einzelnen Extremitäten (also von Armen und Beinen) bis hin zu einer bewegungsreduzierten Lage des Körpers. Das sich Kontrakturen entwickeln können, erfolgt unabhängig über alle Altersgrenzen hinweg. Die Entstehung kann aber von bestimmten Grunderkrankungen noch zusätzlich verstärkt werden.

Die beste vorbeugende Maßnahme ist die Bewegung. Bei Pflegebedürftigen mit stark eingeschränkter Mobilität sind gezielte, regelmäßige Bewegungsübungen ein guter Schutz gegen das Entstehen von Kontrakturen.

Soweit möglich, kann der Pflegebedürftige selbstständig diese Übungen gezielt und regelmäßig durchführen. Dazu gehören Dehnungs-, Streck- und Beugeübungen der einzelnen Extremitäten, von den Zehen und Finger über die Arme, Hände, Beine und Füße hin bis zur Wirbelsäule.

Ziel ist es immer, Bänder, Sehnen und Muskeln dehnungsfähig zu halten. Diese gezielten Übungen können mit der Zuhilfenahme von Übungsgegenständen unterstützt werden. In der Regel können diese Hilfsmittel im Haushalt selbst bereitgestellt werden. Dazu eignen sich ganz hervorragend, z. B.:

- Kleine Bälle, Würfel, Mullbindenrollen für Finger- und Handübungen.
- Kleine Gummiringe für Fingerspiele.
- Dehnungs- oder Gummibänder für Dehnungsübungen.
- Am Fußende des Bettes angebrachte Karton- oder Abstützkissen zum Abstützen des Fußgrundes. Als dauerhafte Abstützmöglichkeit ist ein harter Kasten ungeeignet, wird aber manchmal

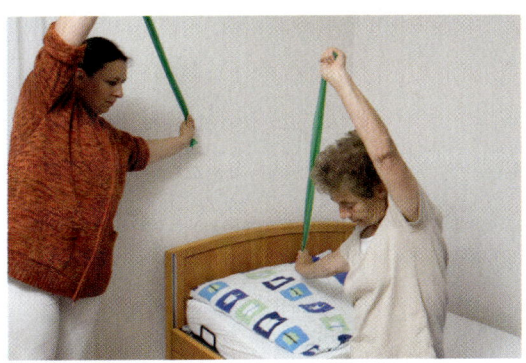

Abb. 3.9 Bewegungsübung.
a) Ein Gymnastikband im Einsatz.

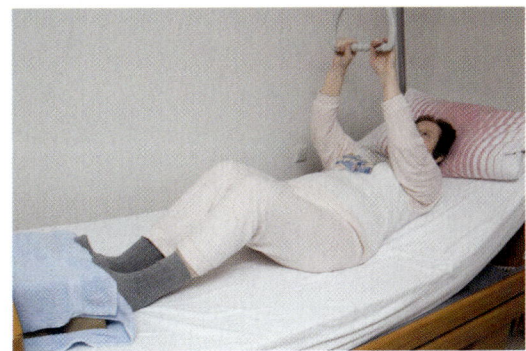

Abb. 3.10 Der Pflegebedürftige sollte soviel wie möglich selbst tun:
a) Eine in das Bett gestellte Kartonkiste ...

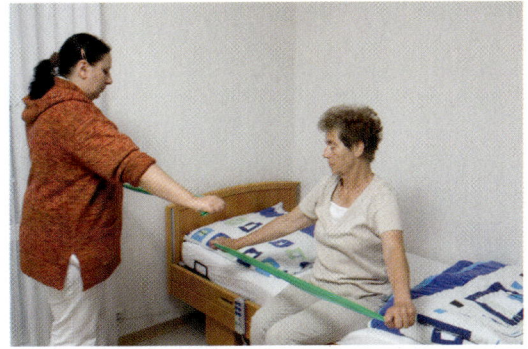

b) Mit einem Gymnastikband kann der Pflegebedürftige selbstständig Bewegungsübungen durchführen, damit keine Versteifungen auftreten.

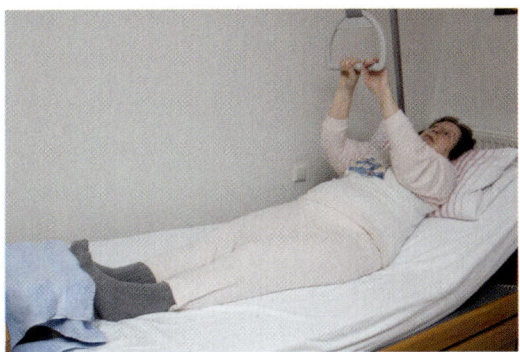

b) ... kann zum Hochrutschen im Bett benutzt werden und unterstützt die Beintätigkeit des Pflegebedürftigen, sollte aber danach wieder aus dem Bett entfernt werden, da harter Widerstand die spastischen Neigungen fördern kann.

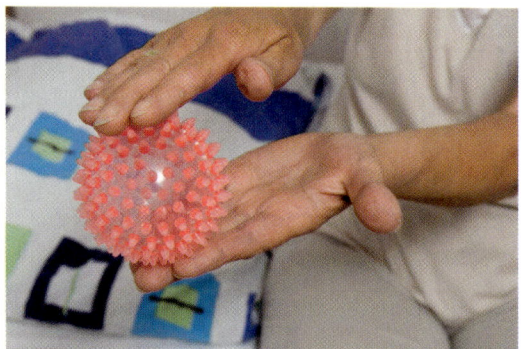

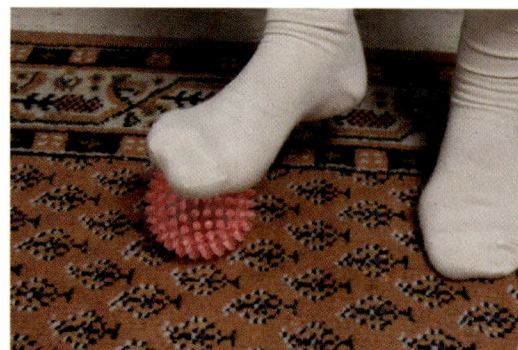

Abb. 3.11 Unterstützung der Hand- und Fingertätigkeit:
a) Der Ball muss zwischen den Fingern der beiden Hände gerollt werden.

Abb. 3.12 Unterstützung der Fußtätigkeit:
a) Der Ball wird unter der Fußsohle gerollt.

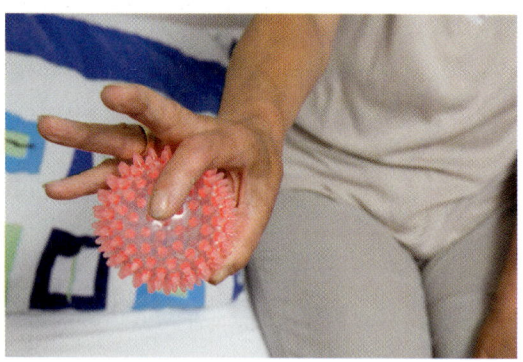

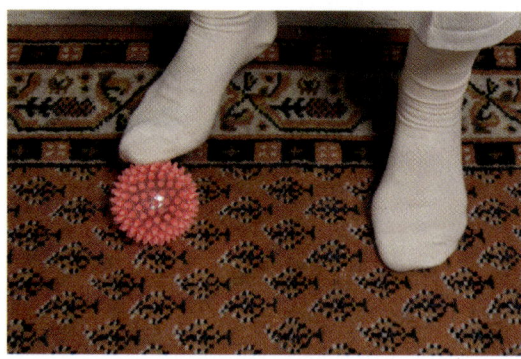

b) Die Greiffunktion wird trainiert.

b) Der Ball wird von einem Fuß zum anderen geschoben.

als kurzfristige Abstützmöglichkeit benutzt. Eine harte Abstützmöglichkeit wird z. B. nur für den Moment gewählt, in dem es darum geht, dass der Pflegebedürftige im Bett wieder nach oben rutscht (➤ Kap. 8).

WICHTIG
- Benutzen Sie keine scharfkantigen oder aus Glas bestehenden Gegenstände, da hier die Verletzungsgefahr für den Pflegebedürftigen zu groß ist.
- Achten Sie darauf, dass die für Übungen genutzten Gegenstände in Form, Größe und Gewicht dem Übungsziel angepasst sind.

3.6 Wann und welche Lagerungshilfen zur Vermeidung von Druckgeschwüren

Druckgeschwüre ➤ Kapitel 8.3

Für den Bereich der Dekubitusprophylaxe kommen unterschiedliche Hilfsmittel zum Einsatz. Generell basieren diese auf dem Grundprinzip der Druckentlastung zur Schonung der Haut des gefährdeten Körperbereiches. Dieser Effekt wird auf unterschiedliche Arten erreicht:

- Der Auflagedruck wird auf eine größere Auflagefläche verteilt (Weichlagerungssysteme).
- Der Zeitraum des Druckes wird verringert (Wechseldrucksysteme).
- Mikro-Stimulations-Systeme (MiS). Diese fördern und erhalten die eigene Bewegung des Pfle-

3.6 Wann und welche Lagerungshilfen zur Vermeidung von Druckgeschwüren

gebedürftigen durch die Rückkoppelung des Systems mit dem Pflegebedürftigen. Diese Rückkoppelung unterstützt die Körperwahrnehmung des Pflegebedürftigen und führt so zur Eigenbewegung. Durch die eigene Bewegung wird die Haut besser durchblutet und so das Risiko eines Druckgeschwürs reduziert.

> **WICHTIG**
> Auf den Einsatz „traditioneller" Hilfsmittel soll aus Sicht der heutigen Pflegewissenschaft gänzlich verzichtet werden. Diese fördern zum Teil die Entstehung von Druckgeschwüren, führen zu zusätzlichen Pflegeproblemen oder führen zu weiteren vermeidbaren Folgeerkrankungen. Dazu gehören insbesondere:
> - Synthetische und Naturfelle.
> - Wassermatratzen.
> - Sitzring.
> - Lagerungsringe aus Gummi.
> - Watteverbände zur Abdeckung der gefährdeten Bereiche.

Aber auch der Einsatz „neuer" Systeme zur Dekubitusprophylaxe unterliegt bestimmten Kriterien. Bevor spezielle Matratzen zum Einsatz kommen, muss geprüft werden, ob sich das Bett und die Bettauflage für die Anwendung eines bestimmten Systems eignet.

Der Einsatz dieser unterschiedlichen Systeme richtet sich auch nach folgenden Kriterien:
- Welche Grunderkrankung liegt vor?
- Sind Folgeerkrankungen vorhanden, die bei der Wahl eines Systems berücksichtigt werden müssen?
- Ist bereits ein Druckgeschwür vorhanden und in welchem Stadium befindet sich dieses?
- Inwieweit ist eine Einschränkung der Mobilität des Pflegebedürftigen vorhanden?
- Ist die Dekubitusprophylaxe über einen kurzen Zeitraum notwendig, oder handelt es sich um eine Langzeitversorgung?
- Durch wen und in welchem Umfang wird der Pflegebedürftige versorgt?

Diese Dinge können Sie als pflegender Angehöriger natürlich nicht alleine entscheiden – bitte nehmen Sie dazu, unter Abwägung aller Kriterien, die Hilfe des Hausarztes, des Pflegedienstes und des Sanitätshauses in Anspruch. Auch müssen Sie die einzelnen Möglichkeiten mit dem Pflegebedürftigen besprechen – sicher hat auch er Präferenzen und Vorlieben, z. B. könnte es sein, dass er sehr geräuschempfindlich ist und der Motor der Matratze ihn stört.

> **WICHTIG**
> Grundsätzlich ersetzt keines der Systeme zur Dekubitusprophylaxe das regelmäßige Umlagern des Pflegebedürftigen. Der Vorteil der Systeme liegt u. a. darin, dass die Abstände zwischen den Umlagerungsmaßnahmen verlängert werden können.

Weichlagerungssysteme

Die Vergrößerung der Auflagefläche wird durch eine optimale Anpassung des Hilfsmittels an den gefährdeten Körperbereich erreicht. Somit nimmt der Auflagedruck ab und wird auf die Fläche des Hilfsmittels verteilt.

Die gängigsten Hilfsmittel für diesen Bereich sind:
- Schaumstoffmatratzen für das Bett.
- Schaumstoffunterlagen für den Rollstuhl oder für das Sitzen.
- Gelauflagen, die überwiegend für den Bereich der Gelenke eingesetzt werden.
- Luftkissen, mit einer möglichst atmungsaktiven Oberfläche.

Wechseldrucksysteme

Wechseldrucksysteme erinnern in ihrer Funktionalität an eine Luftmatratze mit mehreren Luftkammern. Diese Kammern werden mit Hilfe eines kleinen stromabhängigen, wartungsfreien Aggregates wechselweise mit Luft aufgepumpt. Somit ist eine permanente Druckentlastung der unterschiedlichen Auflageflächen des Körpers gewährleistet, ohne dass der Pflegebedürftige seine Liegeposition ändern muss.

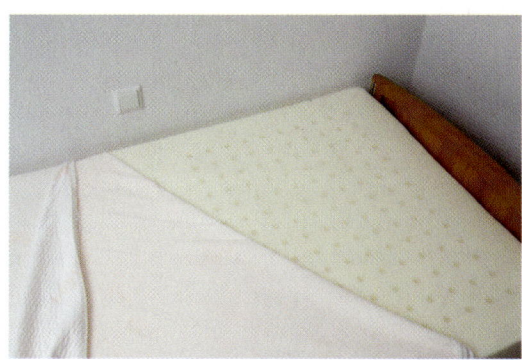

Abb. 3.13 Wirkungsweise einer Weichlagerungshilfe.

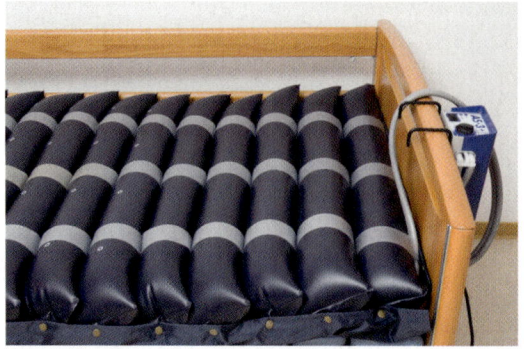

Abb. 3.14 Funktionsweise eines Wechseldrucksystems.

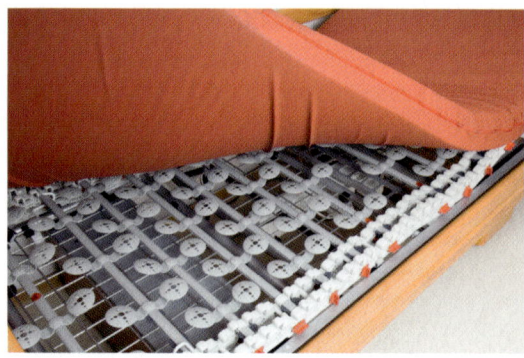

Abb. 3.15 MiS-System in der Anwendung.

> **WICHTIG**
> Der Einsatz einer Wechseldruckmatratze ist nicht für alle Pflegebedürftige geeignet. Die Pflegebedürftigen spüren nicht mehr die Unterlage als solche, sonder fühlen sich teils „schwebend".
> - Menschen mit Wahrnehmungsstörungen, z. B. einer Demenz oder großen Schmerzen und teils auch nach einem Schlaganfall, könnten beim Einsatz einer Wechseldruckmatratze noch zusätzlich „die Orientierung" verlieren – deshalb muss der Einsatz eines solchen Systems zuvor mit Hausarzt, Pflegedienst und Krankenhaus abgeklärt werden.
> - Ein negativer Effekt durch den Einsatz einer Wechseldruckmatratze kann vereinzelt auch durch den sich ändernden Muskeltonus entstehen. Dies kann bis zur Bildung einer Spastik führen.
>
> Anstelle des Einsatzes von zusätzlichen Medikamenten zur Entspannung von Muskulatur, Nerven und Sehnen oder zusätzlichen Schmerzmitteln empfiehlt sich in einem solchen Fall der Wechsel des Systems zur Dekubitusprophylaxe.

Mikro-Stimulations-Systeme

Zur Entwicklung der Mikro-Stimulations-Systeme (MiS) dienten die theoretischen Grundlagen der Basalen Stimulation, Kinästhetik und des Bobath-Konzepts. Das System erhält und aktiviert vorhandene Restressourcen des Pflegebedürftigen im Bereich der Eigenbewegung. Ein spezielles Weichlagerungssystem bietet eine einheitliche Auflagefläche, die zu einer gleichmäßigen Druckverteilung führt.

Das Mikro-Stimulantions-System hat sich besonders bei Pflegebedürftigen bewährt, die an einer Körperwahrnehmungsstörung leiden. Zu diesem Krankheitsstamm gehören z. B. Pflegebedürftige, die an Multipler Sklerose, Morbus Bechterew, Querschnittslähmung oder einem Schlaganfall erkrankt sind.

3.7 Hilfsmittel für die Körperpflege

Grundsätzlich werden bei einem Pflegebedürftigen die gleichen Hilfsmittel zur Körperpflege eingesetzt wie bei einem Gesunden.

Allerdings können krankheitsbedingte Einschränkungen dazu führen, dass der Pflegebedürftige in der Körperpflege auf die Hilfe anderer angewiesen ist. Zur Erhaltung und Wiedererlangung einzelner Fähigkeiten des Pflegebedürftigen muss trotzdem vorrangig immer geprüft werden, inwieweit mit Einsatz von Hilfsmittel dieser bestimmte Tätigkeiten auch im Rahmen der Körperpflege selbstständig durchführen kann. Diese *aktivierende Pflege* stärkt das Selbstwertgefühl des Pflegebedürftigen, auch wenn die Durchführung auf diese Art mit mehr Zeitaufwand verbunden ist, als wenn sie mit Hilfe einer Pflegeperson oder vollständig durch diese durchgeführt wird.

Für die Beeinträchtigungen der Mobilität des Pflegebedürftigen gibt es sehr gute Hilfsmittel auf dem Markt, die die eingeschränkte Fähigkeit zur Durchführung einzelner Tätigkeiten durch den Pflegebedürftigen wesentlich erleichtern.

Auf folgende Faktoren zur Erleichterung der Durchführung der Körperpflege ist bei den Hilfsmitteln zu achten:
- Ausreichende Griffigkeit. Dies gilt z. B. für die Zahnbürste, den Kamm, die Bürste zur Rückenpflege.
- Leichtes und unzerbrechliches Material, z. B. Zahnputzbecher, Aufbewahrungsbehälter für Zahnersatz.
- Ausreichende Größe. Beispielsweise Handtücher, Waschlappen aber auch Becher und Seifenunterlage sind für den Pflegebedürftigen besser zu nutzen, wenn diese Utensilien „eine Nummer größer" gewählt sind. Damit wird eine bei vielen Pflegebedürftigen fehlende feinere Motorik ausgeglichen und die Handhabung erleichtert.
- Männliche Pflegebedürftige sollten auf den Einsatz von Nassrasierer gänzlich verzichten und einen elektrischen Rasierapparat benutzen, da die Verletzungsgefahr geringer ist und die Handhabung einfacher.

Die benötigten Utensilien zur Körperpflege finden Sie in ➤ Kapitel 6 „Die Körperpflege".

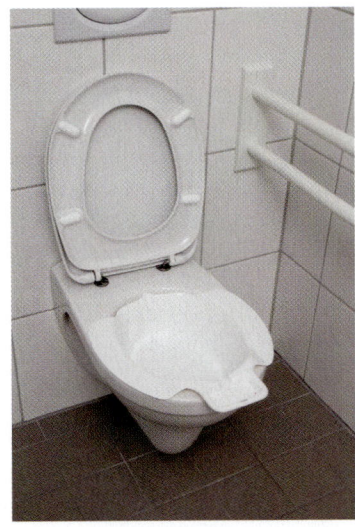

Abb. 3.16 Ein eingesetztes Bidet.

3.8 Hilfsmittel bei der Intimtoilette und bei bestehender Inkontinenz

Es werden Hilfsmittel zur Intimtoilette und Hilfsmittel bei bestehender Inkontinenz unterschieden.

Hilfsmittel bei der Intimtoilette

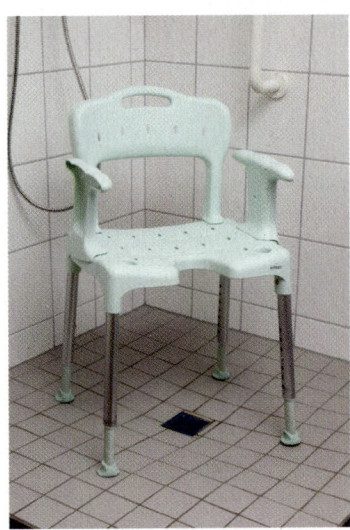

Abb. 3.17 Duschhocker mit Aussparung für die Intimhygiene.

Am angenehmsten für jeden Menschen ist es, die Intimtoilette selbstständig durchzuführen. Auch hierzu stehen Pflegebedürftigen mit eingeschränkter Mobilität diverse Hilfsmittel zur erleichternden Versorgung zu Verfügung. Das am häufigsten zur Anwendung kommende Hilfsmittel ist das *Einsatz-Bidet* (➤ Abb. 3.16). Dieses aus Kunststoff bestehende Hilfsmittel gibt es im Sanitätsfachhandel in allen Größen herkömmlicher Standard-WCs und erleichtert dem Pflegebedürftigen die Durchführung einer selbstständigen Intimtoilette und -pflege.

Für die Dusche gibt es rutschfeste Duschstühle, die für die Intimtoilette eine Aussparung im Intimbereich haben. Somit kann der Pflegebedürftige bei ausreichender Mobilität selbstständig die Intimtoilette im Sitzen durchführen.

Hilfsmittel bei Ausscheidung

Dem kontinenten Pflegebedürftigen, d. h. dem Pflegebedürftigen, der volle Kontrolle über seine Blase und seinen Darm hat und somit über seine Ausscheidung, der aber aufgrund fehlender Mobilität im Bett versorgt wird, stehen für die Ausscheidung unterschiedliche Hilfsmittel zur Verfügung.

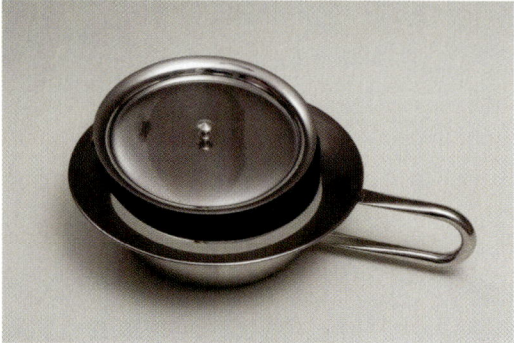

Abb. 3.18 Steckbecken für die Anwendung bei bettlägerigen Pflegebedürftigen.

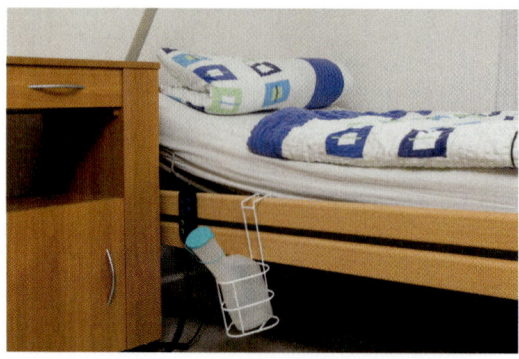

Abb. 3.19 Urinflasche mit Einhängevorrichtung am Bett.

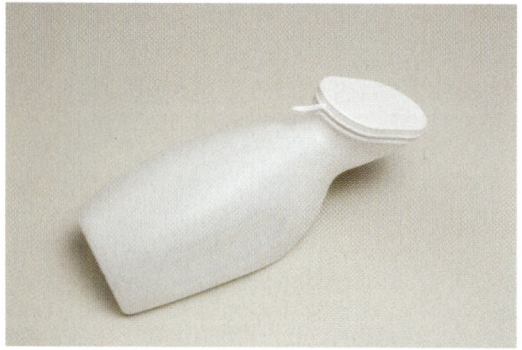

Abb. 3.20 Urinschiffchen.

Auffangende Hilfsmittel

- Steckbecken für Urin und Stuhl.
- Urinflasche mit Halterung.
- Urinschiffchen für Frauen.
- Stehbecken zum Wasserlassen für Männer und Frauen.

Die gemeinsamen Merkmale dieser Hilfsmittel sind:
- Bruchfest, daher aus schlagfestem Kunststoff.
- Geringes Gewicht (erleichtert die selbstständige Anwendung durch den Pflegebedürftigen).
- Erleichtertes Reinigen der Hilfsmittel.
- Soweit notwendig, Anpassung in der Form an die anatomischen Gegebenheiten des Körpers.

Ableitende Systeme

Harnableitende Systeme sind neben einem Dauer- und suprapubischen Katheter (➤ Kap. 7.3) Kondomurinale für Männer (➤ Kap. 7.2).

Katheter werden nicht bei Inkontinenz eingesetzt, sondern nur bei Harnabflussstörungen oder zur akuten Versorgung, z. B. nach langwierigen OPs.

Für Männer gibt es auch die Versorgung mittels eines Kondomurinals. Dabei wird der Urin in einem kondomähnlichen Konstrukt aufgefangen. Dieses Kondom ist mit einem Schlauch verbunden, über den der Urin in einen Beutel geleitet wird. Näheres über Kondomurinale finden Sie unter ➤ Kapitel 7.2.

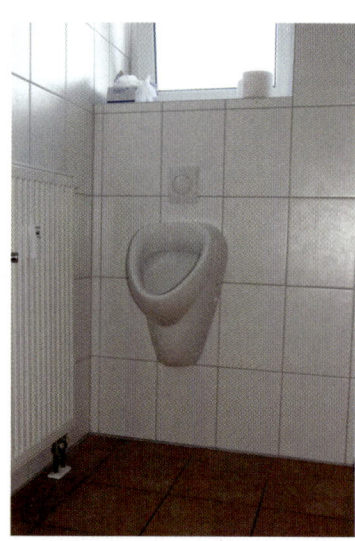

Abb. 3.21 Steh-Becken.

Hilfsmittel bei bestehender Inkontinenz

Inkontinenz ➤ Kapitel 7.2

Von einer Inkontinenz wird dann gesprochen, wenn der Pflegebedürftige die Fähigkeit verloren hat, Urin und/oder Stuhl bewusst zurückzuhalten und den Zeitpunkt der Entleerung selbst zu bestimmen.

Inkontinenz selbst ist im eigentlichen Sinne keine Erkrankung, sondern ein Begleitsymptom einer Erkrankung, die auch altersbedingter Ursache sein kann.

Neben einer Hautschädigung leidet der Pflegebedürftige unter Auswirkungen wie z. B. den unangenehmen Geruch, Scham, seiner Angst von Selbstbeschmutzung und einer permanenten Unsicherheit.

Ableitende Systeme, z. B. Dauerkatheter, sollten normalerweise nicht für die Versorgung bei Inkontinenz benutzt werden, da Ihre Nachteile für die Pflegebedürftigen gegenüber den Vorteilen überwiegen. Sollten sie dennoch beim Pflegebedürftigen eingesetzt sein, sind im ➤ Kapitel 7.3 Hinweise zum Umgang damit nachzulesen.

Aufsaugende Versorgung

Zu den aufsaugenden Hilfsmitteln gehören auch Krankenunterlagen, die in der Regel bei bettlägerigen Pflegebedürftigen zum Schutz gegen Verschmutzung auswechselbar in das Bett gelegt werden. Dabei spricht man von einem so genannten „körperfernen" Versorgungssystem.

„Körpernahe" Versorgungssysteme werden die Hilfsmittel genannt, die direkt auf dem Körper angebracht werden. Diese Hilfsmittel werden unabhängig der vorhandenen Mobilität genutzt. Tatsächlich kann diese durch Benutzung dieser Systeme wieder gesteigert werden. So ist es dem Inkontinenten z. B. wieder möglich, an einem gesellschaftlichen Leben teilzunehmen.

Zumeist sind die Hilfsmittel wie Einlagen und wirken im Prinzip wie bei einer herkömmlichen Babywindel oder einer Menstruationsbinde. In der Saugschicht dieser Hilfsmittel ist ein Granulat (Superabsorber) eingearbeitet, das die Urinflüssigkeit bindet und in ein nicht tropfendes Gel verwandelt.

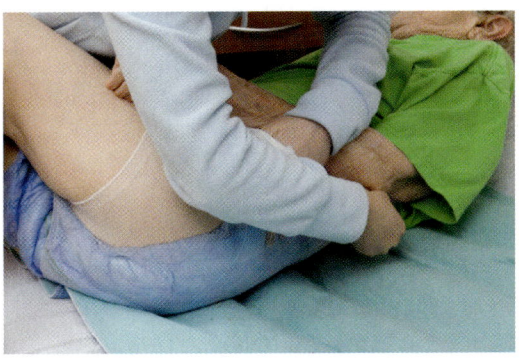

Abb. 3.22 Angelegter Inkontinenzslip mit Kleberand. Zum besseren Halt ist ein Netzhöschen über den Slip gezogen.

Damit wird das Auslaufen des Urins vermieden und die Haut weitgehend trocken gehalten.

Unterschiedlich nach Grad der Inkontinenz gibt es hierzu verschiedene Hilfsmittel.

Diese reichen von Slipeinlagen für Damen und Herren hin bis zu Inkontinenzslips und -hosen. Hier empfiehlt sich eine Beratung durch den Pflegedienst oder ein Sanitätshaus.

> **WICHTIG**
> Sprechen Sie – vor allem vor dem Pflegebedürftigen – nicht von Windeln. Diese werden mit Babys assoziiert und senken dadurch die Akzeptanz durch den Pflegebedürftigen.

3.9 Hilfsmittel für die Nahrungsaufnahme

Eines der elementarsten und lebensnotwendigen Bedürfnisse eines Menschen besteht in essen und trinken.

Alleine und selbstständig Essen ist für viele Pflegebedürftige oft nur noch schwer oder nur noch mit Hilfe einer Pflegeperson möglich.

Oft ist die Feinmotorik nicht mehr so ausgeprägt und den Pflegebedürftigen fällt es schwer, das Besteck an den Mund zu führen, ein Messer so festzuhalten, dass sie gut schneiden können oder aus einem filigranen Glas zu trinken. Manchmal ist das Problem auch, dass die Pflegebedürftigen sich beim Essen öfters verschlucken.

Ein weiterer Faktor, der den Einsatz von Hilfsmitteln bei der Nahrungsaufnahme notwendig macht, ist das häufige Verschlucken und das Wahrnehmen der Nahrungsaufnahme durch den Pflegebedürftigen. Um Verschlucken zu vermeiden, ist es auch wichtig, dass der Pflegebedürftige die Nahrung ausreichend erkennt. Ein hoher Tellerrand oder ein ergonomisches Besteck hilft häufig, das Pürieren von Speisen zu vermeiden. Die Abfolge des Schluckprozesses wird über das Gehirn gesteuert und ist einfacher zu steuern, wenn die Nahrung auch als Nahrung und nicht als undefinierbarer Brei erkannt wird.

Für Pflegebedürftige, die nicht mehr alleine essen und trinken können, weil sie Probleme mit der Feinmotorik haben, gibt es z. B. folgende Hilfsmittel:
- Essteller mit erhöhtem Rand aus bruchsicherem Kunststoff.
- Trinkbecher mit breitem Trinkrand.

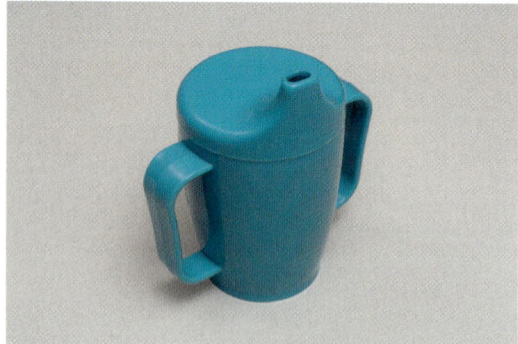

Abb. 3.23 a) Hilfsmittel zum Trinken: Mit der Schnabeltasse kann der Pflegebedürftige besser dosieren und schüttet nicht so leicht daneben.

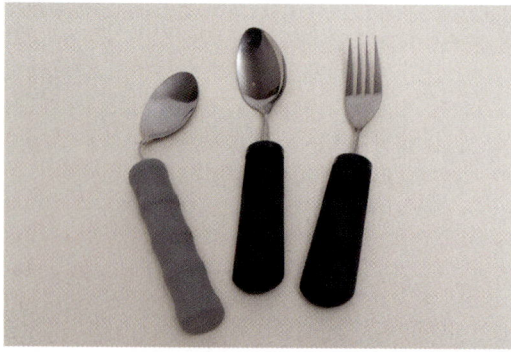

b) Bei der Nahrungsaufnahme kann Spezialbesteck helfen. Das Besteck ist besser zu greifen und durch die Krümmung bei manchen Erkrankungen leichter zum Mund zu führen.

- Trinkhalme, die sich kürzen lassen.
- Griffverdickungen für das Essbesteck aus Schaumstoff.
- Ergonomisch angepasstes und/oder verlängertes Besteck.
- Schnabeltassen mit Deckel und Trinköse.
- Trinkgeschirr mit zwei seitlich gut greifbaren Henkeln.
- Rutschfeste Unterlage.

Folgende Grundregeln helfen dem Pflegebedürftigen, dass er sich nicht verschluckt und möglichst selbstständig essen und trinken kann:
- Immer in aufrechter Sitzhaltung essen und trinken. Am besten isst es sich im Sitzen am Tisch. Bei Pflegebedürftigen, die nicht aufstehen können, das Oberteil des Bettes in 90°-Winkel bringen und den Pflegebedürftigen ggf. mit Kissen abstützen.
- Während des Essens und Trinkens den Pflegebedürftigen nicht ablenken.
- Die Aufnahme von Nahrung soll in einer ruhigen Atmosphäre geschehen. Dazu beispielsweise den Fernseher ausstellen.
- Für die Nahrungsaufnahme sollen sich Pflegender und Pflegebedürftiger viel Zeit nehmen.
- Nahrung und Flüssigkeit immer in kleinen Schlucken und kleinen Einzelportionen zu sich nehmen.
- Essen und Trinken können für den Pflegebedürftigen sehr anstrengend sein. Achten Sie deshalb auf kurze Pausen während des Vorganges der Nahrungsaufnahme.
- Die aufgenommene Nahrung muss gründlich gekaut werden, gegebenenfalls zum Nachschlucken bzw. Nachtrinken auffordern.
- Nach Beendigung der Nahrungsaufnahme soll der Pflegebedürftige ca. 15–20 Minuten in aufrechter Sitzposition verbleiben, um Sodbrennen und Aufstoßen der Nahrung zu verhindern.

Ist der Pflegebedürftige gar nicht mehr in der Lage, Nahrung und Flüssigkeit aufzunehmen – oder liegen medizinische Gründe dafür vor – dann kann die Ernährung über eine Sonde erfolgen. Diese ist ein kleiner Schlauch, der entweder über die Nase durch die Speiseröhre in den Magen geschoben wird (= Magensonde) oder direkt durch die Bauchdecke (= PEG) vom Arzt eingeführt wird. Über die Sonde kann dann spezielle flüssige Nahrung, die Sondenkost, dem Pflegebedürftigen gegeben werden. So erhält er alle Nährstoffe, die er braucht. Auch Flüssigkeit, z. B. Tee, kann so verabreicht werden und die Medikamente, indem z. B. Tabletten klein gerieben werden. Auch führen medizinische Gründe dazu, dass die Ernährung nur noch über eine Sonde möglich ist. Diese erfolgt dann oft über eine Magensonde. Die Ernährung über eine Sonde sollte aber immer das letzte Mittel der Wahl sein.

Die Sondenkost und die Verabreichungsformen
➤ Kapitel 11.3

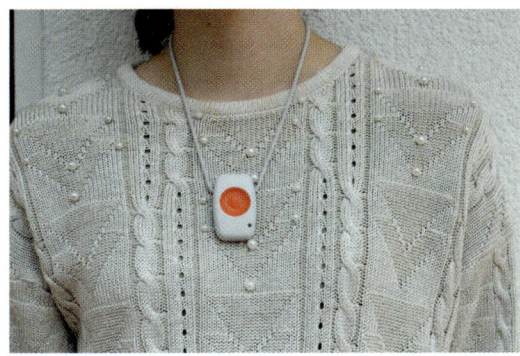

Abb. 3.24 Ein Funkfinger.

3.10 Überwachungshilfen in Wach- und Schlafphasen

Eine große und oft auch berechtigte Angst eines Pflegebedürftigen besteht darin, im Notfall ungehört zu bleiben. Dies trifft nicht nur für den Pflegebedürftigen zu, der zeitweise ohne Betreuung eines Angehörigen ist, sondern auch für den, der in ständiger Obhut eines pflegenden Angehörigen ist. Denn auch hier ist der Pflegebedürftige oft in einem eigenen Zimmer innerhalb des Haushaltes und dann – insbesondere nachts – räumlich von Ihnen als pflegende Angehörige getrennt.

Um den Pflegebedürftigen diese Angst zu nehmen, gibt es verschiedene Hilfsmittel, mit denen Sie auf sich aufmerksam machen können. Diese können in Hilfsmittel für zeitweise allein lebende Pflegebedürftige und Pflegebedürftige mit Angehörigen im selben Haushalt unterteilt werden.

Zeitweise allein lebende Pflegebedürftige

Manche Pflegebedürftige wohnen weiterhin allein und werden tagsüber von Angehörigen, einem Pflegedienst und/oder Nachbarn betreut. Oft ist es auch gar nicht notwendig, dass permanent jemand anwesend ist, dies ist ja nicht einmal im „besten" Alten- oder Pflegeheim gegeben.

Für Notfälle gibt es gut funktionierende Notrufsysteme, die von (Hilfs-)Organisationen in Kooperation mit Pflegediensten zu Verfügung gestellt werden.

Alle unterschiedlichen Notrufsysteme arbeiten nach dem gleichen Prinzip:

Der Pflegebedürftige erhält ein kleines Alarmierungsgerät, z. B. in Form eines *Funkfingers*, der um den Hals gehängt wird oder wie eine Armbanduhr getragen werden kann. Drückt der Pflegebedürftige im Bedarfsfall auf dieses Alarmierungssystem, nimmt die Gegenstelle umgehend mit dem Pflegebedürftigen Kontakt über eine Wechselsprechanlage auf, die in der Wohnung aufgestellt wurde. Die Leistungsstärke dieser kleinen Anlage ist so groß, dass auch Geräusche, z. B. ein Hilferuf im entferntesten Winkel der Wohnung, noch gut und klar übertragen werden.

Anhand der Rufe des Pflegebedürftigen (oder auch wenn gar keine Antwort kommt), entscheidet die Organisation dann, welche Art von Hilfeleistung erforderlich ist. Diese erfolgt dann umgehend. Die Kosten für ein solches Gerät werden überwiegend durch die Pflegekassen übernommen.

Pflegebedürftige, die mit Angehörigen im selben Haushalt leben

Das gängigste phonetische Instrument, das hier zur Anwendung durch den Pflegebedürftigen kommt, ist seine Stimme. Hier sollte zwischen dem Angehörigen und dem Pflegebedürftigen klar besprochen und vereinbart sein, dass ein Rufen des Pflegebedürftigen in der Regel immer mit der Bitte um Hilfe verbunden ist.

Die Erfahrung zeigt, dass sonst pflegende Angehörige, die in der Rolle eines Hilfeleistenden sind, unnötiges Rufen als eine Gängelung und Ausnutzung durch den Pflegebedürftigen erleben. Dieses Erleben resultiert aus der entstandenen Extremsituation, die eine Pflegebedürftigkeit für den Betroffenen aber auch für den pflegenden Angehörigen bedeutet.

Oft lässt die körperliche Verfassung eines Pflegebedürftigen es nicht zu, ausreichend laut nach seinem Angehörigen zu rufen. Für diese Fälle hat sich der Einsatz von „Klangkörpern" bewährt. Ein großes Blechgefäß, auf das mit einem Metallstück z. B. einem großen Löffel geklopft wird, sieht sicher optisch etwas befremdend aus, erfüllt aber vollkommen den Zweck als „Alarmierungssignal". Auch eine herkömmliche Glocke ist geeignet.

Eine technischere Lösung ist eine Wechselsprechanlage oder ein *babyphone*. Mit diesem Geräuschempfänger hat der Angehörige die Möglichkeit, innerhalb des Wohnbereiches den Pflegebedürftigen phonetisch zu überwachen. Diese Geräte gibt es in jedem Kaufhaus, Elektrogeschäft oder Sanitätshaus.

Möglicherweise fühlt sich der Pflegebedürftige aber auch dauerüberwacht – deshalb sollten Sie alle infrage kommenden Möglichkeiten gut mit Ihrem Angehörigen besprechen und die Vor- und Nachteile abwägen.

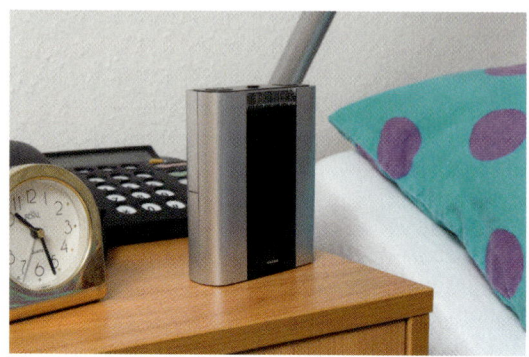

Abb. 3.26 Wechselsprechanlage – eigentlich entwickelt für die Überwachung von Babys und deshalb babyphone genannt, eignen sich häufig auch als Rufsystem für Pflegebedürftige:
a) Ein Gerät zum Senden steht am Bett …

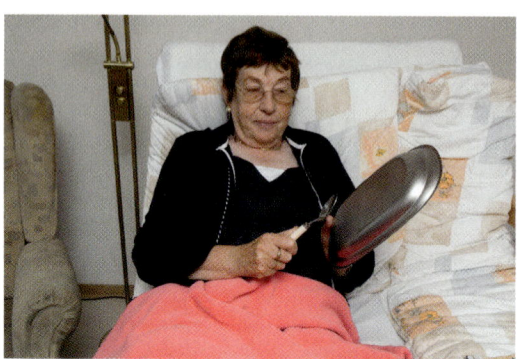

Abb. 3.25 Es geht aber auch so, wenn Angehörige in der Nähe sind.

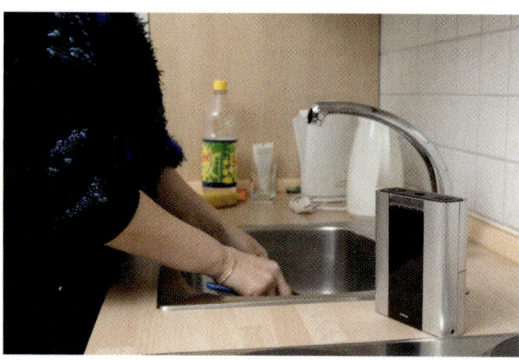

b) … das andere Gerät nimmt der Angehörige innerhalb des Hauses mit.

KAPITEL 4

Rückenschonendes Arbeiten und Pflegen

Pflegen bedeutet in der Regel eine große körperliche Belastung für den Pflegenden. Besonders gefährdet sind hier Rücken und Bandscheiben. Um Schäden zu vermeiden, ist es für den Pflegenden wichtig, die richtigen Hebe- und Tragetechniken nicht nur zu kennen, sondern diese auch bewusst und konsequent anzuwenden. Nutzen sie jede Möglichkeit, um die Belastung für ihren Rücken so gering wie möglich zu halten.

Alle hier aufgeführten Erklärungen erfolgen unter Berücksichtigung des rückenschonenden Arbeitens.
- Fordern Sie den Pflegebedürftigen zur Mithilfe auf.
- Wenden Sie immer die richtige Hebe- bzw. Tragetechnik an.
- Wann immer möglich, greifen Sie auf die Hilfe einer zweiten Person zurück.

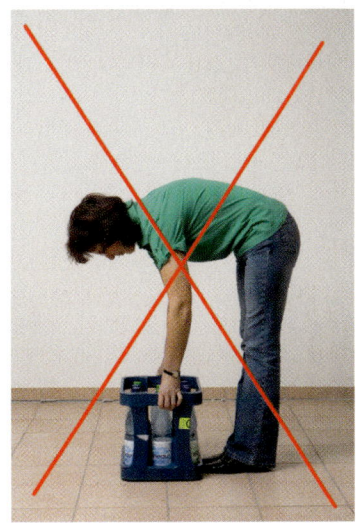

Abb. 4.1 Rückenschonendes Arbeiten:
a) Beim Anheben von Lasten, Rücken nicht krümmen!

4.1 Grundprinzipien bei der Pflegehilfe: aufstehen, gehen, sitzen und umsetzen

Beachten Sie folgende Grundsätze:
- Vermeiden Sie in der Pflege das Arbeiten mit gekrümmten Rücken. Führen Sie alle Tätigkeiten mit geradem Rücken aus.
- Bei Lagerung des Pflegebedürftigen im Bett gilt der Grundsatz „Ziehen und Schieben (mit Hilfsmitteln) vor Heben (des Patienten)". Gehen Sie dabei in Hockstellung und achten Sie auf eine gerade Rückenhaltung.
- Nutzen Sie das Betttuch als Unterlage um den Pflegebedürftigen zu sich hin zu ziehen.

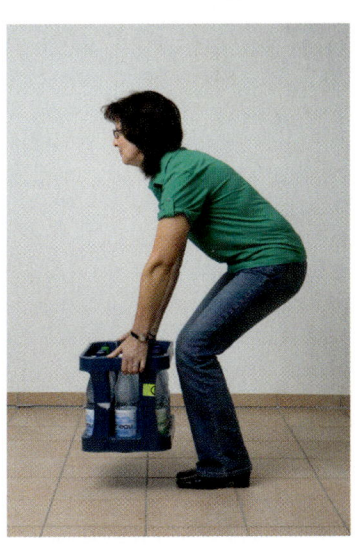

b) Gerader Rücken und aus der Hockstellung heraus anheben, auch bei kleinen Lasten!

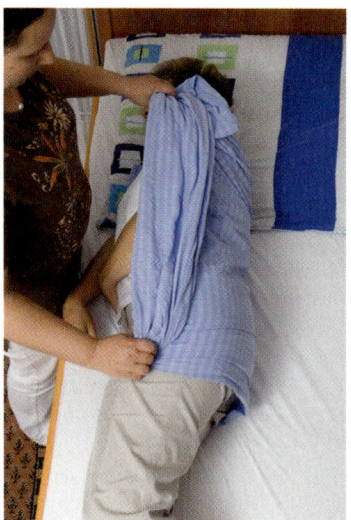

Abb. 4.2 Achten Sie immer auf den geringsten Aufwand. Mit Hilfe eines Betttuches lässt sich der Pflegebedürftige häufig leichter drehen, sodass z. B. die Lagerung mit weniger Kraftaufwand durchgeführt werden kann.

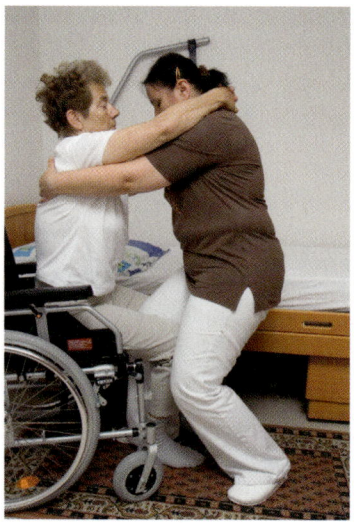

Abb. 4.3 Achten Sie auf eine rückenschonende Technik. Grätsche und Standsicherheit ist wichtig.

Unterstützung beim Aufstehen und Umsetzen

Wenn Sie den Pflegebedürftigen von einem Stuhl oder Sessel aufhelfen wollen, beachten Sie folgenden Grundsatz: Je tiefer die Sitzgelegenheit, umso mehr Kraftaufwand für den Pflegenden und den Pflegebedürftigen beim Aufstehen. Deshalb eignen sich hohe Sitzgelegenheiten besser als tiefe. Oft hilft es auch schon, wenn der Pflegebedürftige auf einem Kissen sitzt – dabei aber Vorsicht, dass der Pflegebedürftige noch stabil sitzt.

Um den Pflegebedürftigen beim Aufstehen zu helfen, gehen Sie wie folgt vor:
- Fordern Sie den Pflegebedürftigen auf, den Kopf anzuheben und den Oberkörper nach vorne zu nehmen.
- Gehen Sie in die Grätsche und beugen Sie die Knie leicht.
- Achten Sie auf ihre eigene Standsicherheit und nehmen Sie eine aufrechte Körperhaltung an.
- Fordern Sie nun den Pflegebedürftigen auf, mit etwas Schwung die Kraft des Körpergewichtes in die Oberschenkel bzw. Knie zu legen.
- Unterstützen Sie nun gleichzeitig diesen Schwung durch das Halten beider Handgelenke des Pflegebedürftigen (➤ Abb. 4.6).
- Dieser hält sich nun gleichzeitig mit seinen Händen an den Handgelenken des Pflegenden fest, ein Verdrehen oder Abwinkeln der Gelenke wird so vermieden.
- Ist der Pflegebedürftige nun im Stand, fordern Sie diesen auf, die Knie soweit wie möglich durchzudrücken.
- Fordern Sie den Pflegebedürftigen nun auf, das Gewicht mehrmals wechselweise von einem Bein auf das andere zu verlagern.
- Warten Sie einen Moment ab, bevor Sie nun mit dem Pflegebedürftigen gehen. So hat der Kreislauf die Möglichkeit, sich an die neue Körperposition zu gewöhnen.

WICHTIG

Nicht immer gelingt es im ersten Versuch, den Pflegebedürftigen aus dem Stuhl oder Sessel aufzuhelfen.
- Besprechen Sie mit ihm vor der Durchführung die einzelnen Arbeitsschritte.
- Gehen Sie erst mit dem Pflegebedürftigen los, wenn die Standfestigkeit des Pflegebedürftigen gegeben ist und er die Bereitschaft zum Gehen gegeben hat.
- Nutzen Sie den Stuhl oder Sessel um einen Aufstehversuch abzubrechen und den Pflegebedürftigen langsam wieder in die Sitzposition zurückgleiten zu lassen.

Unterstützung beim Aufsetzen

Wenn es die Mobilität des Pflegebedürftigen zulässt, sollte das Aufsetzen auf dem Bett so oft wie möglich durchgeführt werden. Das Aufsetzen erleichtert die Grundpflege im Bett, ist eine geeignete Maßnahme zur Unterstützung der Mobilisation und zur Förderung und Erhaltung von Ressourcen des Pflegebedürftigen.

Gehen Sie dabei wie folgt vor:
- Fordern Sie den Pflegebedürftigen auf, das Gesäß soweit wie möglich nach oben in Richtung Kopfteil zu bewegen und die Beine anzuziehen bzw. anzuwinkeln.
- Stellen Sie das Kopfteil des Bettes nach oben.

Zum Aufsetzen gibt es nun zwei Möglichkeiten.

Methode 1

Stützen Sie mit der linken Hand das Schulterblatt des Pflegebedürftigen und greifen Sie gleichzeitig mit der rechten Hand unter die angewinkelten Knie. Drehen Sie nun den Pflegedürftigen zu sich in die Aufsetzstellung am Bett hin.

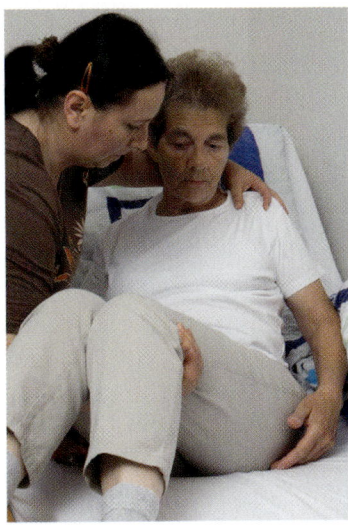

Abb. 4.4 Eine Art, den Pflegebedürftigen beim Setzen an den Bettrand zu unterstützen.

Methode 2

- Greifen Sie zuerst unter die angewinkelten Knie des Pflegebedürftigen und drehen den Unterkörper zu sich, so dass die Beine des Pflegebedürftigen über den Bettrand frei liegen.
- Greifen Sie nun unter beide Achseln des Pflegebedürftigen durch und legen Sie ihre Hände auf die Schulterblätter. Ziehen Sie nun seinen Oberkörper zu sich in die Aufsetzstellung.

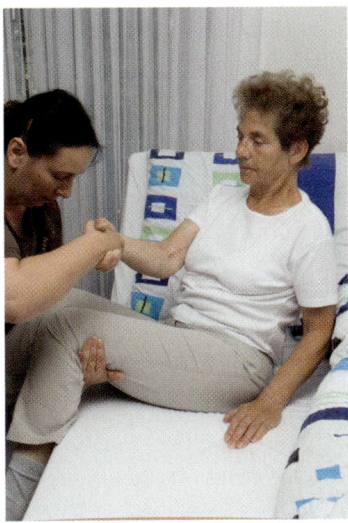

Abb. 4.5 Eine andere Art, den Pflegebedürftigen beim Setzen an den Bettrand zu unterstützen:
a) Eine Hand reichen, mit der anderen unter die Knie fassen...

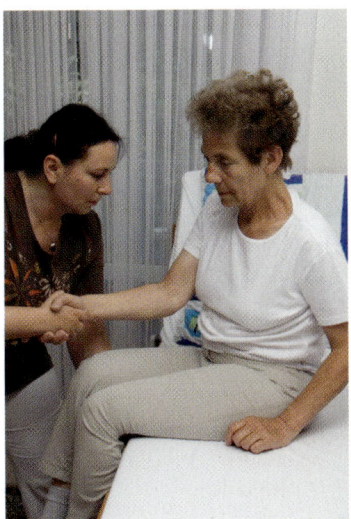

b) ... und Pflegebedürftigen zu sich her drehen.

WICHTIG

- Vermitteln Sie dem Pflegebedürftigen das Gefühl eines sicheren Sitzens, indem beide Füße auf den Boden gelangen. Ziehen Sie ihm Schuhe an, damit er ein Standgefühl hat.
- Eine Deckenrolle oberhalb der Kniekehlen angebracht, verlagert den Sitzschwerpunkt nach hinten.
- Wird der Rücken (im unteren Bereich bis hin zum Gesäß) mit einem großen, auf die Hälfte geknickten Kissen unterstützt, so gibt dies dem Pflegebedürftigen zusätzlichen Halt.

Unterstützung beim Gehen

Eine Unterstützung beim Gehen kann mehrere Funktionen erfüllen, die der jeweiligen Mobilität des Pflegebedürftigen entsprechend, zu unterschiedlichen Formen der Hilfestellung führen.

Folgende Funktionen erfüllt die Gehhilfe durch eine Person:
- Führen.
- Leiten.
- Herstellung von Körperkontakt.
- Übung des Gehablaufes mit Anweisung.
- Kontrolle des Gehablaufes.

Besprechen Sie mit dem Pflegebedürftigen, in welcher Form die Unterstützung beim Gehen erfolgen soll. Die generelle Bereitschaft, sich von anderen beim Gehen helfen zu lassen, erfordert ein großes Vertrauen in den Pflegenden.

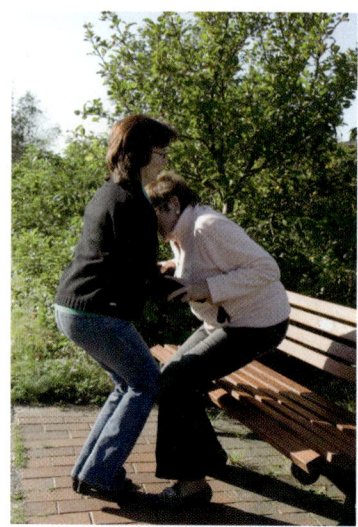

Abb. 4.6 Aufstehhilfe ohne Zerren und Ziehen.

Gehunterstützung bei ängstlichen und/oder sehbehinderten Pflegebedürftigen

- Stellen Sie sich dem Pflegebedürftigen gegenüber, winkeln Sie ihre Unterarme an und bieten Sie beide Hände, Handinnenflächen zeigen nach oben, als Halt an.
- Bewegen Sie sich nun rückwärts auf den Zielort zu.
- Richten Sie ihre Schrittgröße nach der des Pflegebedürftigen aus, zur eigenen Sicherheit wählen Sie kleine Schritte, da Sie sich rückwärts bewegen.
- Fordern Sie den Pflegebedürftigen während des Gehens immer wieder dazu auf, soweit es dessen Mobilität zulässt, den Rücken gerade und den Kopf hoch zu halten.

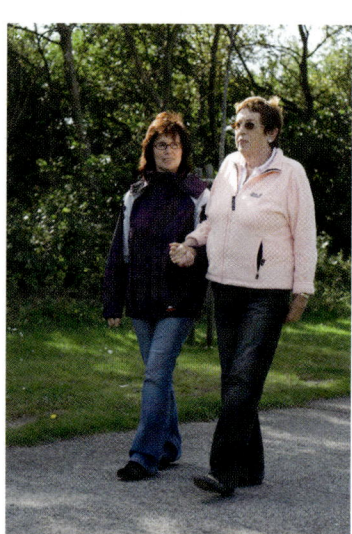

Abb. 4.7 So bieten Sie dem Pflegebedürftigen Halt und Sicherheit beim Gehen, ohne sich selbst unnötig zu belasten.

Gehunterstützung von geschwächten Pflegebedürftigen und/oder mit Schwindelgefühl

- Bei Rechtshändern, stellen Sie sich links von dem Pflegebedürftigen, bei Linkshändern auf die rechte Seite.
- Winkeln Sie Ihren linken Unterarm an und bieten Sie so dem Pflegebedürftigen für dessen linken Arm einen Halt an.

- Mit Ihrer rechten Hand fassen Sie nun dem Pflegebedürftigen unter die linke Schulter.
- Achten Sie nun beim Gehen darauf, dass der Pflegebedürftige mit seiner rechten Hand jederzeit einen zusätzlichen Halt, z. B. einen Handlauf, Tisch oder Gehstock hat.
- Richten Sie ihre Schrittgröße nach der des Pflegebedürftigen aus.

4.2 Rückenentlastende Hilfsmittel und deren Anwendung

Pflegeunterstützung durch Hilfsmittel ➤ Kapitel 3.3

Zum rückenschonenden Arbeiten gehört die richtige Technik des Pflegenden. Aber auch das Verständnis und die Bereitschaft des Pflegebedürftigen, soweit es seine körperliche Mobilität zulässt, mitzuarbeiten, entlasten den Pflegenden. Zusätzlich können pflegeerleichternde Hilfsmittel den körperlichen Einsatz des Pflegenden senken.

Die heute gängigsten Hilfsmittel aus den Bereichen *Lagerung und Transfer* sind so konzipiert, dass sie:
- Einen pflegeerleichternden Effekt (Rückenentlastung des Pflegenden) haben.
- Dem Pflegebedürftigen fehlende Mobilität ersetzen.

Das wohl am häufigsten genutzte technische Hilfsmittel in der häuslichen Pflege ist das **Pflegebett** (➤ Kap. 3.4). Dieses bietet aufgrund seiner Bedienungsfreundlichkeit dem Pflegebedürftigen die Möglichkeit, unterschiedliche Verstellmöglichkeiten der Liegemöglichkeit mit Hilfe eines Bedienungselementes selbstständig durchzuführen. Eine geteilte Seitensicherung lässt sich im Bedarfsfall hoch- und herunter schieben und bietet dem Pflegebedürftigen zusätzlich Sicherheit vor einem Sturz aus dem Bett.

Das Bett ist auch höhenverstellbar. So muss der Pflegebedürftige nicht aus der „Tiefe" aufstehen, sondern sitzt bereits relativ hoch.

Aufgrund der elektrisch wählbaren unterschiedlichen Höhenverstellmöglichkeiten des Bettes, muss sich der Pflegende auch nicht so weit hinabbeugen, sondern kann auf „rückengerechter Höhe" arbeiten.

Einer der rückenschädlichsten und häufigsten Tätigkeiten in der Pflege besteht darin, einen Pflegebedürftigen, der im Bett nach unten „gerutscht" ist, wieder hochzuziehen. Dabei werden einzelne Wirbel des Pflegenden nicht nur durch das Gewicht des Pflegebedürftigen zusätzlich belastet, sondern auch noch seitlich nach vorne gebeugt.

Nutzen Sie für diese Tätigkeit als zusätzliche Hilfe einen **„Patientenaufrichter"** (früher auch „Bettgalgen genannt), der heute Bestandteil eines modernen Pflegebettes ist, aber auch nachträglich an anderen Betten fixiert werden kann. Dieser dient dem Pflegebedürftigen dazu, seine Liegeposition im Bett selbstständig zu ändern oder den Pflegenden in der Ausführung zu unterstützen.

Bei Pflegebedürftigen, die nicht mehr aktiv mithelfen können, kann eine **Gleitmatte** zum Einsatz kommen, die unter das Gesäß bis zur Höhe der Schulterblätter gelegt wird. Somit ist es dem Pflegenden möglich, mit geringem Kraftaufwand die Liegeposition des Pflegebedürftigen zu verändern.

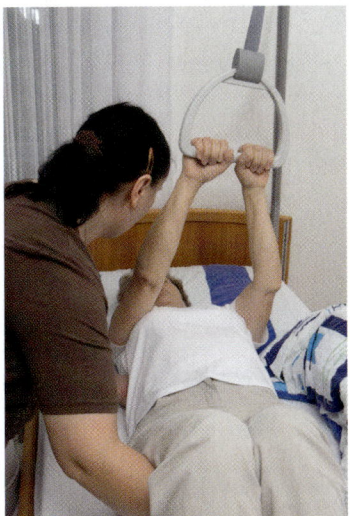

Abb. 4.8 Nutzen Sie technische Hilfen um sich zu schonen. Mit einem Patientenaufrichter kann der Pflegebedürftige sich häufig anheben, ohne die Kräfte des Angehörigen zu benötigen.

4 Rückenschonendes Arbeiten und Pflegen

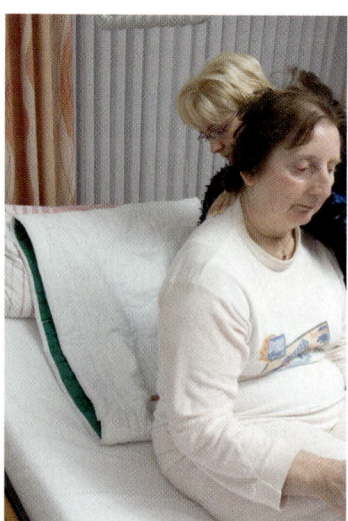

Abb. 4.9 Anbringen einer Rutschmatte:
a) Der Pflegebedürftige setzt sich auf, der Angehörige legt die Rutschmatte unter den Oberkörper …

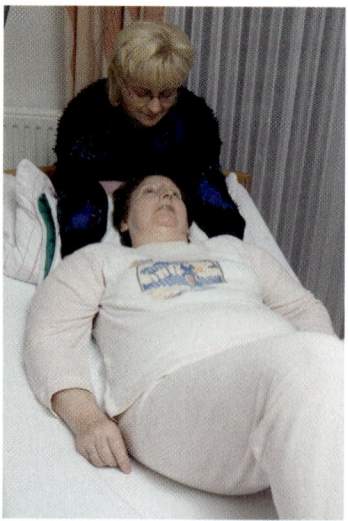

b) … greift unter die Achseln und zieht mit Hilfe der Matte den Pflegebedürftigen nach oben.

EMPFEHLUNG
Um das „Herunterrutschen" im Bett zu vermeiden, bringen Sie vor dem Fußende einen kleinen Holzkasten an, der mit wenig handwerklichem Geschick selbst hergestellt werden kann. Eine überzogene Einkaufskiste aus Kunststoff erfüllt den gleichen Zweck. So hat der Pflegebedürftige nun die Möglichkeit, sich mit beiden Füßen gegen die **Kiste** „abzustemmen" und ein Rutschen des Körpers nach unten im Bett zu vermeiden.

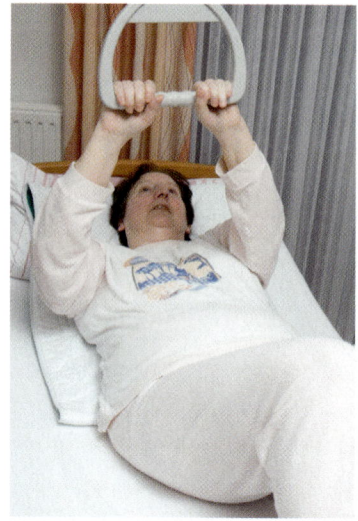

Abb. 4.10 Durch das Abstemmen mit den Füßen kann der Pflegebedürftige seine Liegeposition nach oben verlagern. Damit entfällt das Hochziehen des Körpers durch den pflegenden Angehörigen.

Achtung: Feste Gegenstände wie Holz- und Plastikkisten dürfen nicht permanent als Fußsohlenwiderstand dienen. Es ist darauf zu achten, dass nicht permanenter Kontakt zwischen Fußsohlen und der festen Kiste besteht, um einen Dauerdruck zu vermeiden. Auch hier gilt: Wenn der Pflegebedürftige mit seinen Fußsohlen an die Kiste stößt, muss die Gesamtlage des Körpers nach oben gelagert werden.

Eine weitere Belastung der Wirbelsäule des Pflegenden besteht beim Auf- und Umsetzen des Pflegebedürftigen. Neben der richtigen Anwendungstechnik (➤ Kap. 4.1) stehen auch hier Hilfsmittel zu Verfügung, die zum einen den Rücken des Pflegenden entlasten und zum anderen den Pflegebedürftigen in seiner Mobilität unterstützen.

Sehr bewährt ist hier der Einsatz einer **Drehscheibe**. Bevor der Pflegebedürftige in den Stand kommt, wird diese mit rutschfester Unterlage versehene Scheibe mit dem Fuß des Pflegenden fixiert, so dass diese sich erst nach Freigabe mit dem darauf stehenden Pflegebedürftigen in die gewünschte Richtung drehen lässt. Achten Sie darauf, dass die Drehscheibe groß genug ist, um den Füßen (mit der gesamten Standfläche) des Pflegebedürftigen ausreichend Platz zu bieten.

Ein weiteres Hilfsmittel für den Bereich Transfer ist der **Hüftgurt** oder **Haltegürtel**.

4.2 Rückenentlastende Hilfsmittel und deren Anwendung

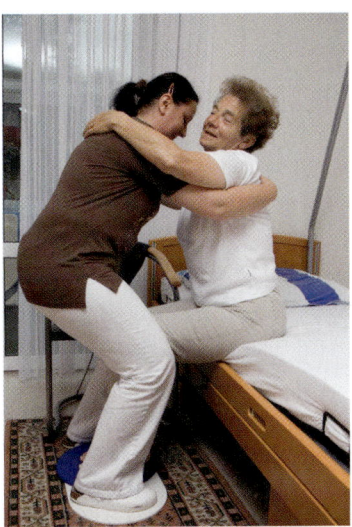

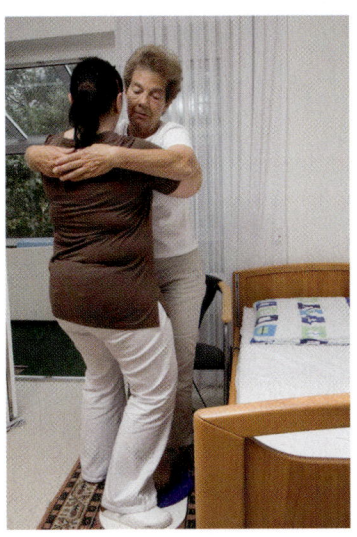

Abb. 4.11 Eine Drehscheibe im Einsatz bei Pflegebedürftigen mit wenig Kraft in den Armen.
a) Die Drehscheibe wird unter die Füße des Pflegebedürftigen gestellt, der Angehörige stellt sich auf den festen Teil und greift unter die Arme.

c) ... dreht ihn mit Hilfe der Drehscheibe Richtung Sessel ...

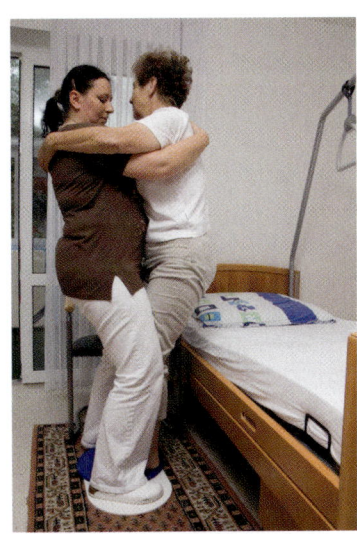

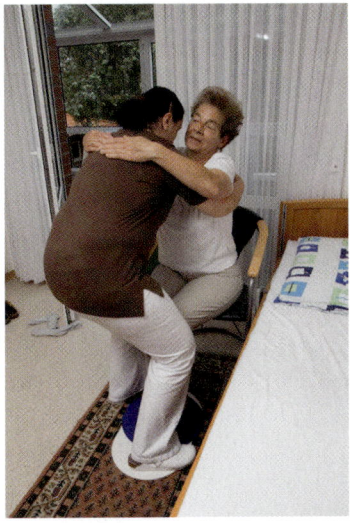

b) Der Angehörige zieht den Pflegebedürftigen an sich....

d) ... und lässt ihn langsam in den Sessel ab.

4 Rückenschonendes Arbeiten und Pflegen

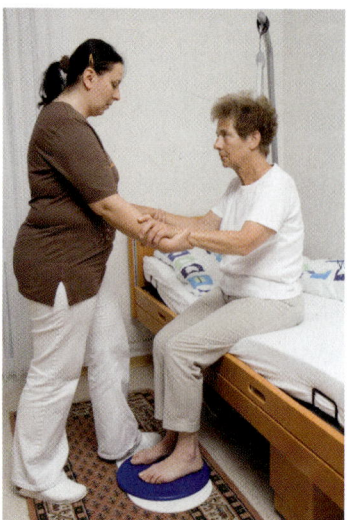

Abb. 4.12 Eine Drehscheibe im Einsatz bei Pflegebedürftigen mit genügend Kraft in den Armen.
a) Die Drehscheibe wird unter die Füße des Pflegebedürftigen gestellt. Der Angehörige und der Pflegebedürftige packen sich gegenseitig an den Unterarmen.

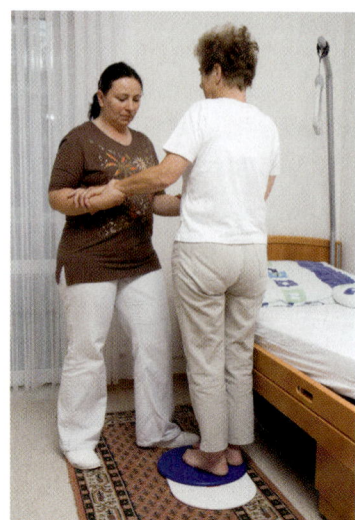

c) Mit Hilfe der Drehscheibe kann die Standrichtung verändert werden. So können Pflegebedürftige, die stehen aber nicht laufen können, z. B. in den Stuhl gesetzt werden.

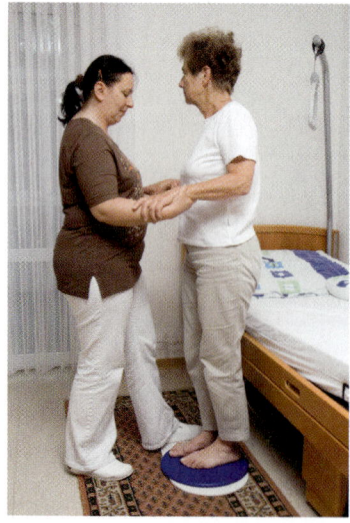

b) Pflegebedürftiger zieht sich hoch.

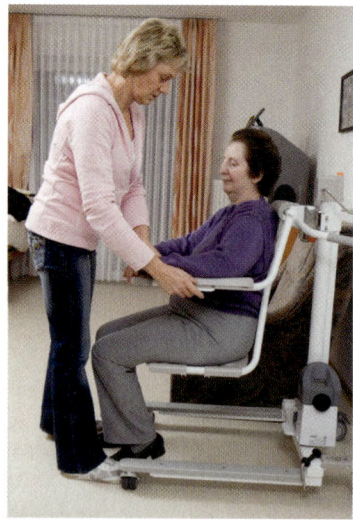

Abb. 4.13 Pflegebedürftiger im sicheren Sitz eines Lifters.

Dieser kann wahlweise vom Pflegebedürftigen und/oder Pflegenden getragen werden. Der Gürtel hat Halteschlaufen, die als Aufsteh- und Hinsetzhilfe dienen. Auch auf dem Weg ins Bad oder in das Wohnzimmer kann der Pflegende dem Pflegebedürftigen sichere und rückenschonende Hilfestellung leisten. Nicht möglich ist es, bei Pflegebedürftigen mit einem künstlichen Darmausgang den Hüftgurt zu verwenden.

4.3 Vorbeugende Maßnahmen zum Schutz vor Rückenschäden

Ein hauptsächlich zum Transfer, aber auch als Lagerungshilfe geeignetes Gerät ist der mobile **Hebelifter.** Hier gibt es unterschiedlichste Modelle auf dem Markt, die alle das gleiche Grundprinzip haben: Der Pflegebedürftige kann angehoben und wieder abgesenkt werden. Ggf. kann er auch noch von einem Zimmer ins andere gebracht werden. Der Pflegebedürftige sitzt dabei in einem Gurtsystem, deren Breite und Beschaffenheit einen sicheren und bequemen Transfer ermöglichen (➢ Abb. 4.13).

Allerdings kann der Lifter nicht in jeder Wohnung benutzt werden, da er extrem viel Platz braucht, vor allem, wenn er auch zum Transfer geeignet ist. Je nach Modell gibt es Unterschiede, wie viel Platz der Lifter braucht. So gibt es z. B. Hebelifter (nach dem Prinzip von Deckenliftanlagen), die zu jedem gewünschten Wohnungsbereich führen. Wandlifter dagegen können über Wandhalterungen nur in jeweils einem Raum installiert werden.

Vor dem Einbau und Einsatz eines Lifters ist eine Fachberatung (vom Sanitätshaus oder von der Lifterfirma direkt) vor Ort erforderlich.

> **WICHTIG**
> - Besprechen Sie grundsätzlich vor jedem erstmaligen Einsatz eines Hilfsmittels die Funktion, Anwendungsweise und den Nutzen mit dem Pflegebedürftigen.
> - Lassen Sie sich vor erstmaliger Benutzung eines Hilfsmittels durch Fachkräfte, z. B. Sanitätshaus oder den Pflegedienst einweisen.

Der Einsatz von Hilfsmitteln und das Wissen um rückengerechter Arbeitsweise nützen nur dann, wenn sie in der täglichen Pflege konsequent umgesetzt werden. Deshalb gilt:

- Nutzen Sie für die Bereiche Lagerung und Transfer die Hilfe einer weiteren Pflegeperson.
- Nutzen Sie vorhandene Hilfsmittel.
- Informieren Sie sich bei Krankenkassen, Sanitätshäusern und bei Pflegediensten, welche weiteren Hilfsmittel ein rückenschonendes Arbeiten ermöglichen.
- Sprechen Sie mit dem Pflegebedürftigen über seine noch vorhandenen Fähigkeiten, die gezielt zu einer Pflegeerleichterung eingesetzt werden.
- Der Pflegebedürftige legt die Geschwindigkeit des Pflegeablaufes fest. Unterteilen Sie diesen Ablauf noch mal in kleine Schritte.
- Nutzen Sie das Angebot von Krankenkassen, Volkshochschulen und Sanitätshäusern zur „Rückenschule". Es gibt auch spezielle Bewegungs- und Mobilisationskonzepte, z. B. Kinaesthetics (www.kinaesthetics-net.eu). Diese Kurse können auch von pflegenden Angehörigen besucht werden. Erkundigen Sie sich einfach.
- Heben Sie niemals eine Last mit gebeugten Rücken ruckartig an.
- Nutzen Sie zum Heben die Kraft ihrer Beine. Gehen Sie in die Hockstellung.
- Wenn möglich, teilen Sie Lasten auf und gehen mehrmals.
- Transportieren Sie eine Last immer körpernah.
- Achten Sie bei jeder Tätigkeit darauf, dass der Rücken gestreckt ist.
- Achten Sie auch bei anstrengender Tätigkeit darauf, dass die Muskeln nun vermehrt Sauerstoff benötigen. Versuchen Sie daher so ruhig und gleichmäßig zu atmen, wie es ihnen möglich ist.
- Achten Sie immer auf einen sicheren Stand, belasten Sie nie nur ein Bein.
- Achten Sie darauf, dass das Pflegebett sich in ihrer Bauchhöhe befindet, um das Krümmen des Rückens zu vermeiden (natürlich nur, wenn Sie beim Pflegebedürftigen sind, danach sollte das Bett immer auf ganz niedrig gefahren werden).

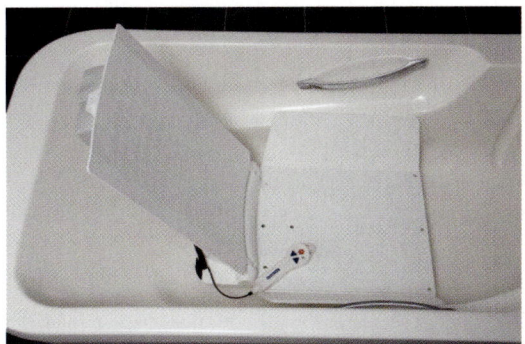

Abb. 4.14 Dieses Gerät erleichtert das Ein- und Aussteigen des Pflegebedürftigen in die Badewanne und entlastet den Rücken des pflegenden Angehörigen. Mit Hilfe von Wasserdruck wird der Sitz nach oben geschoben. Der Pflegebedürftige kann auf Höhe des Badewannenrandes einsteigen und wird erst dann in die Tiefe der Wanne abgelassen. Zum Aussteigen wird die Sitzfläche wieder hochgefahren.

4 Rückenschonendes Arbeiten und Pflegen

- Wenn Sie eine Überlastung, nicht nur des Rückens, feststellen, holen Sie sich professionelle Hilfe. Ist der Rücken erst einmal überfordert, bedeutet dies auch in der Regel das Ende Ihrer Versorgungsmöglichkeit in diesem Bereich.

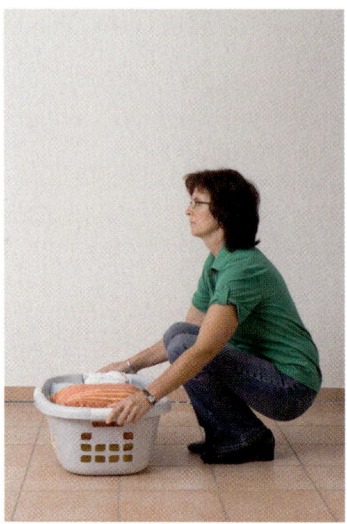

Abb. 4.15 Person beim Anheben einer Last vom Boden.
a) Hockstellung, Rücken durchgestreckt. Noch ist es richtig …

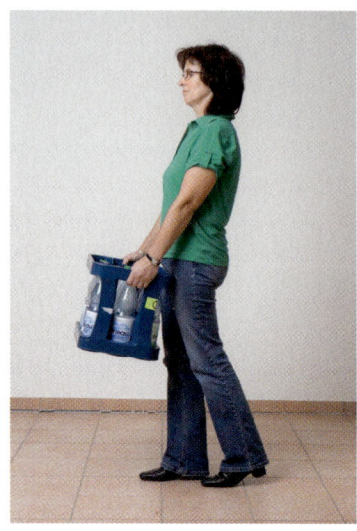

Abb. 4.16 Person beim Tragen einer Last.
a) Durchgedrückter Rücken und körpernah. Noch ist es richtig …

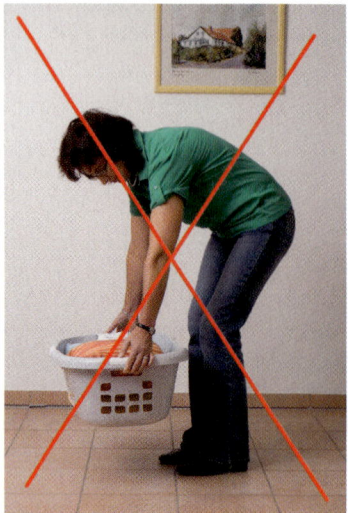

b) … aber nun ist es falsch: Katzenbuckel, Beugehaltung.

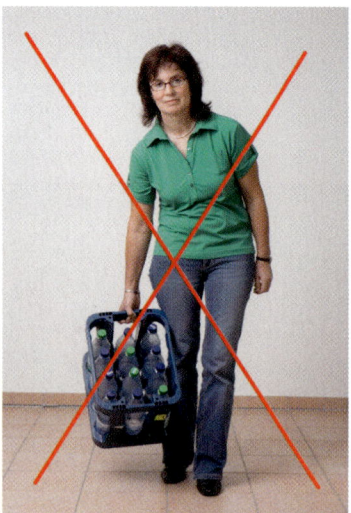

b) … aber nun ist es falsch: Katzenbuckel, nur einseitig, schiefe Wirbelsäule.

4.3 Vorbeugende Maßnahmen zum Schutz vor Rückenschäden

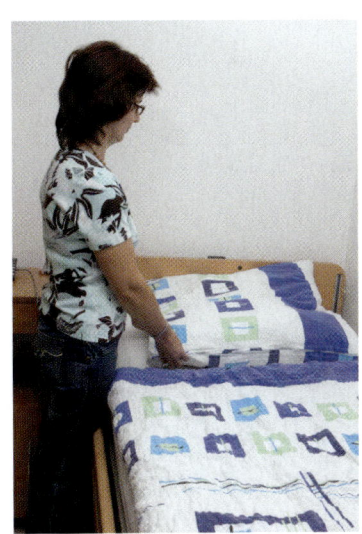

Abb. 4.17 Person beim Bettmachen.
a) Krankenbett auf Bauchhöhe der Pflegenden. So ist es richtig.

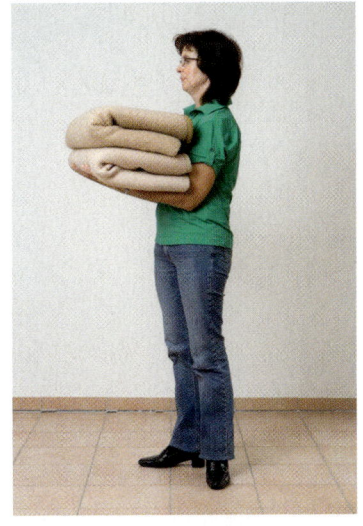

Abb. 4.18 Person beim Richtungswechsel mit Last.
a) Anstatt den Rumpf mit Last zu drehen …

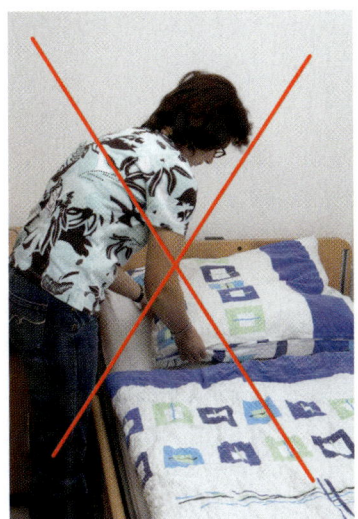

b) Krankenbett zu niedrig, Pflegeperson muss sich bücken. So ist es falsch.

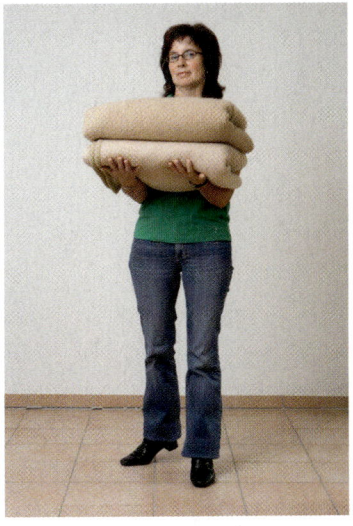

b) … ist es besser die Schrittstellung zu verändern.

KAPITEL 5
Das Einbinden des Pflegebedürftigen in den Pflegeablauf

Damit der Pflegebedürftige sich sicher und geborgen fühlt, muss er – mit all seinen Fähigkeiten, seinen Defiziten und etwaigen Erkrankungen – in ein gut funktionierendes Umfeld eingebunden sein. Dazu gehört der verständnisvolle Hausarzt, die umsorgende Krankenschwester und die fürsorglichen pflegenden Angehörigen, um nur einige zu nennen.

Manchmal werden trotzdem alle an der Pflege Beteiligten das Gefühl haben, dass ihre Leistungen vom Pflegebedürftigen weder registriert, geschweige denn von diesem anerkannt werden.

Die Ursache liegt häufig darin, dass der Pflegebedürftige in dem gesamten Versorgungs- und Pflegeablauf lediglich als passiv teilnahmsloser „Leistungsempfänger" fungiert. Die Folge für den pflegenden Angehörigen kann dann sein, dass er noch mehr leisten will, um es dem Pflegebedürftigen endlich recht zu machen, von ihm anerkannt zu werden. Möglicherweise endet diese Entwicklung dann in einer vorzeitigen Erschöpfung und Überforderung des pflegenden Angehörigen und/oder in einem Rückzug anderer an der Pflege Beteiligten.

Jeder Pflegebedürftigkeit und Erkrankung kann nur mit festen Regeln begegnet werden, um einer Fehlentwicklung der Beziehung zwischen den Angehörigen und dem Pflegebedürftigen zu begegnen.

Dazu ist es notwendig, dass der Pflegebedürftige selbst aktiv in den gesamten Pflegeablauf eingebunden wird.

Deshalb: Sprechen Sie mit dem Pflegebedürftigen. Sagen Sie ihm, dass er durch sein Zutun die Pflege für sich und alle an der Pflege Beteiligten erleichtert und es keinen Grund gibt, sich selbst und seine Persönlichkeit aufzugeben, auch wenn die momentane Situation für ihn neu und unbefriedigend erscheint.

5.1 Unterstützung, um vorhandene Fähigkeiten zu erhalten

Wichtig ist zunächst, dass Sie die vorhandenen geistigen und körperlichen Fähigkeiten des Pflegebedürftigen wahrnehmen und erkennen – und diese in den Pflegeablauf integrieren. Beobachten (und prüfen) Sie z. B. ganz praktisch, welche pflegerischen Tätigkeiten der Pflegebedürftige selbst durchführen kann. Sie werden dann auch schnell erkennen, ob der Pflegebedürftige z. B. aus Bequemlichkeit manche Tätigkeiten durchführen lässt, anstatt diese selbst zu tätigen.

Andererseits sollten Sie auch sich selbst beobachten – auch als Pflegender neigt man dazu, manche Tätigkeiten selbst durchzuführen, weil es dadurch „einfach schneller geht".

Unterstützen Sie den Pflegebedürftigen in seinen Fähigkeiten und machen Sie sich auch bewusst, dass nicht nur die Persönlichkeit des Pflegebedürftigen dadurch gestärkt wird, sondern auch Sie als pflegende Angehörige in der Durchführung entlastet sind.

Das Durchführen mancher Tätigkeiten kann für den Pflegebedürftigen durchaus mit Anstrengungen und Mühen verbunden sein. Die Grenze der Leistungserbringung ist dort, wo die Leistungserbringung mit Schmerzen, Verletzungsgefahr und einem Unfallrisiko für den Pflegebedürftigen verbunden ist. Dann ist es selbstverständlich, dass der Pflegende diese Tätigkeiten für den Pflegebedürftigen übernimmt.

Besprechen Sie mit dem Pflegebedürftigen, wieso und weshalb Sie zukünftig bestimmte Tätigkeiten übernehmen werden. Seien Sie sich dabei immer bewusst, dass jede verlorene Fähigkeit ein Einschnitt in das Selbstwertgefühl des Pflegebedürftigen bedeuten kann.

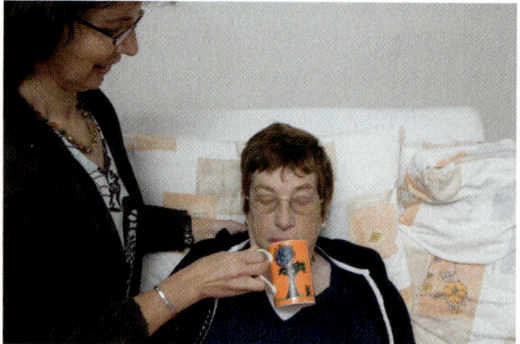

Abb. 5.1 Fähigkeiten erhalten:
a) Natürlich geht es so …

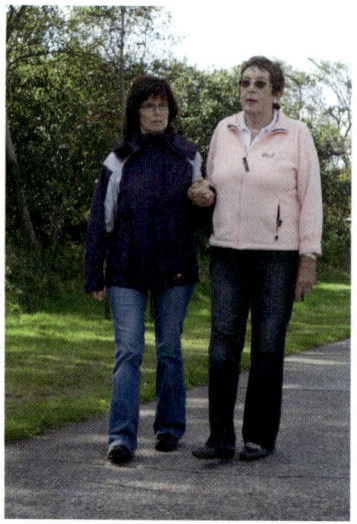

Abb. 5.2 Fähigkeiten erhalten:
a) Eine Möglichkeit …

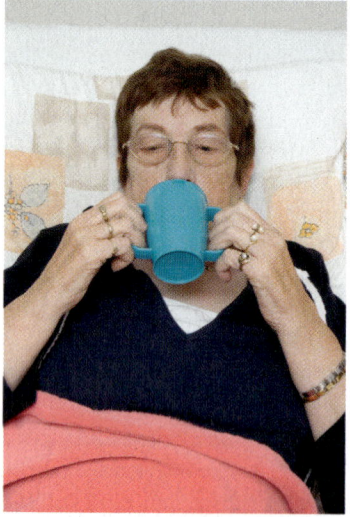

b) … aber so kann es auch gehen und der Pflegebedürftige ist selbstständiger.

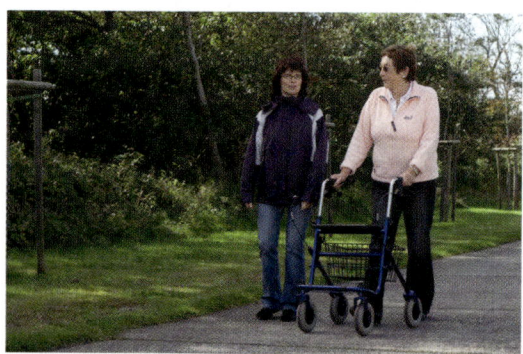

b) … und eine andere Möglichkeit, wenn die Unabhängigkeit des Pflegebedürftigen gestärkt werden soll.

5.2 Aktivieren und Wiedergewinnen von Fähigkeiten

Nicht selten hat ein Pflegebedürftiger gar nicht die Möglichkeit, bestehende Fähigkeiten in den Pflegeablauf einzubringen. Ebenfalls nicht selten ist die Ursache für dieses Verhalten in einer Überfürsorge des pflegenden Angehörigen begründet. Diese Überfürsorge liegt meist in der Angst des pflegenden Angehörigen, der Pflegebedürftige könnte sich selbst verletzen oder über die Grenze der zumutbaren Belastung gehen.

Allerdings kann auch ein völlig gegenteiliger Grund die Ursache dafür sein, dass ein Pflegebedürftiger nicht die Möglichkeit hat, seine bestehenden Fähigkeiten einzusetzen.

Sehr oft wird ihm die Durchführung einer Tätigkeit mit der Begründung verwehrt, dass er zu lange brauchen würde und das Ergebnis nicht ausreichend wäre. Dann müsse der Angehörige „nachpflegen" und der Zeitaufwand wäre zu hoch. „Dann mache ich es doch gleich lieber selbst" ist ein häufig zu vernehmender Satz.

5.2 Aktivieren und Wiedergewinnen von Fähigkeiten

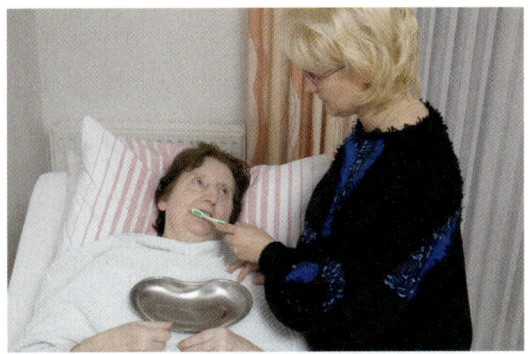

Abb. 5.3 Fähigkeiten erhalten.
a) Natürlich kann man es so machen …

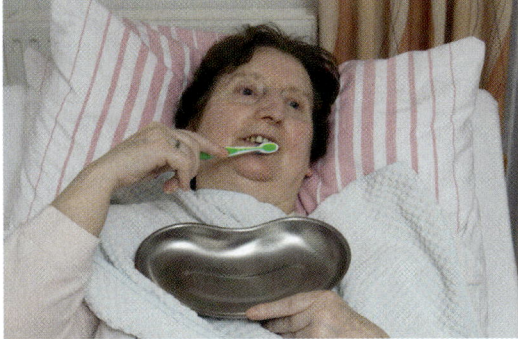

b) … aber, wenn sie es selbst kann, haben alle viel erreicht.

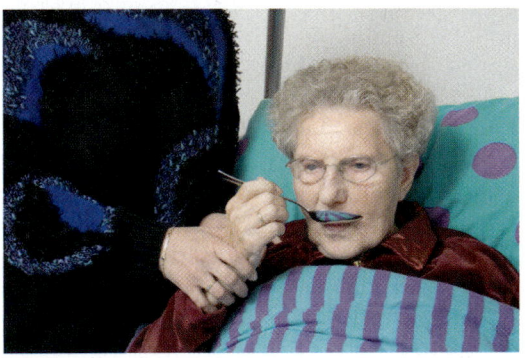

Abb. 5.4 Oft müssen verloren gegangene Fähigkeiten neu entdeckt werden.

Dem Pflegebedürftigen wird durch diese Situation nicht nur die Rolle des Aktiven genommen, sondern er verliert letztendlich die Fähigkeit zur Durchführung.

Zur Selbstwertsteigerung des Pflegebedürftigen ist es dann wichtig, diese Fähigkeiten wieder zu „entdecken" und zu entwickeln.

Nehmen Sie sich Zeit, Einfühlungsvermögen und gehen Sie den Weg der kleinen Schritte. Üben Sie die Tätigkeiten in einzelnen Abschnitten. Diese werden wiederholt, die Durchführung verbessert, neue Abschnitte kommen hinzu und am Ende hat der Pflegebedürftige die Fähigkeit zurückgewonnen, wieder etwas selbst „in die Hand zu nehmen". Wichtig ist dabei, dass sich weder der Pflegebedürftige noch Sie unter Erfolgsdruck setzen.

Beachten Sie aber auch immer die geistigen und körperlichen Grenzen Ihres Angehörigen – manche Tätigkeiten können nicht mehr selbstständig umgesetzt werden.

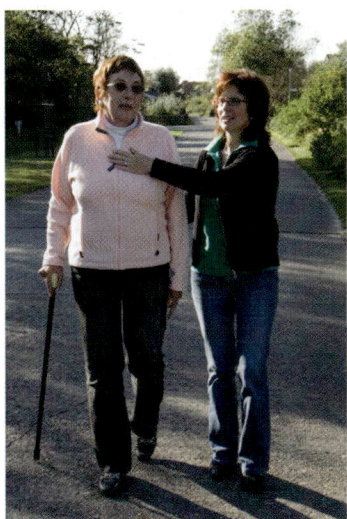

Abb. 5.5 Pflegedürftiger (deutlich gestreckt aufrecht stehend) geht mit Hilfe einer Gehhilfe (Gehstock). Pflegender Angehöriger steht seitlich von ihm, hält die rechte Hand über den Lendenwirbelbereich, linke Hand über der Brust des Pflegebedürftigen. Das Bild zeigt, dass der Pflegebedürftige aufrecht gehen muss, um z. B. eine Sturzgefahr zu mindern.

5.3 Bedürfnisorientierter Pflegeablauf

Zu allererst – bei der Pflege zu Hause gibt es drei verschiedene Bedürfnisarten, die wir unterscheiden können:
- Eine mögliche Erkrankung und die Pflegebedürftigkeit generell **bedürfen** einer darauf abgestimmten Behandlung und Pflegeversorgung.
- Der Pflegebedürftige hat neben von Pflegebedarf und Krankheit geprägten Bedürfnissen noch andere **Grundbedürfnisse**.
- Der pflegende Angehörige leidet ebenfalls unter nicht mehr erfüllbaren **Bedürfnissen** und/oder hat diese zugunsten der Pflege teils oder völlig aufgegeben.

In der Realität ist in der häuslichen Pflege oft zu beobachten, dass die Bedürfnisse des Pflegebedürftigen und die Bedürfnisse der Angehörigen zugunsten der Bedürfnisse der Therapie und der notwendigen Pflegetätigkeiten nicht oder nicht ausreichend berücksichtigt werden.

Damit stehen Pflegebedürftigkeit und Erkrankung im Mittelpunkt der Handlungen. Der „Mensch", sei es der Pflegebedürftige oder der pflegende Angehörige, wird mit seinen Gefühlen und Bedürfnissen dabei meist wenig berücksichtigt.

Sehr schnell kann aus dieser Situation eine „unmenschliche" werden. Tatsächlich haben sich weder Pflegebedürftiger noch ein pflegender Angehöriger bis zur letzten Konsequenz einer Behandlung oder eines Pflegebedarfs zu unterwerfen.

Dem Pflegebedürftigen muss immer klar sein, dass er letztendlich alle Entscheidungen in Pflege und Therapie unter Abwägung von Notwendigkeit und Nutzen abwägen muss, nicht nur in medizinischer Hinsicht. Was medizinisch sinnvoll ist, muss für die Lebensqualität nicht unbedingt eine Verbesserung sein. Umgekehrt verhält es sich nicht anders. Das was ich gerne möchte, muss aus medizinischer Sicht nicht unbedingt gut sein.

Jeder pflegende Angehörige weiß, dass die erforderliche Pflege zu einer starken Einschränkung von eigenen Bedürfnissen führt. Meist ist es zwar möglich, bestimmte Bedürfnisse für eine absehbare Zeit einzuschränken oder sogar auf sie zu verzichten, aber langfristig muss diese Einschränkung auch verkraftbar bleiben.

Der BUNDESVERBAND AMBULANTER DIENSTE UND STATIONÄRER EINRICHTUNGEN e. V. hat herausgefunden, dass die häusliche Pflegesituation (unter Einbeziehung eines Pflegedienstes) durchschnittlich dreieinhalb Jahre dauert. Geht man davon aus, dass ein Pflegedienst meist erst einbezogen wird, wenn es nicht mehr alleine geht, so kann man auch davon ausgehen, dass die Pflegezeit zu Hause eigentlich viel höher ist.

Deshalb muss Ihnen als pflegender Angehöriger klar sein, dass Ihre Einschränkungen und die Aufgabe Ihrer eigenen Bedürfnisse von unbestimmter Dauer sein werden. Sie sollten sehen, dass es schon sehr früh notwendig ist, die zu leistende Pflege auf mehrere Schultern zu verteilen – um so noch Platz für sich zu haben und einer absehbaren Überforderung entgegenwirken zu können.

(Studie des BUNDESVERBANDES AMBULANTER DIENSTE UND STATIONÄRER EINRICHTUNGEN e. V. Dachverband für ambulante Dienste und stationäre Einrichtungen, Erhebungsjahr Februar 05)

KAPITEL 6

Die Körperpflege

Waschen macht nicht nur sauber! Sauber sein (und deshalb auch Waschen) führt zu einem erhöhten Wohlbefinden. Jeder kennt sicher das Gefühl, wenn man verschwitzt unter die Dusche springt – und wie wohl und angenehm man sich danach fühlt. Genauso fühlt sich auch der Pflegebedürftige nach dem Waschen, er fühlt sich sauber und kultiviert.

Andererseits ist die Körperpflege etwas sehr intimes, das man meist alleine macht. Ist dies nicht mehr möglich, so wird bei der Körperpflege leicht die Grenze der Intimität des Pflegebedürftigen überschritten. Einfühlungsvermögen und behutsames Vorgehen und die begleitende Erklärung der gerade durchgeführten Tätigkeit verhindern das „gewaltsame Überschreiten" der Schamgrenze des Pflegebedürftigen.

Notwendige Utensilien für die tägliche Körperpflege

- Einmalhandschuhe, wenn Sie die Intimpflege durchführen müssen.
- Waschschüssel, wenn der Pflegebedürftige bettlägerig ist.
- Seife oder Waschlotion.
- Creme oder Lotion.
- Zahnbürste, Zahnputzbecher, Zahnpasta.
- Ggf. Kompressen, z. B. zur Augenpflege.
- Plastikpinzette, bei Schwerstkranken z. B. zur Mundpflege, Soorprophylaxe.
- Ggf. Nagelpflegeset.
- Ggf. Rasierutensilien.
- Ggf. Zahnprothesenschale.
- Rutschfeste Unterlage für Bad und Dusche.
- Ggf. Haltegriffe in Bad und Dusche.
- Duschhocker.
- Hand- oder Badetücher.
- Waschlappen oder Waschhandschuh.
- Unterwäsche.
- Bequeme Kleidung, z. B. Trainingsanzug.
- Hausschuhe, die gut passen und die dem Pflegebedürftigen beim Laufen Halt geben.

Handschuhe bei der Pflegeunterstützung?

Während für Pflegepersonal von ambulanten Pflegediensten und stationären Einrichtungen das Tragen von Handschuhen bei der Durchführung von behandlungspflegerischen und grundpflegerischen Tätigkeiten, so auch bei Infektionserkrankungen eindeutig durch gesetzliche Vorgaben geklärt ist, führt dieses Thema in der häuslichen Krankenpflege bei Durchführung der Pflege durch Angehörige zu nicht enden wollenden Diskussionen.

Was ist Fakt?

Alle Interessenverbände weisen in ihren Empfehlungen immer darauf hin, dass das Tragen von Handschuhen in der Pflege eine Notwendigkeit zur Vermeidung von Infektionskrankheiten und Wahrung der Hygiene ist.

Auch der Gesetzgeber hat schon 1995 mit Schaffung der Pflegeversicherung einen monatlichen Betrag als zusätzliche Leistung der Pflegeversicherung geschaffen, der lediglich zum Verbrauch von Pflegeverbrauchsmitteln wie Handschuhen, Vorbindern, Händedesinfektionsmitteln zur Verfügung steht. Die Praxis zeigt, dass dieser monatliche Geldbetrag für die Versorgung mit Pflegehilfs(verbrauchs)mittel (gem. § 78 Abs.1 SGB XI) von den wenigsten Angehörigen bzw. Leistungsnehmern bei den Pflegekassen abgerufen wird. Dieser Sachverhalt kann ein Hinweis auf die fehlende Kenntnis des Versicherten in Bezug der Pflegeleistungen der gesetzlichen Pflegeversicherungen sein. Er zeigt aber auch an, wie wenig das Thema „Handschuhe in der Pflege" von Angehörigen beachtet wird.

Handschuhe, warum?

Das Tragen von Handschuhen kann das bestehende und notwendige Vertrauen zwischen Pflegenden und Pflegebedürftigen beeinträchtigen. Dieses Argument findet bei allen Diskussionen Verwendung. Tatsächlich wäre dieser Einwand gegen Handschuhe schnell abgeschwächt, wenn zwischen Pflegebedürftigen und Pflegenden die Notwendigkeit des Tragens besprochen würde.

> **WICHTIG**
> Handschuhe vermeiden die direkte Übertragung von Keimen, Bakterien und Viren auf den Pflegebedürftigen und umgekehrt auf den Pflegenden.

In der Regel ist dem Pflegenden nicht bekannt, welche Art von Keimen, Bakterien und Viren sich an seinen Händen befinden, die ohne Handschuhe nun direkt auf den Pflegebedürftigen übertragen werden. Oft leidet ein Pflegebedürftiger krankheitsbedingt unter einer zusätzlichen Schwächung des körpereigenen Immun- bzw. Abwehrsystems. Er ist daher besonders anfällig für die Übertragung von Krankheitsträgern, die für das gesunde Abwehrsystem des Pflegenden kein Problem darstellen. Folgeerkrankungen und zusätzliche gesundheitliche Komplikationen für den Pflegebedürftigen lassen sich durch das Tragen von Handschuhen in der Pflegedurchführung reduzieren.

Aber auch umgekehrt werden dem Transfer von Erregern zwischen Pflegebedürftigen und Pflegenden beim „Nichttragen" von Handschuhen in der Pflege, Tür und Tor geöffnet.

Arten und Anwendungsformen

Es gibt zwei unterschiedliche Anwendungsformen in der Pflege. Dabei findet zum einem das Tragen von sterilen Handschuhen und zum anderen die Nutzung von Pflegehandschuhen Anwendung:

- **Sterile Handschuhe:** Diese kommen in der häuslichen Krankenpflege überwiegend im Bereich der Wundversorgung zum Einsatz. Sollte in der Pflege der Einsatz von sterilen Handschuhen erforderlich werden, beauftragen sie lieber einen Pflegedienst mit der Durchführung dieser Maßnahme. Dieser besitzt die Kenntnis über eine Wundversorgung unter keimarmen Bedingungen, bei der das Tragen von sterilen Handschuhen nur ein Teil der Vorsichtsmaßnahmen für diesen Bereich ist.
- **Pflegehandschuhe:** In der Regel werden diese Handschuhe in 50- bzw. 100 Stück Packungen handelsüblich angeboten.

Das Material dieser Handschuhe besteht heute aus:
- Latex: Hat den Vorteil einer hohen Elastizität und ist ein reines Naturprodukt.
- Vinyl: Dieser Kunststoff ist leicht elastisch und besonders dann geeignet, wenn eine Latexunverträglichkeit vorliegt.
- Polyethylen (PE): Diese Handschuhe sind wenig elastisch, dafür in der Handhabung sehr einfach und sehr preiswert.
- Nitrit: Hierbei handelt es sich um künstlich hergestelltes Gummi. Der Vorteil dieses Materials liegt in der relativ hohen Robustheit der Handschuhe.

Beim Tragen von Einmalhandschuhen in der Pflege sind folgende Punkte zu beachten:
- Vor Anziehen von Handschuhen die Hände reinigen. Ansonsten werden unter Umständen schon während des Anziehens Keime, Bakterien ect. von den Händen auf die Arbeitsfläche der Handschuhe übertragen.
- Handschuhe nur auf trockenen Händen tragen.
- Nur unversehrte Handschuhe benutzen.
- Nach Durchführung der pflegerischen Maßnahme die Einmalhandschuhe entsorgen.
- Nach Nutzung der Handschuhe für eine Versorgung des Intimbereiches, diese vor einer weiteren Versorgung des Oberkörpers wechseln.

> **WICHTIG**
> Sprechen Sie mit dem Pflegebedürftigen **vor** dem Einsatz von Handschuhen über die Notwendigkeit des Tragens. Machen Sie ihm klar, dass diese Maßnahme auch seinem eigenen Schutz dient.

6.1 Die Ganzkörper- oder Teilwaschung im Bett (mit Waschschüssel)

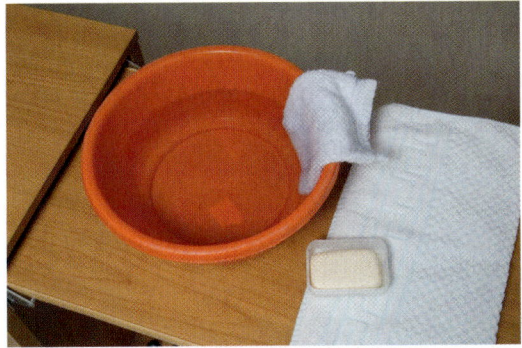

Abb. 6.1 Notwendige Waschutensilien vorbereiten.

Haare waschen ➤ Kapitel 6.4

Wenn Ihr Angehöriger gar nicht mehr aufstehen kann, sei es temporär oder dauerhaft, so muss ihm die Gelegenheit gegeben werden, dass er sich entweder selbst im Bett wäscht – oder dass Sie ihm dabei helfen. So lange der Pflegebedürftige dazu in der Lage ist, wird er dafür an den Bettrand gesetzt. Häufig muss er aufgrund seines Zustandes im Liegen gewaschen werden.

Für die Körperpflege eines Pflegebedürftigen der im/am Bett versorgt wird, gibt es auch in einem Sanitätshaus komplette Wasch- und Pflege-Sets. Diese beinhalten bereits vorgerichtet:
- Eine Waschschüssel aus Kunststoff.
- Eine Seifenablage.
- Zum Einmalgebrauch Handschuhe und Plastikschürzen (Vorbinder).
- Schutzlaken.
- Becher und Nierenschalen.
- Ggf. Ohrenreiniger und Mundpflegestäbchen zum Gebrauch des äußeren Gehörbereiches und zur Reinigung von Nasenschleim, Borcken ect.

Natürlich können Sie sich das Waschset aber auch individuell zusammenstellen.

Vorbereitung einer Ganzkörper- oder Teilwäsche

- Achten Sie auf ein wohltemperiertes Klima im Raum und vermeiden Sie Zugluft, da sonst die Gefahr besteht, dass sich der Pflegebedürftige eine Erkältung einfängt, die sich bei immunschwachen Menschen leicht zu einer Lungenentzündung weiterentwickeln kann.
- Stellen Sie sicher, dass es zu keiner Störung während der Waschung durch dritte Personen kommt.
- Bereiten Sie alle benötigten Waschutensilien, und wenn beabsichtigt, neue Leibwäsche zum Wechsel vor.
- Achten Sie auf die Temperatur des Waschwassers. Am besten ist, der Pflegebedürftige testet die Temperatur mit seiner Hand.
- Legen Sie unter die zu waschenden Körperpartien ein sauberes Handtuch zur Vermeidung des Nasswerdens der Bettwäsche.
- Für die Ganzkörperwäsche legen Sie zwei Waschlappen zum Waschen und zwei Handtücher zum Abtrocknen bereit.
  - Der erste Waschlappen bzw. Handtuch wird zum Waschen bzw. Abtrocknen von Gesicht, Händen und Armen, abschließend des Oberkörpers genutzt.
  - Den zweiten Waschlappen bzw. Handtuch benutzen Sie zum Waschen bzw. Abtrocknen der Beine und des Intimbereiches.

Am hygienischsten ist es, wenn täglich frische Waschlappen benutzt werden. Wenn dies nicht der Fall ist, muss unbedingt darauf geachtet werden, dass die Waschlappen und Handtücher so zum Trocknen aufgehängt werden, dass bei der nächsten Benutzung ihre Zuordnung zu „Oberkörper" und „Unterkörper" wieder gewährleistet ist.

Durchführung einer Ganzkörper- oder Teilwäsche im Bett

Generell gilt, soweit es möglich ist, wäscht und trocknet sich der Pflegebedürftige selbst ab. Das mag zwar länger dauern, dafür wird seine Selbstständigkeit bewahrt, sein Selbstwertgefühl unterstützt und seine Intimsphäre geschützt.

- Wenn vom Pflegebedürftigen nicht anders gewohnt und gewollt, beginnt die Waschung im Gesicht, am besten bei den Augen (da sehr infektionsgefährdet), dann weiter über Hände, Arme, Brustbereich, Bauchbereich hin zum Rücken

6 Die Körperpflege

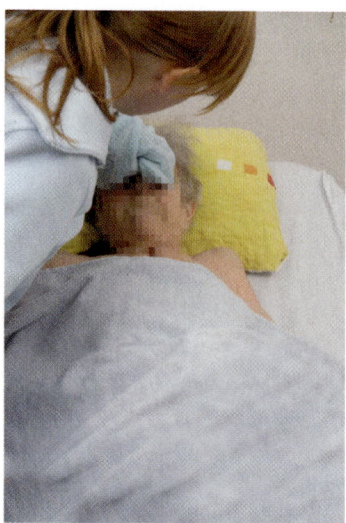

Abb. 6.2 Ganzkörperwaschung.
a) Waschung des Gesichtes. Anderer Körperpartien sollten abgedeckt sein.

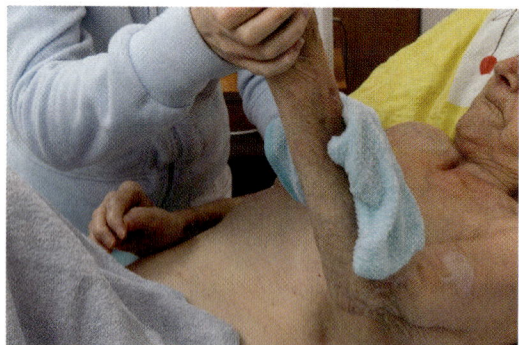

b) Körperpartie nur zur Waschung frei legen, danach mit Handtuch abdecken, wieder zudecken oder anziehen.

Waschlappen- und Handtuchwechsel. Dann weiter zu den Beinen und abschließend zum Intimbereich.
- Nach erfolgter Waschung einer Körperpartie, diese umgehend abtrocknen, um die Entstehung der Verdunstungskälte zu vermeiden. Gefahr: Erkältung, Lungenentzündung.
- Decken Sie die gewaschene und abgetrocknete Körperpartie zur Vermeidung des Absinkens der Körpertemperatur wieder zu. Gefahr: Frieren, Erkältung, Lungenentzündung.

6.2 Pflegeunterstützung bei Ganzkörper- oder Teilwäsche (Waschbecken, Dusche)

Im Gegensatz zur Waschung im Bett liegt hier die Hauptaktivität beim Pflegenden, Sie müssen ihn nur unterstützen. Kann der Pflegebedürftige aufstehen und ins Badezimmer gehen, geführt oder geschoben werden, dann kann er oft auch geduscht werden oder sich vor das Waschbecken setzen. Der Pflegebedürftige führt die Körperpflege, soweit es seine Mobilität erlaubt, selbst durch. Sie übernehmen möglichst nur die Aufgaben, die der Pflegebedürftige aufgrund von Einschränkungen nicht mehr selbst durchführen kann.

Vorbereitung zu pflegeunterstützenden Maßnahmen einer Ganzkörper- oder Teilwäsche oder eines Duschbades

- Der Weg in das Bad soll frei von „Stolperfallen" und Hindernissen sein.
- Achten Sie darauf, dass dieser Weg frei von Zugluft und Kälte ist.
- Läuft der Pflegebedürftige selbst, soll er Hausschuhe tragen, die gut sitzen und ihm Stabilität verleihen. Barfuss gehen oder nur mit Strümpfen bekleidet, erhöht die Sturz- und Erkältungsgefahr.
- Im Bad und speziell im Duschbereich sollten eventuell Haltegriffe angebracht sein.
- Das Duschen oder die Waschung am Waschbecken sollen im Sitzen des Pflegebedürftigen geschehen, eine geeignete Sitzgelegenheit ist als zusätzliches Hilfsmittel notwendig.
- Damit der Pflegebedürftige nicht ausrutscht, im Duschbereich und im Bad rutschhemmende Bodenunterlagen verwenden.
- Achten Sie auf ein wohltemperiertes Klima im Bad und vermeiden Sie auch hier Zugluft (Gefahr: Erkältung, Lungenentzündung).
- Stellen Sie sicher, dass es zu keiner Störung während der Waschung durch dritte Personen kommt.

6.2 Pflegeunterstützung bei Ganzkörper- oder Teilwäsche (Waschbecken, Dusche)

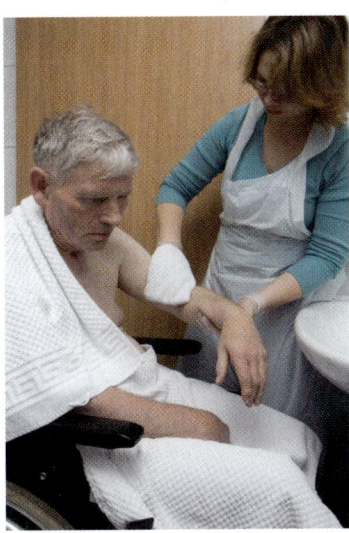

Abb. 6.3 Ganzkörperwaschung am Waschbecken: Der Pflegebedürftige sollte immer so weit wie möglich abgedeckt sein, damit er nicht friert und sich nicht schämt.

- Sollte der Pflegebedürftige Träger eines Gebisses sein, wird dieses am besten nach Beendigung der Waschung gereinigt – hier gilt aber in erster Linie, wie es dem Pflegebedürftigen am angenehmsten ist. Vielleicht kann er die Waschung auch nicht in Ruhe durchführen, weil er Krümel unter den Zähnen hat.

Zu Beachten
- Grundsätzlich gilt, die individuellen Wünsche des Pflegebedürftigen zu berücksichtigen.
- Unterstützen Sie den Pflegebedürftigen bei seiner aktiven Mitarbeit in den einzelnen Arbeitsschritten und fördern Sie somit sein Selbstwertgefühl.

WICHTIG
- Verwenden Sie bei der Intimpflege Einmalhandschuhe. Dies gilt auch für Einreibungen mit Salben. Somit schützen Sie sich vor Infektionen und ungewollten Hautreaktionen.
- Benutzen Sie für das Waschwasser keine auf Ölbasis hergestellten Zusätze. Diese schwimmen lediglich auf dem Wasser und haben keine reinigende Wirkung.
- Vermeiden Sie bei trockener Haut die Anwendung von Seifen, Franzbranntwein und andere alkoholische Lösungen, diese entfetten die Haut zusätzlich.
- Ansonsten gilt, dass die dem Pflegebedürftigen vertrauten Körperpflegemittel weiterhin verwendet werden.
- Beachten Sie, Hautfalten (z. B. unter der Brust bei Frauen, in der Leiste) besonders gut abzutrocknen. Dort verbleibende Feuchtigkeit kann ein Nährboden für Entzündungen und Infektionen werden.

- Bereiten Sie alle benötigten Waschutensilien und wenn geplant, neue Leibwäsche zum Wechsel vor.
- Achten Sie auf die Temperatur des Wasch- bzw. Duschwassers, am besten testet der Pflegebedürftige die Temperatur mit seiner Hand.
- Für die Ganzkörperwäsche legen Sie zwei Waschlappen und zwei Handtücher zum Abtrocknen bereit. (➤ Kap. 6.1)

Durchführung der Pflegeunterstützung bei Ganzkörper- oder Teilwäsche am Waschbecken

- Beginnen Sie die Waschung in der Reihenfolge: Hände (da der Pflegebedürftige bei der Waschung aktiv mitwirken soll), Gesicht (Augen zuerst), Zähne (sofern kein künstliches Gebiss), Arme, Bauch, Rücken, dann Füße, Beine, Genitalbereich.
- Achten Sie darauf, dass jede Körperpartie nach der Waschung umgehend abgetrocknet und bedeckt wird.
- Sollte eine Kopfwäsche erforderlich sein, erfolgt diese immer zum Schluss einer Waschung.

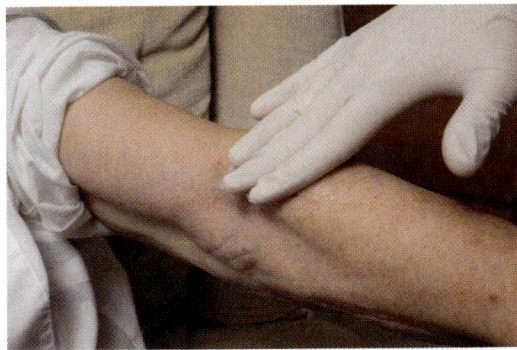

Abb. 6.4 Zum Eincremen keine alkoholhaltigen Mittel benutzen, diese sorgen für eine rasche Austrocknung der Haut.

6.3 Die Mund- und Zahnhygiene

Eine gute Mund- und Zahnpflege schafft nicht nur Wohlbefinden, sondern verhindert auch Wund- und Infektionserkrankung im Mund- und Rachenbereich, Parodontose und sorgt für eine intakte Mundschleimhaut. Sie gibt guten Atem und ein angenehmes Geschmacksempfinden im Mund und stärkt so das Wohlfühlgefühl des Pflegebedürftigen. Erfolgt nur eine geringe Nahrungsaufnahme (ganz extrem gilt dies natürlich für Sondenkostempfänger) muss die Mundpflege öfters und gründlicher durchgeführt werden.

Trinkt und isst der Pflegebedürftige nur sehr wenig und atmet vorzugsweise auch noch öfters durch den Mund, dann neigt der Mund- und Rachenraum zum Austrocknen. Die Bildung von Rissen in der Schleimhaut nimmt zu und die Infektionsanfälligkeit steigt. Deshalb müssen Sie in diesem Fall zusätzlich darauf achten, dass Lippen und Mund feucht gehalten werden (➤ Wichtigkasten S. 53).

Grundsätzlich gilt: Ein intaktes Gebiss und gesunde Zähne erleichtern die Nahrungsaufnahme und verhindern Kariesbildung.

Durchführung der Mund- und Zahnpflege

- Wenn der Pflegebedürftige die Mund- und Zahnpflege nicht selbst durchführen kann, benutzen Sie eine mittelharte Kinderzahnbürste, bei der Benutzung einer elektrischen Zahnbürste einen entsprechenden Bürstenkopf. Mit dem kleinen Kopf erreichen Sie schonend alle Stellen im Mundbereich.
- Benutzen Sie zum Ausspülen des Mundraumes einen bruchsicheren Spülbecher, damit dieser nicht kaputt geht, wenn er ins Waschbecken fällt oder der Pflegebedürftige versehentlich darauf beißt.
- Der Pflegebedürftige prüft die Temperatur des Wassers, das er zum Nachspülen benutzt, am besten selbst. Dazu kann er entweder einen Finger hineinstecken oder vorsichtig nippen.
- Vor dem Beginn des Zähneputzens, den Pflegebedürftigen bitten, den Mundraum schon einmal auszuspülen, um eventuelle Essensreste zu entfernen und die Mundschleimhaut zu befeuchten.
- Achten Sie darauf, mit der Zahnbürste nicht in den Rachenraum zu stoßen (Würgreflex bis hin zum Erbrechen).
- Benutzen Sie nicht zu viel Zahnpasta (Überreizung der Mundschleimhaut). Eine erbsengroße Portion ist völlig ausreichend.
- Führen Sie die Zahnbürste am Zahn vom Zahnfleisch zum Zahnkopf. So verhindern Sie, dass Zahnablagerungen und Essensreste in das Zahnfleisch eindringen.
- Eventuell vorhandene borkige Stellen im Mund (Soor) nicht im trockenen Zustand aus dem Mund entfernen, dies führt unweigerlich zu schmerzhaften Rissen und Blutungen der Schleimhaut (➤ Wichtigkasten).

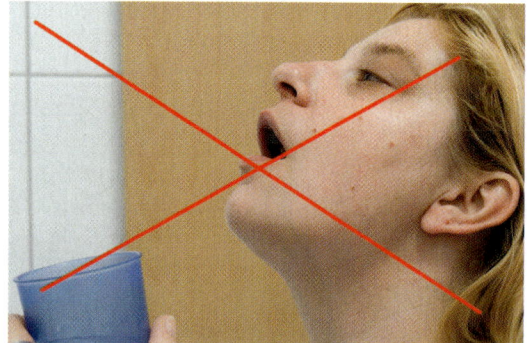

Abb. 6.5 Mund ausspülen.
a) Pflegebedürftiger hält den Kopf während des Ausspülens nach hinten: Dies ist falsch, es besteht die Gefahr des Verschluckens.

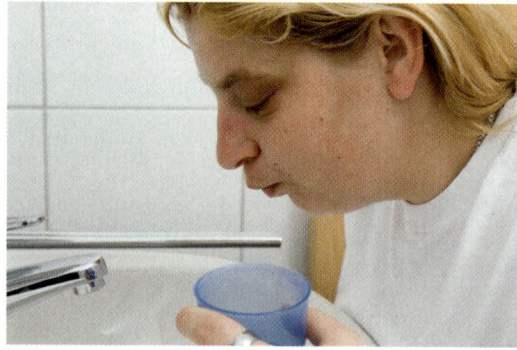

b) Pflegebedürftiger hält den Kopf während des Mund Ausspülens nach vorne geneigt: Dies ist richtig, den Mund nur ausspülen, nicht gurgeln.

- Beim Ausspülen des Mundraumes darauf achten, dass der Pflegebedürftige sich nicht verschluckt. Dies geschieht in der Regel durch das Vorbeugen des Kopfes des Pflegebedürftigen.

WICHTIG
- Vorhandene Borken im Mund und/oder auf der Zunge müssen vor dem Entfernen gut aufgeweicht werden. Besonders gut geeignet sind hierzu in der Apotheke erhältliche, glyzerinhaltige Pflegestäbchen. Alternativ dazu benutzen Sie in starkem Kamillentee getunkte Wattestäbchen. Der Mund- bzw. Zungenbelag lässt sich dann mit Hilfe von Watte- bzw. Pflegestäbchen leicht und schmerzfrei entfernen.
- Bei der Entfernung von zwischen den Zahnräumen hängenden Essensresten, z. B. Fleisch- und Obstfasern, nach Absprache mit dem Pflegebedürftigen sehr vorsichtig Zahnseide oder Plastikpinzetten benutzen.
- Pflegebedürftigen, die nicht mehr in der Lage sind, den Mund-, und Rachenraum durch gelegentliches Zuführen von Flüssigkeit selbst feucht zu halten, muss der Mundraum mit Hilfe von in Kamillentee getunkten Kompressen regelmäßig befeuchtet werden. Nutzen Sie dann den beim Menschen stark ausgeprägten Saugreflex. Der Pflegebedürftige wird Ihnen dankbar sein, wenn er auf diesem Weg Flüssigkeit zur Befeuchtung des Mund- und Rachenraumes erhält.
- Benutzen Sie zur Vermeidung von Verletzungen Plastikpinzetten beim Einführen von Kompressen in den Mundbereich.
- Vermeiden Sie das Austrocknen von Lippen und der Zunge durch das dünne Einreiben, z. B. mit Butter oder Margarine.

Pflege von Zahnprothesen

- Spülen Sie nach jeder eingenommenen Mahlzeit die Prothese unter fließenden, lauwarmen Wasser. Reinigen Sie diese dann mit Hilfe einer weichen Zahnbürste von eventuellen Speiseresten. Vor dem Einsetzen achten Sie darauf, dass der Pflegebedürftige den Mund ausgespült und somit eventuelle Speisereste entfernt hat.
- Wenn möglich, sollte der Pflegebedürftige die Zahnprothese selbst einsetzen. Er verfügt über die notwendige Sensibilität und weiß daher, wann die Prothese wieder „sitzt". Das Einsetzen kann unter Anwendung eines Spiegels erleichtert werden.

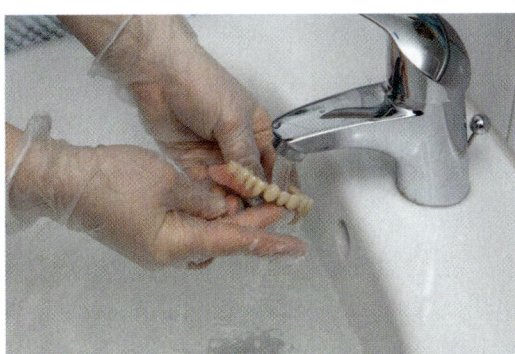

Abb. 6.6 Gebiss gründlich spülen. Das Waschbecken ist zum Schutz der Prothese mit Wasser gefüllt. Einmalhandschuhe tragen.

- In der Regel werden die Prothesen über Nacht mit Hilfe von Reinigungstabs gereinigt. Achten Sie darauf, dass nach Beendigung dieses Reinigungsbades die Prothese vor dem Einsetzen gründlich unter fließendem warmem Wasser von restlichen Desinfektions- bzw. Reinigungsrückständen gesäubert wird.

ZU BEACHTEN
- Achten Sie darauf, dass die Prothese regelmäßig benutzt wird, denn die Form des Kiefers verändert sich bei längerer Nichtnutzung. Das führt dazu, dass die Prothese beim Tragen drückt und schmerzt. Daher sollte eine Prothese nicht nur zur Nahrungsaufnahme eingesetzt werden, sondern längere Zeiträume getragen werden.
- Prothesen sind sehr zerbrechlich. Achten Sie darauf, dass ihre Hände beim Reinigen entfettet sind. Führen Sie die Reinigung über einem mit Wasser gefülltem Waschbecken durch. Halten Sie die Prothese beim Reinigen mit einem Küchen- oder Handtuch.

6.4 Haarwäsche und Rasur

Natürlich müssen die Haare des Pflegebedürftigen nicht täglich gewaschen werden. Die Häufigkeit ist von vielen Faktoren abhängig. Hierzu zählen neben der Jahreszeit (Sommer, zusätzliches Schwitzen) auch die Beschaffenheit des Haares (fettiges Haar), die Gewohnheit und das Bedürfnis des Pflegebedürftigen.

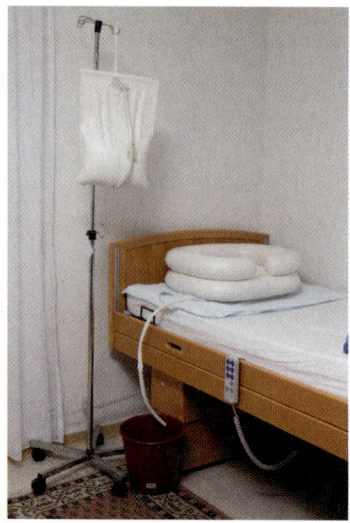

Abb. 6.7 Utensilien für eine Haarwäsche im Bett.

Die Haarwäsche

Im Gegensatz zu einem Dusch- oder Vollbad, hier ist die Haarwäsche ein komplikationsloser Bestandteil der Waschung, sind bei einer Haarwäsche im Bett bzw. am Waschbecken zusätzliche Dinge zu beachten.

Für die in/an einem Bett durchzuführende Haarwäsche erhält man im Sanitätshaus eine aufblasbare Haarwaschwanne mit Kopfmulde, Wasserablauf und einer Haarduschvorrichtung. Der Pflegebedürftige legt den Kopf in die Wanne und Sie können ihm die Haare nass machen, shampoonieren und ausspülen. Das dazu benutzte Wasser fließt in einen bereit gestellten Eimer ab.

Im Bett

- Das Kopfteil des Bettes flach bzw. eben ausrichten.
- Decken Sie den Bereich der Brust und des Rückens zusätzlich mit einem Handtuch ab.
- Erhöhen Sie den Rücken- bzw. Schulterbereich unter Zuhilfenahme von gefalteten Decken bzw. Kopfkissen. Der Kopf ist somit nun frei gelagert und kann auf dem Rand einer leeren Waschschüssel oder des aufblasbaren Waschbeckens ruhen.

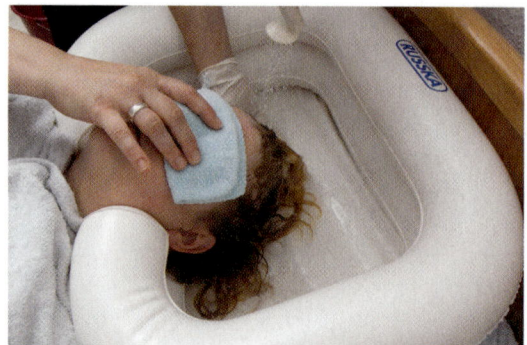

Abb. 6.8 Kopfwäsche im Bett.

- Diese(s) soll auf einer wasserdichten bzw. wasseraufsaugenden Unterlage stehen.
- Die Temperatur des Wassers durch den Pflegebedürftigen (Handprobe) prüfen lassen und in mehreren Schöpfgefäßen bereitstellen.
- Sorgen Sie dafür, dass ein trockener Waschlappen die Augen des Pflegebedürftigen vor Wasser und Shampoo schützt.
- Gießen Sie nun das Wasser über die Haare, shampoonieren Sie diese und gießen Sie abschließend aus den Schöpfgefäßen Wasser über das Haar, um es von Shampoorückständen zu befreien.
- Entfernen Sie anschließend alle zur Haarwäsche erforderlichen Gegenstände aus dem Bereich des Bettes und trocknen Sie sorgfältig die Haare (Erkältungsgefahr), bevor Sie diese kämmen.
- Vermeiden Sie das Anbringen von Haarspangen und -klammern (Druckstellen).

Am Waschbecken

Es gibt zwei Lagerungs- bzw. Haltungsmöglichkeiten, um die Haare am Waschbecken zu waschen, Rücken oder Brust zum Waschbecken, den Kopf jeweils nach vorne bzw. nach hinten über das Waschbecken geneigt. Prüfen Sie zunächst, welche der beiden Formen aufgrund der Mobilität des Pflegebedürftigen möglich ist.

- Sorgen Sie dafür, dass außer dem Kopf- und Nackenbereich die restlichen Körperpartien vor Nässe geschützt sind.
- Füllen Sie mehrere Schöpfgefäße mit warmem Wasser, das zuvor der Pflegebedürftige mit der

6.4 Haarwäsche und Rasur 55

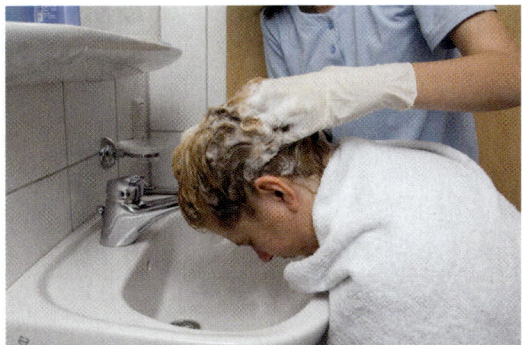

Abb. 6.9 Haare waschen.
a) Kopfwäsche am Waschbecken bei Pflegebedürftigen, die den Kopf besser nach vorne beugen können.

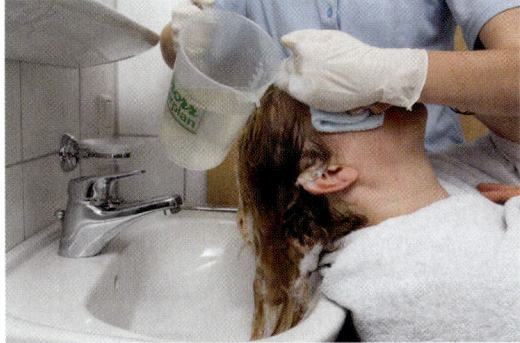

b) Kopfwäsche am Waschbecken bei Pflegebedürftigen, die den Kopf besser nach hinten beugen können.

Hand auf die von ihm gewünschte Temperatur geprüft hat.
- Lassen Sie bei langen Haaren des Pflegebedürftigen Wasser in das Waschbecken, dies erleichtert das Vorwaschen der Haare.
- Waschen Sie nun die Haare mit dem Wassers aus den Schöpfgefäßen vor.
- Shampoonieren Sie das Haar und lassen gegebenenfalls das im Waschbecken nun angestaute Wasser ab.
- Abschließend wird das Haar klargespült und das Haar umgehend getrocknet (Erkältungsgefahr) und gekämmt.

Zu Beachten
- Denken Sie auch immer daran, dass der Pflegebedürftige nicht mit nassen Haaren im Bett liegt, da eine Erkältungsgefahr sonst zu groß ist. Beim Föhnen der Haare achten Sie darauf, dass der Föhn nicht zu nahe an der empfindlichen Kopfhaut ist. Oft ist die Sensibilität alter Menschen nicht mehr so gut und sie spüren deshalb nicht, wenn der Föhn zu heiß ist. Halten Sie mit dem Föhn mindestens 20 cm Abstand von der Kopfhaut und halten Sie Ihre Hand immer zur Prüfung auf die Kopfhaut.
- Die Haarwäsche wird von dem Pflegebedürftigen in der Regel als eine sehr behagliche und angenehme Tätigkeit erlebt. Neben dem Hautkontakt empfindet er die mit der Haarwäsche verbundene Kopfhautmassage als sehr wohltuend und entspannend.
- Benutzen Sie das Haarwaschmittel, das der Pflegebedürftige auch sonst selbst benutzt hat.
- Entfernen Sie eventuell in die Ohren eingedrungenes Wasser mit Hilfe von Ohrenreinigungsstäbchen sehr vorsichtig und ohne in den Bereich des Innenohres einzudringen (Verletzungsgefahr).
- Verzichten Sie auf die Anwendung von Haarsprays und/oder anderen Fixiermitteln bei der Nachbehandlung des Haares (Haarverfilzung, Haarknotenbildung).
- Vermeiden Sie das Anbringen von Haarspangen und -klammern (Druckstellen).

Die Rasur

Prüfen Sie, inwieweit der Pflegebedürftige in der Lage ist, die Rasur selbst durchzuführen, insbesondere dann, wenn er sich bisher selbst „nass" rasiert hat. Aus jahrelanger Erfahrung kennt er die Beschaffenheit seiner Haut und seines Bartwuchses am besten.

Einfacher ist es, wenn die Rasur mit einem elektrischen Rasierapparat durchgeführt wird. Der Vorteil liegt darin, dass der Pflegebedürftige sie einfach selbst durchführen kann, Sie als pflegender Angehöriger vermutlich auch weniger Schwierigkeiten haben und dass die Verletzungsgefahr vermindert wird.

Nach der Rasur das gewohnte Rasierwasser auftragen, dies verhindert Infektionen, erfrischt und schützt die Haut. Gleichzeitig ist der Geruch vertraut und der Pflegebedürftige fühlt sich wohl.

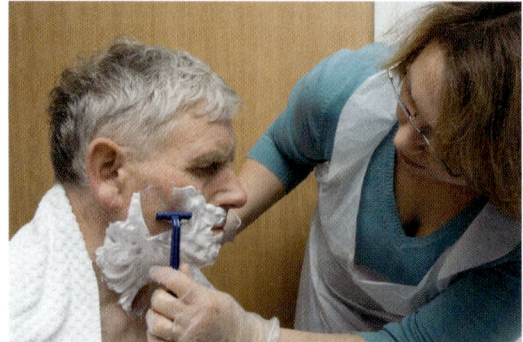

Abb. 6.10 Durchführung einer Rasur.
a) Bei der Nassrasur ist die Verletzungsgefahr sehr hoch, daher ist abzuraten, wenn der Pflegende nicht sehr viel Übung darin hat und der Pflegebedürftige diese nicht ausdrücklich (trotz der Gefahr von Schnittverletzungen) wünscht.

6.5 Die Augen-, Nasen- und Ohrenpflege

Ungenügende Augen-, Nasen- und Ohrenpflege ist oft Ursache für schmerzhafte Entzündungen und Wundbildungen. Sie kann zu einer bakteriell bedingten Bindehautentzündung der Augen, zur schmerzhaften Nasenschleimhautentzündung der Nase und zu einer Entzündungen oder Verstopfungen des Gehörganges führen.

Augenpflege

- Benutzen Sie zur Augenpflege ausschließlich klares und wohltemperiertes Wasser.
- Achten Sie darauf, dass Sie beim Waschen des Pflegebedürftigen immer mit einem weichen, sauberen Waschlappen bei den Augen beginnen.

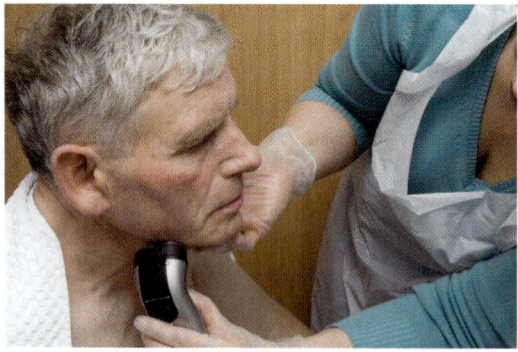

b) Statt der Nassrasur rasiert der Angehörige besser mit dem Rasierapparat – auch wenn es eine Umstellung für den Pflegebedürftigen bedeutet.

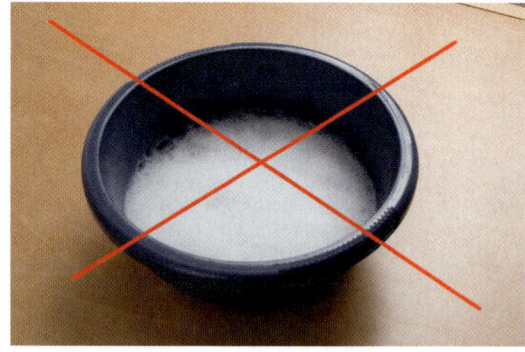

Abb. 6.11 Durchführung einer Augenpflege.
a) Es ist falsch in das Wasser für die Augenpflege Zusätze zu mischen.

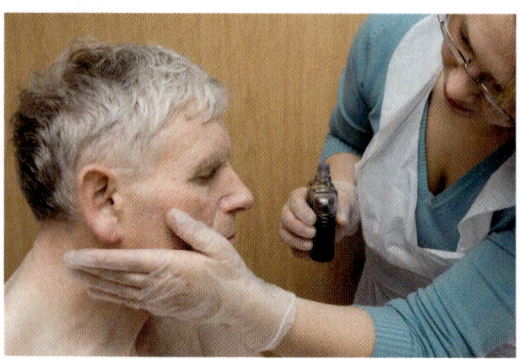

c) Der Angehörige oder der Pflegebedürftige selbst verreibt das Rasierwasser nach der Rasur.

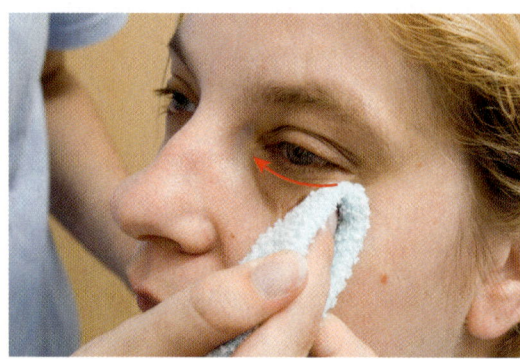

b) Pflegebedürftiger reinigt Lidübergänge von außen nach innen.

- Waschen Sie die Augen immer von außen nach innen.

Nasenpflege

- Wenn der Pflegebedürftige sich nicht (mehr) selbst schnäuzen kann, bilden sich ggf. Borken in der Nase. Weichen Sie bestehende Borken mit in Kamillentee getränkten Wattestäbchen auf und entfernen Sie diese.
- Borkenbildung lässt sich durch das Einfetten der Naseninnenwände, z. B. mit einer Dexpanthenolsalbe, vermeiden bzw. verzögern.

Ohrenpflege

- Reinigen Sie lediglich den sichtbaren Bereich des Ohres bzw. der inneren Ohrmuschel mit Pflegestäbchen. Befeuchten Sie diese zuvor im lauwarmen Wasser.
- Benutzen Sie zum Aufweichen und Entfernen von getrocknetem Ohrenschmalz im sichtbaren Bereich der inneren Ohrmuschel ein mit einem ölhaltigem Pflegemittel, z. B. „Babyöl" getränkten Pflegestäbchen.

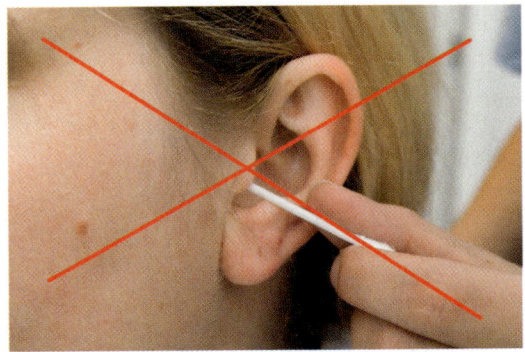

Abb. 6.13 Ohrenpflege.
a) Nicht in das Ohr eindringen.

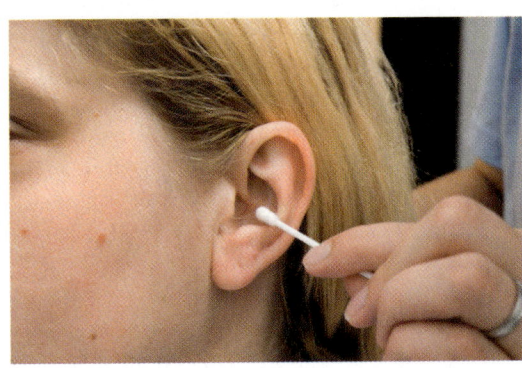

b) Nur den außen liegenden sichtbaren Bereich des Ohres reinigen.

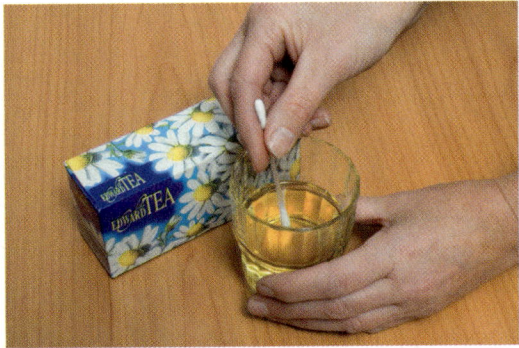

Abb. 6.12 Nasenpflege: oft genügen auch alte Hausmittel wie Kamillentee.

6.6 Die Nagelpflege

WICHTIG
- Bei Diabetikern und Pflegebedürftigen mit Fußpilz, starken Nagelverwachsungen oder ausgeprägter Hornhaut, die Fußpflege von einer ausgebildeten Fußpflegerin durchführen lassen. Die Verletzungsgefahr ist sonst zu groß.
- Bei Diabetikern kommt erschwerend hinzu: Nervenschäden und Durchblutungsstörungen führen zu einer verminderten Schmerzempfindlichkeit. Schon kleine Verletzungen entwickelt sich zu großen Wunden, Ursache hierfür ist die nicht mehr funktionierende Wundheilung. Hier die Fußpflege keinesfalls selbst durchführen.
- Nach aktuellem Stand der Pflegewissenschaft wird angeraten, zur Vermeidung von Nagelbettentzündungen die Ränder der Nägel nicht mehr extrem rund zu schneiden bzw. zu feilen.

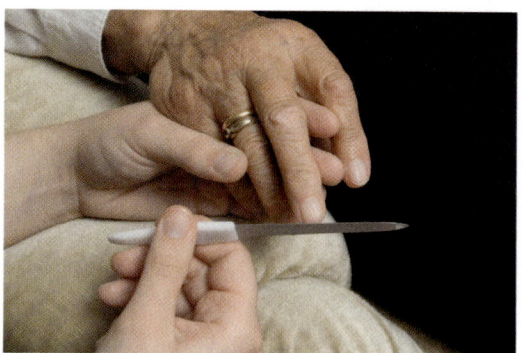

Abb. 6.14 Zur Vermeidung von Verletzungen, besser feilen als schneiden.

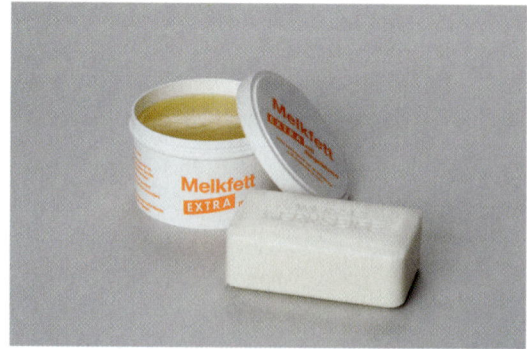

Abb. 6.15 Alte Hausmittel sind oft noch die besten.

- Leiten Sie die Nagelpflege mit einem Teilbad ein. Füße und/oder Hände werden in lauwarmem Wasser für die anstehende Nagelpflege gebadet. Hierbei weichen nun Krusten, Nägel und Hornhaut auf und können leichter bearbeitet werden.
- Vermeiden Sie die Zugabe von ölhaltigen Zusatzstoffen in das Wasser (Abrutschgefahr).
- Achten Sie darauf, keine zu spitzen Gegenstände für die Nagelpflege zu verwenden (Verletzungsgefahr).
- Entscheiden Sie, ob die Länge der Fuß- bzw. Fingernägel durch den Einsatz einer Nagelfeile schonender gekürzt werden können (Grundsatz: feilen vor schneiden).

6.7 Die Hautpflege

Die Haut als das größte Organ des menschlichen Körpers, verändert sich im Alter und bei vielen Krankheitsbildern. Die unterschiedliche Beschaffenheit benötigt daher eine unterschiedliche Hautpflege.

Pflege bei trockener Haut

- Verwenden Sie bei Waschungen rückfettende Seifen oder Waschlotionen, die für trockene Haut gedacht sind.
- Zur Hautpflege benutzen Sie fetthaltige Cremes oder Hautpflegesalben auf Ölbasis.
- Vermeiden Sie die Anwendung von alkoholischen Lösungen, z. B. Franzbranntwein, die die Haut zusätzlich entfetten.

Pflege bei fettiger Haut

- Verzichten Sie bei Waschungen auf rückfettende Seifen und benutzen Sie lau- bzw. handwarmes Wasser.
- Benutzen Sie alkoholische Lösungen zum Einreiben, z. B. Franzbranntwein.

TIPP
- Der Kauf von Hautpflegeprodukten soll immer unter Berücksichtigung der Hautbeschaffenheit des Pflegebedürftigen geschehen. „Teuer" muss nicht „Gut" bedeuten. So ist z. B. die Anwendung der handelsüblichen Kernseife bei Waschungen von fettiger Haut durchaus eine gute Wahl.
- Grundsätzlich gilt aber auch hier, dass die bisher genutzten Hautpflegeprodukte auch weiterhin verwendet werden, solange der Pflegebedürftige sie noch verträgt.

KAPITEL 7

Hilfe bei Ausscheidungen

Ausscheidungen, das sind Urin und Stuhlgang, aber auch Erbrechen. Müssen Sie Ihren Angehörigen bei den Ausscheidungen helfen, sei es beispielsweise, dass sie nicht mehr alleine auf die Toilette gehen können oder dass sie unter einer Inkontinenz leiden, dann ist das nicht nur eine rein „technische Hilfe" – Ausscheidungen sind stark von Empfindungen geprägt. Möglicherweise empfinden Sie Ekel vor den Ausscheidungen, der Pflegebedürftige schämt sich vielleicht – oft sind auch alle Beteiligten unsicher, wie Sie mit dem intimen Thema umgehen sollen.

7.1 Intimsphäre und Achtung der Würde

Ausscheidungen finden immer in der Intimität des Einzelnen statt, ein Bereich über den man nicht gerne spricht – ganz davon zu schweigen, in diesem Bereich auf Hilfsmittel und/oder auf die Hilfe von anderen Personen angewiesen zu sein.

Der Bereich „Ausscheidungen" ist für den Einzelnen oft so mit Scham besetzt, dass bei einer Störung häufig nicht einmal der Arzt durch den Betroffenen informiert wird.

Sollte der Problematik eine Erkrankung zugrunde liegen, so kann diese nicht vom Arzt erkannt werden, weil er die notwendigen Informationen nicht erhält. (Tatsächlich können sich hinter Problemen bei der Ausscheidung Hinweise auf ernsthafte Erkrankungen verbergen, die erst aufgrund weiterer Symptome erkannt werden. Durch das Zurückhalten von Informationen im Bereich der Ausscheidung durch den Patienten ist daher manchmal eine Therapie, z. B. von bösartigen Erkrankungen, nicht mehr möglich.)

Auch mit dem Partner oder mit anderen Angehörigen sprechen Betroffene meist erst über Probleme bei der Ausscheidung, wenn die Folgen nicht mehr zu verheimlichen sind. Dies zeigt, wie schwer es für jeden Einzelnen von uns ist, sich über dieses Thema – sogar gegenüber einer vertrauten Person – auszutauschen.

Deshalb sollten Sie als pflegender Angehöriger dem Betroffenen gegenüber sehr sensibel sein und in einem offenen Gespräch mit dem Betroffenen über bestehende Hemmungen, Scham- und Angstgefühle sprechen. Dieses Gespräch ist erst recht vonnöten, wenn Sie zukünftig dem Pflegebedürftigen bei den Ausscheidungen helfen und unterstützen müssen.

Dabei helfen gewisse Verhaltensweisen:
- Sprechen Sie mit dem Pflegebedürftigen über die Grundsituation, die ihre Hilfe bei den Ausscheidungen notwendig macht.
- Machen Sie sich und dem Pflegebedürftigen bewusst, dass die Hilfe bei der Ausscheidung die Intimsphäre berührt und deshalb mit Scham und Ekel behaftet ist. Diese Gefühle sollten bei der Versorgung von beiden Seiten berücksichtigt werden.
- Achten Sie darauf, dass die Hilfeleistung unter Ausschluss anderer Personen stattfindet.
- Decken Sie den Intimbereich immer dann ab, wenn nicht unmittelbar dort pflegerische Handlungen wie beispielsweise Waschen durchgeführt werden.
- Entfernen Sie Ausscheidungen umgehend aus dem Bereich des Pflegebedürftigen. Dies geschieht nicht nur aus hygienischen Aspekten, sondern verhindert eine mehr als notwendige Konfrontation des Pflegebedürftigen mit seiner, in diesem Bereich bestehenden Hilfsbedürftigkeit.
- Werden Einlagen oder Inkontinenzhöschen auch nur leicht verschmutzt, diese umgehend durch Neue ersetzen.
- Sorgen Sie dafür, dass der Pflegebedürftige sich nach dem Stuhlgang gut säubern kann

7 Hilfe bei Ausscheidungen

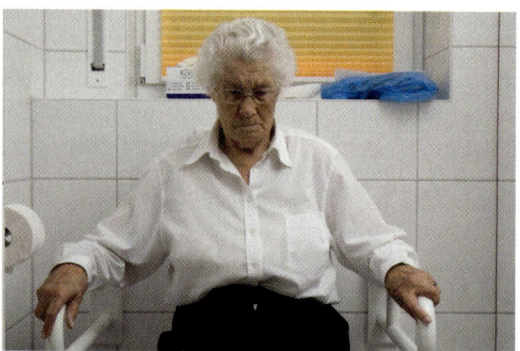

Abb. 7.1 Berücksichtigen Sie die Würde des Menschen! Unbekleidet auf der Toilette sitzen zu müssen, wenn ein anderer Mensch anwesend ist, ist schwer auszuhalten. Vermeiden Sie solche Situationen, wo es nur geht.

(Toilettenpapier erreichbar, ggf. feuchtes Toilettenpapier oder nasser Waschlappen erreichbar, Hände waschen) oder assistieren Sie ihm dabei.
- Sorgen Sie nach Beendigung ihrer Hilfeleistung dafür, dass schlechte Luft durch gründliches Lüften ausgetauscht wird.
- Wenn ein Pflegebedürftiger Urin in eine Urinflasche lässt oder zur Darmentleerung eine Steckschüssel nutzt, verlassen Sie für diese Zeit der Durchführung den Raum.
- Führen Sie die Sichtung der Ausscheidung auf mögliche Auffälligkeiten nicht in Anwesenheit des Pflegebedürftigen durch.
- Verniedlichen Sie keine Begriffe, die mit Ausscheidungen und der erforderlichen Hilfe durch Sie, z. B. in der Baby- und Kleinkinderversorgung üblich sind.

Mit der Einhaltung dieser Regeln werden Sie nicht nur den hygienischen Aspekten für den Bereich der Ausscheidungen gerecht, sondern Sie berücksichtigen auch die Würde des Pflegebedürftigen, soweit sich diese für diesen Bereich aufrechterhalten lässt.

7.2 Pflege bei Inkontinenz

Inkontinenz ist definiert als Unfähigkeit, die Ausscheidung von Urin und/oder Stuhl zu kontrollieren. Dies ist keine Erkrankung, sondern ist bedingt durch körperliche und geistige Veränderungen, sowie eine Reaktion auf Einflüsse aus der Umwelt.

Pflegebedürftige, die zu Hause betreut werden, werden meist (> 80%) mit so genannten auffangenden Systemen versorgt, z. B. Einlagen oder Inkontinenzhosen (➤ Kap. 3.8).

Beginnen wir daher in diesem Bereich.

Unterschieden wird zwischen einer kompletten Inkontinenz (keine Kontrolle von Stuhl- **und** Urinausscheidung) und einer Teilinkontinenz (keine Kontrolle über Stuhl **oder** Urinausscheidung).

Weiter wird unterschieden, ob der Pflegebedürftige selbstständig Inkontinenzhilfen verwenden kann oder dabei auf die Hilfe einer zweiten Person angewiesen ist.

Für die Versorgung von Pflegebedürftigen mit Einlagen, Inkontinenzhosen und Unterlagen, die auf die Hilfe einer Pflegeperson in diesem Bereich angewiesen sind, muss besonders auch auf eine intakte Haut des Pflegebedürftigen geachtet werden, z. B. durch die entsprechende Hautpflege (➤ Kap. 6.7).

Häufig wird im Zusammenhang mit Inkontinenzartikeln der Begriff „Windel" verwendet. Der Pflegebedürftige wird so leicht auf eine Stufe mit einem Säugling gestellt – daher sollte dieser Begriff vermieden werden.

Inkontinenzhosen mit Klebestreifen zur Fixierung

- Inkontinenzhosen werden mit Klebestreifen fixiert. Die Fixierung der Klebestreifen darf nicht so eng sein, dass es zu einer Einschnürung der Haut im Hüftbereich kommt. Machen Sie hier den Flachhandtest: Zwischen der angelegten Inkontinenzhose und der Haut im Fixierbereich muss die flache Hand eines Erwachsenen ohne großen Widerstand geschoben werden können.
- Da die Inkontinenzhose im Bereich der beiden Oberschenkel meist mit einem Gummibündchen versehen ist, achten Sie darauf, dass diese nicht in die Haut der Oberschenkel einschneidet. In diesem Falle muss die Größe der Inkontinenzhose angepasst werden.
- Inkontinenzsysteme mit selbstklebenden Rändern (➤ Abb. 7.2a) haben den Nachteil, dass der Unterkörper meist komplett von der

Inkontinenzhose eingepackt ist. Damit keine Flüssigkeit aus der Inkontinenzhose austritt, haben diese meist eine Abschlusshülle aus luftundurchlässigem Gewebe, meist Plastik, Kunststoffgewebe. Mit diesen Systemen kann die Haut in diesen Bereichen nur schlecht atmen. Es kann daher zu einem Hitzestau mit Schweißbildung in diesem Bereich kommen, da keine Möglichkeit zur Verdunstung besteht. Auch bei gut sitzenden Inkontinenzhosen ist dies vermehrt im Übergang Oberschenkelinnenseite zum Intimbereich des Hodens und der Scheide möglich. Besonders betroffen davon sind Übergewichtige. Bei diesen muss ggf. die Inkontinenzhose regelmäßig „gelüftet" und gewechselt werden und eine regelmäßige Hautpflege stattfinden. Besonders darauf achten, dass die Hautfalten immer gut abgetrocknet werden.

- Wechseln Sie regelmäßig die Inkontinenzhose auch dann, wenn es zu keiner Verschmutzung (z. B. durch Stuhlgang) gekommen ist. Wenn möglich, geben Sie der Haut in diesem Bereich die Möglichkeit, zwischen den Wechselvorgängen „zu atmen".
- Achten Sie darauf, dass nach Waschungen und/oder Teilwäschen in diesem Bereich keine Restfeuchtigkeit auf der Haut bleibt.

WICHTIG
Warme Feuchtigkeit bedeutet immer ein hervorragendes Klima für die Vermehrung von Keimen und Bakterien. Deshalb auf eine besondere Sorgfalt im Umgang bei der Versorgung mit Inkontinenzhose achten!

Einlagen

Inzwischen gibt es auch für jeden Schweregrad der Inkontinenz aufsaugende Einlagen. Diese sind anatomisch angepasst und werden teils in speziellen Slips, die es extra für Männer und Frauen gibt, am Körper getragen. Diese sind ideal für den Pflegebedürftigen, der auf keine permanente Pflege im Bett angewiesen ist, denn sie sind dezenter zu tragen als Inkontinenzhosen. So ermöglichen sie – bei entsprechender Mobilität – die Teilnahme am gesellschaftlichen Leben und können durch den Pflegebedürftigen jederzeit selbstständig angelegt und erneuert werden.

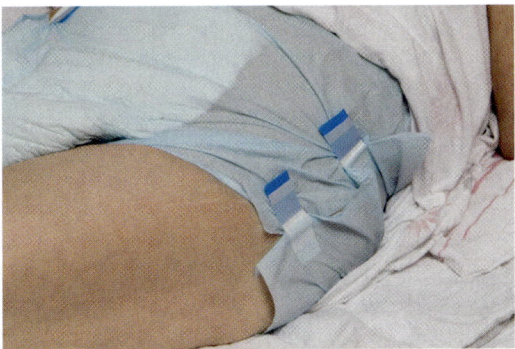

Abb. 7.2 Eine angelegte Inkontinenzhose.
a) Achten Sie darauf, dass der Klebestreifen mehrmals benutzt werden kann.

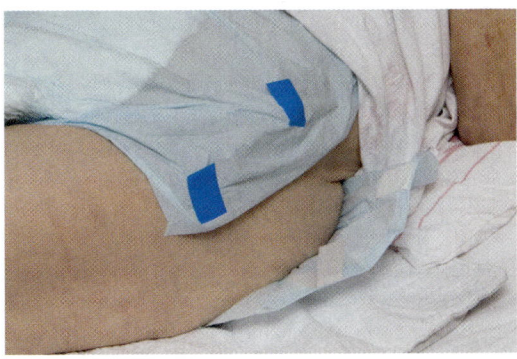

b) Somit lässt sich der Sitz der Inkontinenzhose optimieren.

Neben der körpergerechten Passform bieten diese auch Vorteile im Tragekomfort. Allerdings sollten auch hier Regeln beachtet werden:
- Einlage regelmäßig wechseln.
- Durch viel Bewegung verrutschte Einlagen, sofern sie nicht zusätzlich fixiert sind, bilden Falten und Überwürfe, die zu einer Schädigung der Haut führen können.
- Die Gefahr der Bildung von Hautirritationen ist aufgrund der ständigen Bewegung und der damit verbundene Reibung des Einlagenmaterials mit empfindlicher Haut in der Regel größer als bei den zu verklebenden Inkontinenzsystemen. Auch hier sind die sorgfältige und regelmäßig Hautpflege und der zielgerechte Einsatz von verschiedenen Größen der Einlagen (nur nachts ganz große) ein Schutz vor Hautschädigungen.

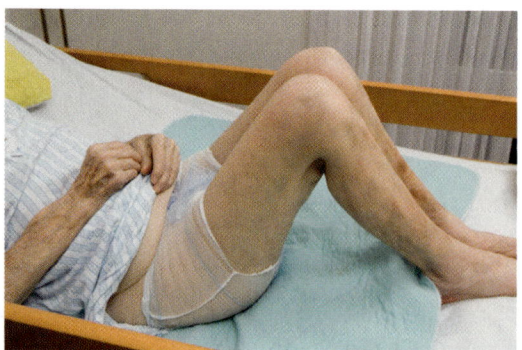

Abb. 7.3 Die Einlage wird durch das Netzhöschen fixiert.

Kondomurinale

Die Harninkontinenzversorgung von Männern kann in vielen Fällen durch das Tragen von Kondomurinalen verbessert werden. Der Handel stellt Kondomurinale in verschiedenen Größen und Ausführungen zur Verfügung. Das Produkt muss gut angepasst sein (➤ Abb. 7.4) und bequem sitzen.

Über einen Abflussstutzen ist es mit einem Urinauffangsystem verbunden. Bei einigen Modellen ist eine dünne Folie als Rücklaufsperre in die Kondomspitze eingearbeitet, um den Penis vor Feuchtigkeit zu schützen. Kondomurinale sind selbsthaftend oder werden durch Haftstreifen fixiert. Vor dem Anlegen des Kondomurinals muss mit Hilfe einer Schablone die passende Größe bestimmt werden (fragen Sie dazu auch Ihren häuslichen Pflegedienst oder das Sanitätshaus). Um ein schmerzhaftes Entfernen zu vermeiden, ggf. Schamhaare an der Peniswurzel vor dem Anlegen entfernen.

Entweder der Pflegebedürftige selbst oder Sie als Pflegende streifen das Urinal über den Penis. Für einen sicheren Halt sollten zwischen Penisspitze und Abflussstutzen 1–2 cm Platz bleiben. Das Urinableitungssystem wird mit dem Abflussstutzen verbunden. Bei mobilen Pflegebedürftigen haben sich Kondomurinale mit Urinbeuteln, die am Bein des Pflegebedürftigen fixiert und unauffällig unter der Hose getragen werden können, bewährt. Gewechselt wird das Kondomurinal bei der Körperpflege oder bei Bedarf.

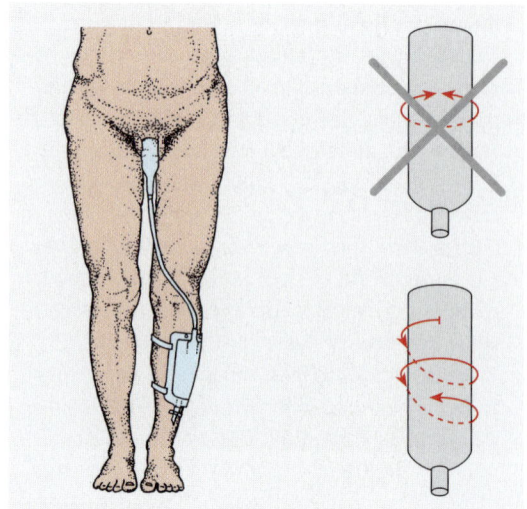

Abb. 7.4 Bei Männern kann bei Inkontinenz auch das Anlegen eines Kondomurinals hilfreich sein. Darauf achten, dass das Kondomurinal nicht zirkulär mit Haftstreifen fixiert wird, sondern spiralförmig, damit die Blutversorgung erhalten bleibt.

7.3 Pflege bei Dauerkatheter, suprapubischem Katheter und künstlichem Darmausgang

Dauerkatheter

Ein Dauerkatheter ist ein Schläuchchen, das über die Harnröhre in die Blase des Pflegebedürftigen geschoben wird. Am Ende des Schläuchchens ist ein kleiner Ballon, der von außen aufgeblasen werden kann – so rutscht der Schlauch nicht aus der Blase heraus. Der Urin kann dauerhaft abfließen.

Im Krankenhaus werden – gerade nach Operationen – häufig Dauerkatheter gelegt. Aber nur, wenn abzusehen ist, dass der Pflegebedürftige bald wieder selbstständig Wasser lassen kann. Eine Langzeitlösung zur Urinableitung sollte der Dauerkatheter nicht sein. Er ist auch keine adäquate Maßnahme, wenn es sich um eine vorübergehende, eine nicht organisch bedingte, oder nur latent vorhandene Urininkontinenz handelt. Durch das Legen eines Blasenkatheters ist die Möglichkeit der kontrollierten Urinabgabe für den Pflegebedürftigen nicht

7.3 Pflege bei Dauerkatheter, suprapubischem Katheter und künstlichem Darmausgang

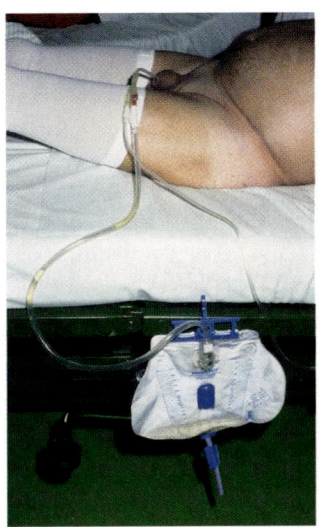

Abb. 7.5 Dauerkatheter mit entsprechendem Ableitungssystem beim Mann.

lem für den Kreis von Pflegebedürftigen wichtig ist, der am gesellschaftlichen Leben noch teilnehmen will und kann.

Bein- und Oberschenkelbeutel sammeln den ablaufenden Urin (➤ Abb. 7.7).

Auch der überwiegend im Bett versorgte Pflegebedürftige hat die Möglichkeit, kurze Strecken mit dem Urinsammelbeutel zurückzulegen. Dieser wird dabei durch den Pflegenden getragen oder am Körper des Pflegebedürftigen mit den Haltehaken, die sonst am Bett befestigt werden, eingehängt (z. B. am Bademantelgürtel oder in der Hosentasche). Dabei ist zu beachten, dass der Beutel niemals über Blasenniveau, d. h. über Höhe der Harnblase, hängen darf. So würde der Urin nämlich zurückfließen.

mehr möglich, da der Blasenkatheter einen Verschluss der Blasenschließmuskulatur nicht mehr möglich macht. Die Infektionsgefahr ist sehr hoch, da Keime an dem Silikon oder PVC gut in die Blase wandern können, die nie durch den Muskel geschlossen werden kann.

Suprapubischer Katheter

Bei dem suprapubischen Katheter wird der Katheter durch die Bauchdecke hindurch in die Blase geschoben. An der Bauchdecke wird er zur Fixierung festgenäht. Der suprapubische Katheter ist komplikationsärmer als der normale Dauerkatheter, die Infektionsgefahr ist geringer und ein Blasentraining ist möglich. Pflegebedürftige erhalten zu Hause einen suprapubischen Katheter, wenn sie dauerhafte mechanische Harnabflussstörungen, z. B. durch einen Tumor oder nach einer OP haben.

Allgemeiner Umgang mit Dauer- und suprapubischem Katheter

Die Mobilität des Pflegebedürftigen wird in aller Regel durch einen Katheter nur gering eingeschränkt. Er kann damit gehen und sich bewegen, was vor al-

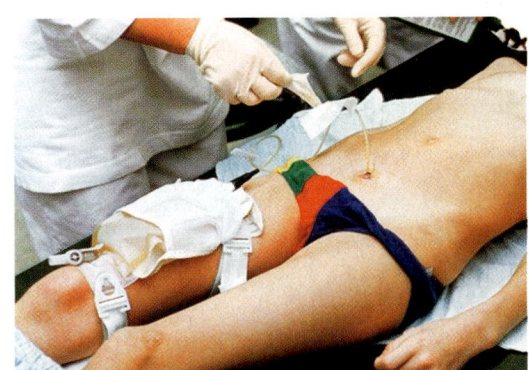

Abb. 7.6 Suprbubischer Katheter.
a) Lage eines suprapubischen Katheters.

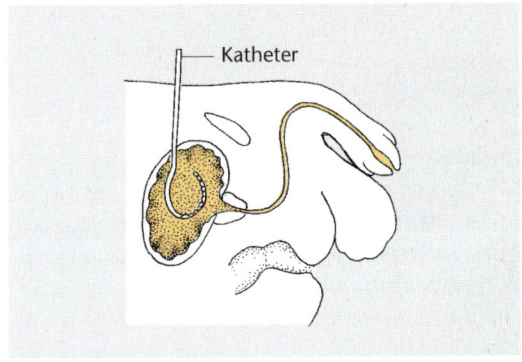

b) Die Harnableitung erfolgt bei diesem Katheter durch die Bauchdecke.

7 Hilfe bei Ausscheidungen

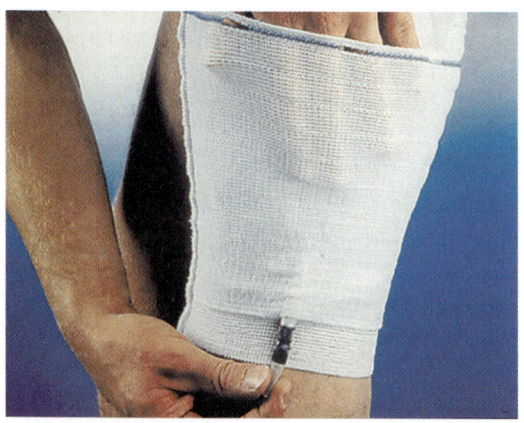

Abb. 7.7 Bei einem Beinbeutel kann die Urinableitung unter der Kleidung des Pflegebedürftigen erfolgen.

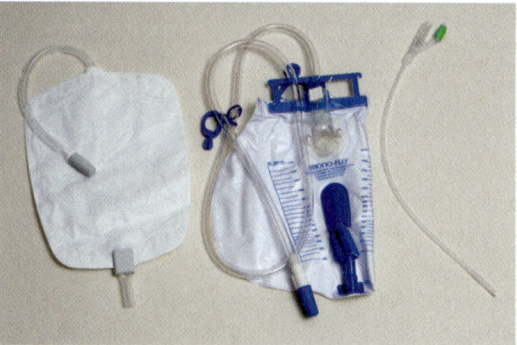

Abb. 7.8 Katheter und Urinbeutel.

WICHTIG

- Vermeiden Sie Zug am Katheter. Bei Dauerkathetern kann es durch Zug zu massiven Verletzungen des Blasenausgangs und der Harnröhre führen, da sich am Katheterende in der Blase ein kleiner Ballon zur Fixierung befindet, der die sichere Lage des Katheters auf diese Art sicherstellt. Beim suprapubischen Katheter kann die Hautnaht (Innenfixierung) gefährdet sein.
- Reinigen Sie den sichtbaren Teil des Dauerkatheters nur unter Einsatz von lauwarmem Wasser. Der Verbandswechsel beim suprapubischen Katheter sollte von professionellen Pflegekräften eines häuslichen Pflegedienstes durchgeführt werden.
- Klemmen Sie einen Katheter, z. B. bei einem Beutelwechsel, immer nur mit einer Plastikklemme ab, um eine Schädigung des Materials zu verhindern.
- Gehen Sie behutsam mit dem Auf- und Abstecken eines Beutelverbindungsstückes auf das Katheteraufsatzstück um und vermeiden Sie somit ein Einreißen und Überdehnen von diesem.
- Wenn der Pflegebedürftige das Bett verlässt, fixieren Sie den Schlauch mit einem Stück Pflaster auf der Bauchdecke, um einen plötzlichen unbeabsichtigtem Zug am Katheterschlauch entgegenzuwirken.

Ein Pflegedienst wird Ihnen im Bereich der Katheterversorgung mit Rat und Tat zur Seite stehen und die Funktion überwachen. Von diesem erhalten Sie sicher auch noch Ratschläge, wie Sie mit dem Katheter umgehen sollen und können.

Künstlicher Darmausgang (ableitendes und auffangendes System)

Nach schwierigen Operationen und Tumoren am Darm bekommen manche Menschen einen künstlichen Darmausgang (= Stoma, Anus praeter). Ein Darmende wird durch die Haut nach außen geführt. So kann Stuhl abgehen, ohne dass er auf dem natürlichen Weg ausgeschieden werden muss (➤ Abb. 7.9).

Die Anlage eines künstlichen Stomas ist nicht an ein Alter oder die Mobilität gebunden. Diese Maßnahme wird bei Säuglingen genauso durchgeführt wie bei Menschen im hohen Alter. Ausschlaggebend ist die Ursache, die zur Notwendigkeit einer Stomaanlage führt. Die häufigsten Ursachen sind:
- Krebserkrankungen, meist Dickdarmkrebs.
- Nach Unfällen die zu einer Beeinträchtigung bestimmter Organe geführt haben.
- Chronische und entzündliche Darmerkrankungen, z. B. Morbus Crohn, Colitis ulcerosa.
- Angeborene Fehlbildungen, z. B. Spina bifida, Hirschsprung-Krankheit.

Bei einem künstlich angelegten Ausgang fehlt dem Stomaträger die Kontrolle des Stuhlabganges, denn der Schließmuskel am Anus ist außer Kraft gesetzt.

Bereits im Krankenhaus wird eine Stomatherapeutin, meist eine Pflegekraft mit spezieller Weiterbildung, auf Sie und Ihren Angehörigen zutreten und Sie in der Versorgung des Stomas unterweisen. Idealerweise besucht Sie diese Stomatherapeutin auch zu Hause, assistiert ggf. bei der Versorgung und ist Ansprechpartnerin für alle Fragen und Probleme.

7.3 Pflege bei Dauerkatheter, suprapubischem Katheter und künstlichem Darmausgang

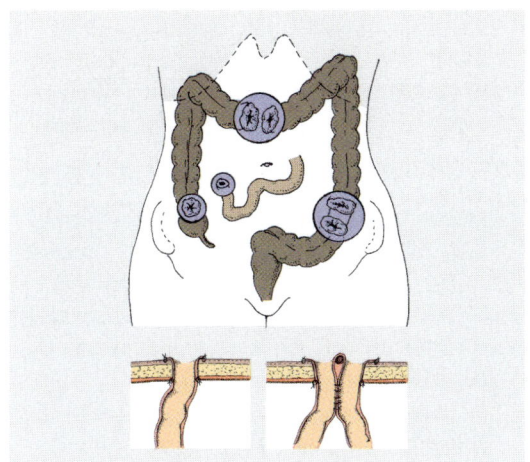

Abb. 7.9 Je nach Erkrankung kann ein künstlicher Darmausgang an verschiedenen Stellen auf dem Bauch angelegt sein.

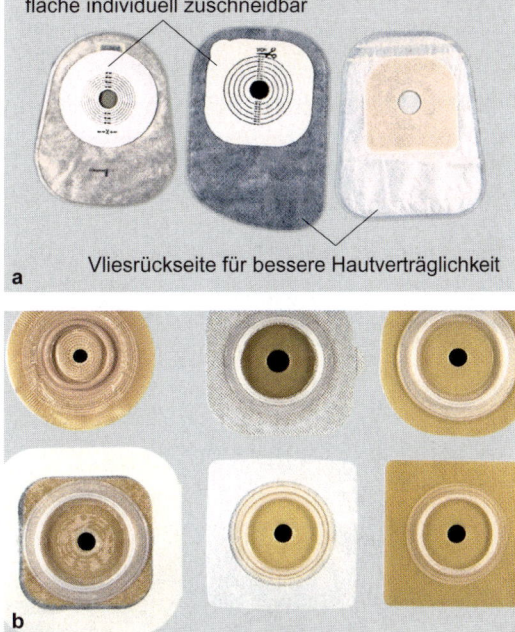

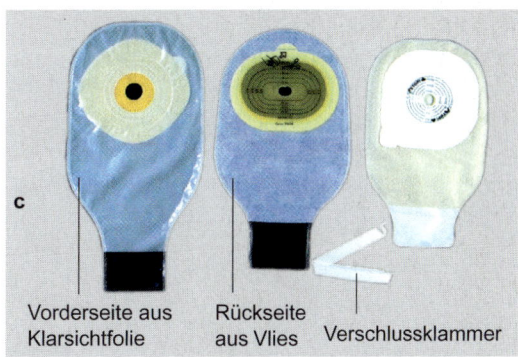

Abb. 7.10 a) Verschiedene Stomasysteme.
b) Basisplatten verschiedener Hersteller.
c) Einteilige Ausstreifbeutel.

Mobile und geistig rege Betroffene können die Stomaversorgung oft selbstständig durchführen. Nur wenn Sie es gut beherrschen und sich sehr sicher im Umgang fühlen, werden Sie als Angehörige die alleinige Versorgung eines Stomas leisten müssen. Sonst stehen Ihnen eine Stomatherapeutin, der Pflegedienst und der Hausarzt zur Seite.

Prinzip

Um die Ausscheidungen aufzufangen, werden über den künstlichen Ausgang Auffangbeutel aus Kunststoff geklebt. Befestigt werden diese auf einer den künstlichen Ausgang schützenden Grundplatte. Während die Auffangbeutel ständig geleert bzw. ersetzt werden, schützt eine selbstklebende Grundplatte die darunter liegende Haut vor den aggressiven Stoffen, die in den Ausscheidungen enthalten sind. Sie wird in der Regel nur bei Bedarf gewechselt.

Es gibt verschiedene Versorgungssysteme, die auf die Bedürfnisse und Gegebenheiten des einzelnen Stomaträgers abgestimmt sind. Informationen über die einzelnen Systeme und ihre Funktionsweisen erhalten Sie von der Stomatherapeutin oder in jedem Sanitätshaus.

So unterschiedlich die Marken und Produkte zur Stomaversorgung sind, dienen sie einer genormten Versorgung.

Die Versorgungssysteme werden wie folgt unterschieden:
- Ein- und zweiteilige Versorgungssysteme (Basisplatte und Sammelbeutel als ein oder als getrennte Systeme).
- Offene und geschlossene Versorgungssysteme (Beutel, die geleert und erneut genutzt werden können oder „Wegwerfbeutel").
- Transparente und hautfarbene Versorgungssysteme.

Zusätzlich gibt es diese Systeme mit unterschiedlich arbeitenden Geruchs- und Luftfiltern, Rücklaufsperren und weiteren Eigenschaften, die dem Wohlbefinden eines Stomaträgers dienen sollen.

Zu Hause müssen Sie als Angehöriger in aller Regel die Basisplatte wechseln und den Beutel entleeren oder wechseln.

Wechsel der Basisplatte

Beim Wechsel einer Basisplatte gehen Sie wie folgt vor:
- Sorgen Sie für eine entspannte Lage des Pflegebedürftigen.
- Während Sie die Basisplatte vorsichtig entfernen, legen Sie eine Einmalkompresse auf den künstlichen Ausgang.
- Entfernen Sie von der Haut eventuell noch vorhandene Klebereste. Nehmen Sie dazu kein Benzin, da die Haut um das Stoma meist sehr empfindlich ist. Im Sanitätshaus gibt es Extrareinigungsmittel, die allerdings recht teuer sind.
- Reinigen Sie die Umgebung des Stomas mit lauwarmem Wasser und achten auf eine sorgfältige Abtrocknung der Haut.
- Schneiden Sie mit Hilfe einer beiliegenden oder aufgedruckten Schablone eine Öffnung in die Basisplatte. Die Größe des Ausschnittes orientiert sich an der Größe des Ausganges.
- Kleben Sie nun die Platte auf und dichten Sie die Ränder des Ausschnittes mit der dazugehörenden Abdichtungspaste ab. Somit vermeiden Sie, dass Ausscheidungen unter die Platte wandern und dort zu einer Reizung der Haut führen und/

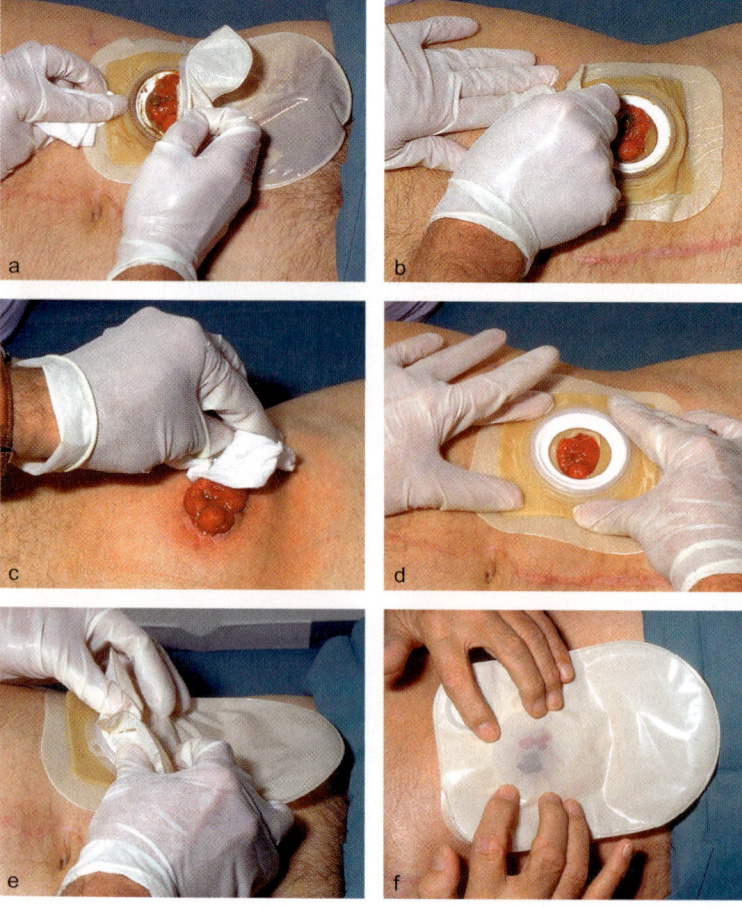

Abb. 7.11 Stomawechsel mit Wechsel der Basisplatte
a) Den gefüllten Stomabeutel von der Basisplatte lösen und entsorgen.
b) Basisplatte von der Haut abziehen.
c) Haut mit Seife reinigen und sorgfältig trocknen.
d) Die neue Basisplatte anbringen…
e) … und den frischen Beutel einrasten lassen.
f) Häufig kann der Pflegebedürftige unter Anleitung beim Beutelwechsel auch mithelfen.

oder zu einer Undichtigkeit aufgrund des Sitzes der Basisplatte führen.

Der Beutelwechsel

Handelt es sich um ein einteiliges System, erfolgt der Beutelwechsel gleichzeitig mit dem Wechsel der Grundplatte und umgekehrt.

Bei einem zweiteiligen, geschlossenen oder offenen System entfernen Sie den Beutel erst, wenn der Pflegebedürftige idealerweise den Rumpf des Körpers etwas nach vorne beugen kann, oder sich zumindest in einer Seitenlage befindet. Ansonsten ist die Gefahr des Ausfließens des Beutelinhaltes gegeben. Dieser ist in der Regel an einem Halte- bzw. Klickring um die Plattenöffnung befestigt und lässt sich ohne große Kraftanwendung sanft entfernen.

Der Klickring des neuen Beutels muss deutlich und hörbar in den Ring der Basisplatte einrasten. Erst dann ist ein sicherer Halt des Beutels gegeben, ein ungewolltes Ablösen von diesem ausgeschlossen.

KAPITEL 8
Vorbeugende Maßnahmen zum Schutz vor Folgeerkrankungen (Prophylaxe)

Fast jede ernste Erkrankung birgt die Gefahr von Folgeerkrankungen in sich. Die Ursachen hierfür sind sehr vielfältig. So können bei dauerhaft veränderten Blutwerten neue Erkrankungen entstehen, eine eingeschränkte Mobilität des Erkrankten die Ursache für eine Folgeerkrankung des Muskel, des Nerven- oder des Skelettsystems sein und eine verminderte Flüssigkeitsaufnahme führt zu einer Nierenerkrankung – um nur einige wenige Beispiele zu nennen. Auch die Einnahme bestimmter Medikamente kann zu neuen Erkrankungen führen. Und auch unsachgemäß durchgeführte Pflege birgt immer die Gefahr, dass sich schleichend neue Krankheiten entwickeln können.

Deshalb ist es wichtig, dass der Pflegebedürftig gut auf mögliche Veränderungen beobachtet wird (Krankenbeobachtung ➤ Kap. 10) und die gewonnenen Erkenntnisse zu vorbeugenden Maßnahmen zur Vermeidung einer Folgeerkrankung führen. Dies nennt man prophylaktische Maßnahmen oder Prophylaxen.

Die Vermeidungsmaßnahmen erfordern in aller Regel keinen Einsatz von speziellen Geräten, sondern bestehen überwiegend aus pflegerischen Tätigkeiten.

Die häufigsten Folgeerkrankungen von Pflegebedürftigen zu Hause sind:
- Lungenentzündung (Pneumonie).
- Versteifungen (Kontrakturen).
- Liegegeschwür oder Aufliegen (Dekubitus).
- Munderkrankungen, z. B. Soor, Parotitis.
- Verdauungserkrankungen, z. B. Obstipation.
- Verstopfung von Blutgefäßen (Thrombose).
- Austrocknung (Dehydratation).

8.1 Vorbeugende Maßnahmen zur Vermeidung einer Lungenentzündung (Pneumonieprophylaxe)

Eine Pneumonie ist eine Lungenentzündung. Bei einer Lungenentzündung ist das innere Lungengewebe entzündet. Die Lungenentzündung hat verschiedene Auslöser, z. B. Keime oder Viren. Sie kann auf ein Gebiet der Lunge begrenzt sein, aber auch beide Lungenflügel in ihrer Gesamtheit betreffen.

Möglichkeiten zur Pneumonieprophylaxe

Sicherstellung und Verbesserung der Lungentätigkeit

Bei Bettlägerigen ist die Lungentätigkeit oft eingeschränkt. Beim Liegen im Bett wird meistens nicht die gesamte Lunge beatmet, sondern immer nur einseitig und oberflächlich. Dreht sich der Pflegedürftige nicht viel, so liegen manche Lungenbezirke sprichwörtlich brach und sind anfällig für Infektionen.

Um die gesamte Lunge zu belüften, führen Sie regelmäßig, mindestens dreimal täglich, gemeinsam mit dem Pflegebedürftigen gezielte Atemübungen durch.

Im Idealfall sitzt oder steht der Pflegebedürftige dabei aufrecht. Der Lungenbereich ist nicht durch zu enge Kleidung oder Kissen eingeengt.

Fordern Sie den Pflegebedürftigen auf, so tief es ihm möglich ist, die Luft einzuziehen und den Atem dann anzuhalten. Fordern Sie ihn nun auf, die Luft über gespitzte Lippen langsam auszuatmen. Diese Übung öfters wiederholen und dabei darauf achten, dass es dem Pflegebedürftigen dabei nicht schwindelig wird (Vermeidung einer Hyperventilation).

Verschleimungen und Sekretansammlungen lösen und entfernen

Ist die Lunge verschleimt oder kann der Pflegebedürftige nicht selbstständig Sekret abhusten, so ist dies auch ein idealer Nährboden für Infektionen. Deshalb müssen Sie den Pflegebedürftigen regelmäßig dabei unterstützen, Sekret abzuhusten.

Der Pflegebedürftige befindet sich in aufrechter Haltung. Geben Sie nun etwas Franzbranntwein (➤ Wichtigkasten unten) auf den Rücken. Fordern Sie den Pflegebedürftigen auf, über die Nase tief einzuatmen und über den geöffneten Mund auszuatmen. Gleichzeitig klopfen Sie mit der flachen Hand den Lungenbereich auf dem Rücken von unten nach oben ab. Wiederholen Sie diesen Vorgang mehrmals. In aller Regel lösen sich dadurch in der Lunge und/oder Bronchienbereich befindliche Sekret- und Schleimansammlungen, die der Pflegebedürftig dann durch Abhusten völlig entfernt.

Machen Sie diese Übung zu einem Bestandteil der täglichen Körperpflege, führen Sie sie aber mindestens einmal täglich durch.

> **WICHTIG**
> - Vorsicht beim Gebrauch von Franzbranntwein – er trocknet die Haut sehr aus. Deshalb nur den Franzbranntwein mit rückfettenden Substanzen verwenden. Bei sehr trockener Haut nach Gebrauch den Rücken noch einmal mit rückfettender Lotion einreiben.
> - Bei Menschen mit geschädigter Haut wie Rötungen oder Läsionen sollte jedoch auf die Verwendung von Franzbranntwein ganz verzichtet werden.
> - Beim Abklopfen des Rückens die Wirbelsäule aussparen.

Das Einatmen von Schleim und Sekret in den Lungenbereich ist zu vermeiden

Schleim und Sekret aus dem Mund-, Nasen- und Rachenbereich sollte nicht in die Lunge gelangen, da sonst die darin befindlichen Keime eine Infektion verursachen können.

Üben Sie mit dem Pflegebedürftigen die Atmung über die Nase. Dabei wird die Luft langsamer und schonender in die Lunge gezogen. Verschleimungen im Kehl- und Bronchienbereich werden dann durch den Pflegebedürftigen leichter wahrgenommen und er hat die Möglichkeit, diese noch vor Einatmung in den Lungenbereich, abzuhusten.

Verhinderung eines Austrocknens der Atemwege

Der Selbstreinigungsmechanismus des Atemsystems funktioniert schlechter, wenn die Atemwege ausgetrocknet sind.

Die Nasenatmung verringert die Austrocknung der Atemwege. Zudem sollte die Luftfeuchtigkeit eines Raumes nicht unter 70% liegen. Dies lässt sich am leichtesten dadurch erreichen, dass zusätzlich zum Luftaustausch mit Frischluft im Zimmer des Pflegebedürftigen feuchte Tücher gespannt werden. So sollten diese immer feucht auf dem Heizkörper gelegt werden. Alternativ kann auch eine Schale mit Wasser auf den Heizkörper gestellt werden oder für die Heizkörper anzuhängende Wasserbehälter erworben werden, deren Wasser bei Wärmezufuhr ebenfalls verdunstet. So wird die Luftfeuchtigkeit erhöht.

Sollten diese Maßnahmen nicht ausreichen, besorgen Sie sich über das Sanitätshaus oder dem Pflegedienstein Inhalationsgerät. Dieses kann zusätzlich zu der befeuchteten Luft auch medizinische Aerosole durch die Einatmung in die Lunge ermöglichen.

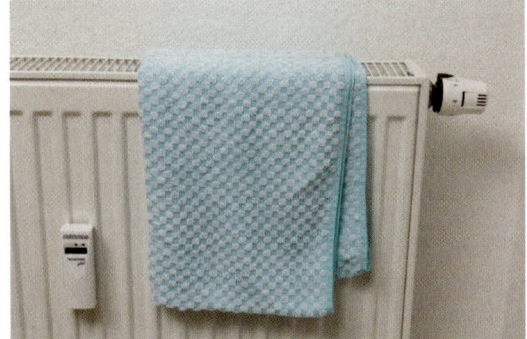

Abb. 8.1 Oft schon eine ausreichende Maßnahme zur Steigerung der Luftfeuchtigkeit sind über einen Heizkörper aufgehängte feuchte Tücher. Deren Flüssigkeit verdunstet durch die Wärme des Heizkörpers. So wird die Luftfeuchtigkeit im Raum erhöht.

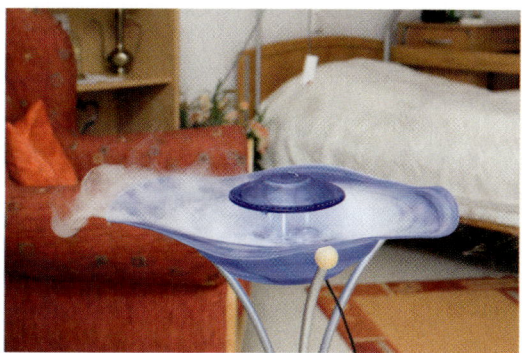

Abb. 8.2 Nicht nur optisch ein hübscher Anblick, erhöht der Zimmerspringbrunnen auch die Luftfeuchtigkeit.

Eine weitere Alternative ist das Aufstellen eines Zierbrunnens, der durch das zirkulierende Wasser ebenfalls seinen Zweck erfüllt und ggf. gleichzeitig für den Pflegebedürftigen einen optischen Reiz bietet.

Letztendlich gibt es auch die Möglichkeit, in einem Sanitätshaus ein Luftbefeuchtungsgerät zu kaufen.

8.2 Vorbeugende Maßnahmen zur Vermeidung von Versteifungen (Kontrakturenprophylaxe)

Unter einer Kontraktur versteht man die Versteifung und Ausbildung einer Fehlstellung eines Gelenkes mit einer sich daraus ergebender schmerzhaften Bewegungseinschränkung. Pflegebedürftige, die sich kaum noch alleine bewegen, d. h. beispielsweise nicht einmal die Stellung der Hände selbst verändern können, sind besonders gefährdet. Die Gründe für eine mangelnde Beweglichkeit des Pflegedürftigen können Verletzungen, Entzündungen und Schmerzen, aber auch eine krankheitsbedingte Inaktivität des Bewegungsapparates sein.

Möglichkeiten zur Kontrakturenprophylaxe

Durchführen von Übungen

Der Beginn von Versteifungen erfolgt durch die Aushärtung und Verkürzung von Sehnen und Bändern, da die Bewegung fehlt. Um diesem vorzubeugen, muss die (eingeschränkte) Mobilität des Pflegebedürftigen verstärkt werden. Fehlt diese völlig, muss durch vorsichtige Dehnungs- und Streckübungen der Extremitäten die Funktion erhalten werden. Diese Übungen können in der Regel nicht mehr durch den Pflegebedürftigen selbstständig durchgeführt werden, sondern bedürfen der Unterstützung durch eine zweite Person.

Ziel der Übungen ist das Strecken und Anwinkeln von Ober- und Unterschenkel, Arme und Unterarme, Handgelenk und den einzelnen Fingern. Gehen Sie dabei nie über die Schmerzgrenze des Pflegebedürftigen hinaus. Bei starker Bewegungseinschränkung darf nur eine ausgebildete Fachkraft (z. B. Physiotherapeutin) diese Übungen durchführen.

> **WICHTIG**
> - Erklären Sie dem Pflegebedürftigen vor Beginn die Notwendigkeit der Übungen.
> - Fordern Sie den Pflegebedürftigen immer zu seiner Mithilfe auf, so weit er dazu in der Lage ist.
> - Arbeiten Sie nie gegen den Willen des Pflegebedürftigen. Dies führt in der Regel dazu, dass dieser die Muskeln, Sehnen und Bänder anspannt und eine Durchführung der Übungen nicht ermöglicht.
> - Nehmen Sie sich Zeit für die Durchführungen der Übungen. Behutsames Arbeiten geht vor schnellem ruppigen „Abarbeiten" der Übungen.
> - Führen Sie diese Übungen nur so weit durch, solange Sie sich in der Durchführung sicher fühlen und sind. Vermeiden Sie „Experimente".
> - Gehen Sie bei den Übungen nie über die Schmerzgrenze des Pflegebedürftigen hinaus.
> - Vermeiden Sie ruckartige Bewegungen der Extremitäten. Hier kann es zu einer massiven Schädigung von bereits vorgeschädigten Bänder, Muskeln und Sehnen kommen.
> - Arbeiten Sie nie über die gegebenen Streck- und Beugemöglichkeiten der einzelnen Extremitäten hinaus. Bei bereits eingesetzten Kontrakturen ist diese bereits oft massiv eingeschränkt.

Generelles Ziel der Übungen ist es hier, Bänder, Muskeln und Sehnen zu stärken, flexibel und somit funktionsfähig zu halten.

Die Arme

1. Fassen Sie den Patienten mit einer Hand in die Innenseite des Armes und mit der anderen Hand als Unterstützung am Unterarm. Dieser sollte – soweit es dem Pflegebedürftigen möglich ist – gestreckt sein. Führen Sie nun den Arm langsam in einer Seitwärtsbewegung nach oben, so weit es ohne Schmerzen des Patienten möglich ist und wiederholen Sie die Übungen mehrmals.
2. Führen Sie den Arm aus der ruhenden Haltung nach oben und hinter den Rumpf des Pflegebedürftigen (Streckbewegung) und wiederholen Sie diese Übungen mehrmals.
3. Diese Übungen wiederholen Sie am anderen Arm und machen Sie sich bewusst, dass der Aktionsradius der beiden Arme sehr unterschiedlich sein kann.

Die Hand und die Finger

1. Fordern Sie den Pflegebedürftigen auf, die Hand zu öffnen, gleichzeitig die Finger so weit wie möglich zu strecken und zu spreizen. Anschließend soll er die Hand schließen und diese so weit es möglich ist, zu einer Faust ballen. Dabei gilt es, die Finger bewusst kraftvoll zu krümmen.

Diese Übung mehrmals hintereinander durchführen lassen. Dabei sollte der Pflegebedürftige möglichst immer schneller werden.

Die Übung an beiden Händen durchführen.
2. Fordern Sie nun den Pflegedürftigen auf, die Hand gegen das Handgelenk im und gegen den Uhrzeigersinn zu drehen. Wichtig dabei ist, dass das Handgelenk starr bleibt und die Drehbewegung der Hand nicht mit unterstützt.

Sollte der Pflegebedürftige zur selbstständigen Durchführung dieser Übungen nicht in der Lage sein, unterstützen Sie ihn als Angehöriger.
3. Halten Sie mit einer Hand den Unterarm des Pflegebedürftigen im oberen Bereich des Handgelenkes und nehmen mit Ihrer anderen Hand die Hand des Pflegebedürftigen, um diese nun in kreisrunden Bewegungen zu bewegen. Gehen Sie dabei nicht über den Widerstand der Sehnen, Muskeln und Bänder hinaus. Wiederholen Sie anschließend diese Übung mit der anderen Hand, ohne die Schmerzgrenze des Pflegebedürftigen zu überschreiten.
4. In der Ruheposition sind die Finger des Pflegebedürftigen leicht gekrümmt. Nehmen Sie nun die einzelnen Finger und versuchen Sie diese in die Streckposition zu bringen. Wiederholen Sie diese Übungen mehrmals, ohne über die Streckfähigkeit der einzelnen Finger hinauszugehen.

Sollte die Bewegungsmöglichkeit der Finger durch eine bereits bestehende Kontraktur stark eingeschränkt sein, geben Sie in die Handfläche des Patienten regelmäßig wieder z. B. einen kleinen Ball oder eine Mullbinde, auf die er je nach seiner Fähigkeit wieder drücken kann. Somit wird eine Restfunktion der Finger aufrechterhalten, eine weiter zunehmende Kontraktion der Finger vermieden. Belassen Sie den Ball oder die Mullbinde nicht dauerhaft in der Hand des Pflegebedürftigen, da es sonst zu Spastiken kommen kann.

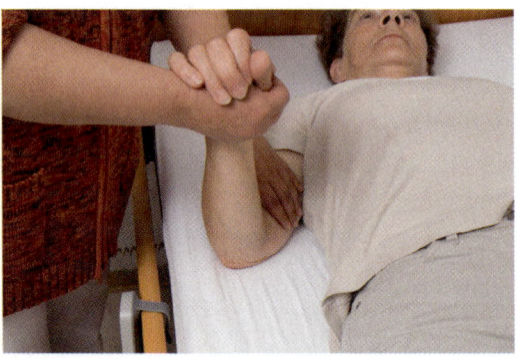

Abb. 8.3 Durchführung einer Streck- und Beugeübung am Arm:
a) Beugen …

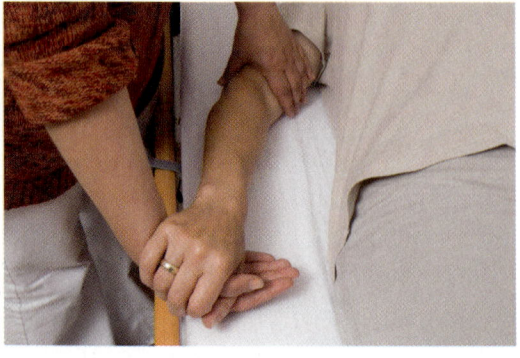

b) … und strecken. Vorsicht! Nicht überdehnen, Belastungsgrenze des Pflegebedürftigen beachten

8.2 Vorbeugende Maßnahmen zur Vermeidung von Versteifungen (Kontrakturenprophylaxe)

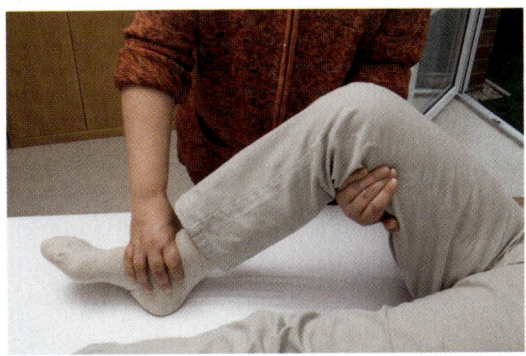

Abb. 8.4 Durchführung einer Streck- und Beugeübung am Bein:
a) Beugen ...

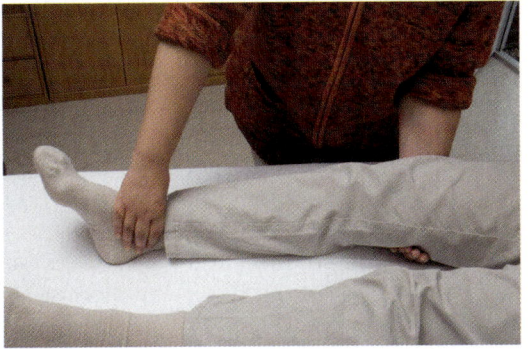

b) ... und strecken. Vorsicht! Nicht überdehnen, Belastungsgrenze des Pflegebedürftigen beachten!

Ober- und Unterschenkel

In der Regel ist es für den Pflegebedürftigen am bequemsten, diese Übungen im Liegen durchzuführen.
1. Fordern Sie den Pflegebedürftigen auf, die Oberschenkel und Beine anzuwinkeln und dabei die Oberschenkel in Richtung Körper zu ziehen. Dabei achten Sie darauf, dass die Beine nicht zur Seite zeigen, da bei Durchführung der Übungen die Gelenkpfanne in der Hüfte unnötig belastet wird. Diese Übung mehrmals wiederholen, Schmerz- und Belastungsgrenze des Pflegebedürftigen beachten.

Sollte aufgrund der Pflegebedürftigkeit die selbstständige Ausführung der Übung nicht mehr möglich sein, müssen Sie als Pflegende die notwendige Hilfestellung übernehmen.
2. Fassen Sie mit einer Hand unter den Oberschenkel und mit einer Hand auf den Bereich des Schienbeins. Heben Sie nun den Oberschenkel an und drücken leicht auf das Schienbein in Richtung des Körperrumpfes (auch hier gilt: Seitwärtsdrehung des Beines vermeiden). Wiederholen Sie diese Übung an beiden Beinen, ohne Schmerzgrenze und Leistungsfähigkeit des Pflegebedürftigen zu übertreten.

Rücken

Da in diesem Bereich die Gefahr einer Schädigung der Wirbelsäule durch unsachgemäße Durchführung von Übungen am größten ist, sollten Sie diese Übung nicht als Laie durchführen. Scheuen Sie sich nicht, einen Physiotherapeuten anzufordern, sollte bei den Rückenmuskeln Kontrakturgefahr bestehen. Dies ist z. B. der Fall, wenn eine zunehmende Krümmung des Rückens zu beobachten ist. Bitten Sie Ihren Hausarzt, dass er Ihnen ein Rezept für Krankengymnastik ausstellt.

Ggf. können Sie den Pflegebedürftigen auffordern, so weit es seine Möglichkeiten erlauben, den Rücken mehrmals täglich durchzustrecken und anschließend den Oberkörper nach vorne zu beugen.

Eine ergänzende Übung, es gelten auch hier die in allen anderen Übungen beschriebenen Vorsichtsregeln:
- Nicht überdehnen.
- Pflegebedürftiger bestimmt, wie weit er die Drehung durchführen will (kann).
- Schmerzgrenze nie überschreiten.

Lageveränderung des Körpers durch gezielte Lagerungen

Ist ein bettlägeriger Pflegebedürftiger völlig immobil, können die Bewegungsübungen zusätzlich durch gezielte Lagerungen unterstützt werden.

Ziel dieser Lagerungen ist es, über einen gewissen Zeitraum die Extremitäten in gestreckter bzw. in angewinkeltem Zustand zu lagern. Diese Liegeposition sollte immer im Wechsel mit einer gestreckten bzw. angewinkelten Lagerung (zweistündlich) erfolgen.

Berücksichtigen Sie dabei, dass diese Lagerungen für den Pflegebedürftigen oft sehr unangenehm sind. Berücksichtigen Sie das Schmerzempfinden und ermöglichen Sie dem Pflegebedürftigen Ruhepausen mit einer entspannten Körperlagerung. Während einer Ruhephase des Pflegebedürftigen (z. B. nachts) sollten keine Lagerungen mit der Zielsetzung der Kontrakturprophylaxe durchgeführt werden.

8 Vorbeugende Maßnahmen zum Schutz vor Folgeerkrankungen (Prophylaxe)

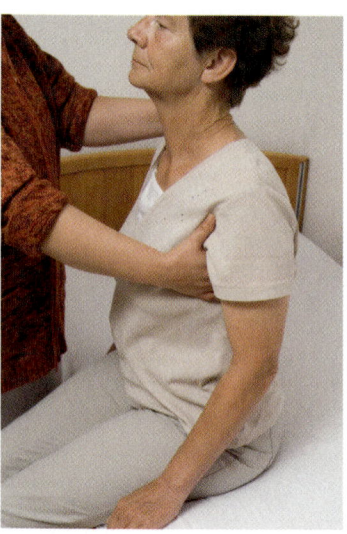

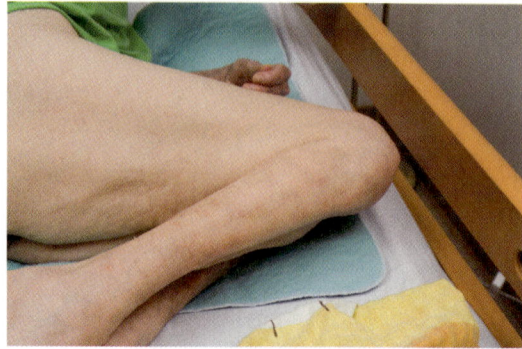

Abb. 8.6 Schmerzhafte Kontrakturen, wie hier zu sehen, können vermieden werden.

Abb. 8.5 Pflegebedürftiger im Sitzen, beim Ausführen bei einer Rumpfdrehung. Die Position des Beckens sollte unverändert bleiben.
a) Der pflegende Angehörige gibt Unterstützung, er legt die linke Hand auf die rechte Schulter des Pflegebedürftigen und greift mit der rechten Hand unter seine linke Achsel…

8.3 Vorbeugende Maßnahmen zur Vermeidung von Druckgeschwüren (Dekubitusprophylaxe)

Eine der gefürchteten Komplikationen bei der Versorgung von bewegungseingeschränkten Pflegebedürftigen ist das Entstehen eines Druckgeschwüres (Dekubitus). Die Begriffsbezeichnung ist missverständlich, da – entgegen eines Geschwürs – die Schädigung von der „Außenhaut" zur „Innenhaut" entsteht (und nicht wie bei einem eigentlichen Geschwür von innen nach außen. Im Volksmund wird der Dekubitus auch „Wundliegen" und „Aufgehen" (der Haut) genannt.

Die Behandlung eines Dekubitus ist, trotz Einsatz moderner Heilmitteln langwierig und für den Pflegebedürftigen oft mit zusätzlichen Komplikationen verbunden. Die Versorgung eines Dekubitus erfolgt durch Fachkräfte, entweder durch den Pflegedienst oder – im schlimmsten Fall – im Krankenhaus. Auch gibt es spezielle Wundberater, die oft fachgerecht und qualifiziert beraten können.

Aber so weit sollte es am besten gar nicht kommen – die beste Vermeidung eines Dekubitus erfolgt durch das Erkennen von Risikofaktoren und deren Vermeidung.

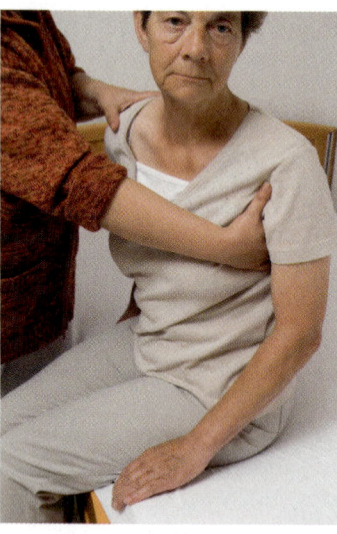

b) Nun lässt er den Pflegebedürftigen sich im Rumpf seitwärts drehen.

Sehr häufig besteht für bettlägerige Pflegebedürftige die Gefahr der Ausbildung eines Spitzfußes. Um dieser krankhaften Überstreckung des Fußes entgegenzuwirken, können die Fußsohlen auf ein Kissen gelegt werden (➤ Kap. 3.5).

Ursachen

Die Ursachen für die Entstehung eines Dekubitus sind oft sehr vielfältig. Hauptursache ist die meist sehr **eingeschränkte Bewegungsfähigkeit (Mobilität)** des Pflegebedürftigen. Hinzu kommen weitere Risikofaktoren:

- **Beschaffenheit der Haut.** Hier ist eine dauerhaft feuchte Haut eine der dekubitusbegünstigenden Ursachen. Die feuchte Haut entsteht durch Schwitzen und ein Bettklima, das keinen Luftaustausch zulässt (z. B. nicht atmungsaktive Bettwäsche, Bettdecke und nur unregelmäßig gewechselte Inkontinenzhilfen). Auch Betteinlagen und Gummiunterlagen stauen Feuchtigkeit und Wärme, die zu einer Schädigung der Haut führen.
- **Das Ernährungsverhalten.** Besonders gefährdet sind hier Pflegebedürftige, die zu wenig Flüssigkeit zu sich nehmen, zu wenig eiweißhaltige Lebensmittel essen, generell unregelmäßig oder zu gering Nahrung aufnehmen und Pflegebedürftige, die aufgrund fehlender Vitamine und Spurenelemente mangelernährt sind. Auch die vollständige Ernährung über eine Sonde (➤ Kap. 11.3) unterstützt die Entstehung eines Dekubitus.
- **Fehlende Mobilität.** Die oft eingeschränkte Bewegungsfreiheit (Mobilität) des Pflegebedürftigen führt oft dazu, dass ohne fremde Hilfe eine Druckentlastung einzelner Körperpartien nicht mehr möglich ist. Zusätzlich erschwerend wirken sich harte oder unebene Auflageunterlagen aus.
- **Lagerung.** Die falsche und unsachgemäße Lagerung des Pflegebedürftigen fördert die Entstehung eines Dekubitus. Wenn Pflegebedürftige nicht regelmäßig und fachgemäß zur Dekubitusprophylaxe gelagert werden, nimmt die Dekubitusgefahr genauso zu, wie bei der Verwendung falscher Lagerungshilfen. Die Häufigkeit der Umlagerung ergibt sich aus dem Gefährdungspotenzial zur Bildung eines Dekubitalgeschwüres (➤ Kap. 9).

Welche Körperregionen sind besonders gefährdet?

Grundsätzlich sind alle Körperstellen besonders gefährdet, die durch wenig Fett- und Muskelpolster

Tab. 8.1 Prozentuale Häufigkeit der entstandenen Druckgeschwüre[*]

Körperbereich	Prozentsatz
Beckenbereich	48
Ferse	18
Hinterhaupt	6
Schulterblätter	6
Ellenbogen	6
Fibulaköpfchen	6
Dornfortsätze der Brustwirbel	5
Knöchel	5

[*] nach einer Erhebung der KCI Austria

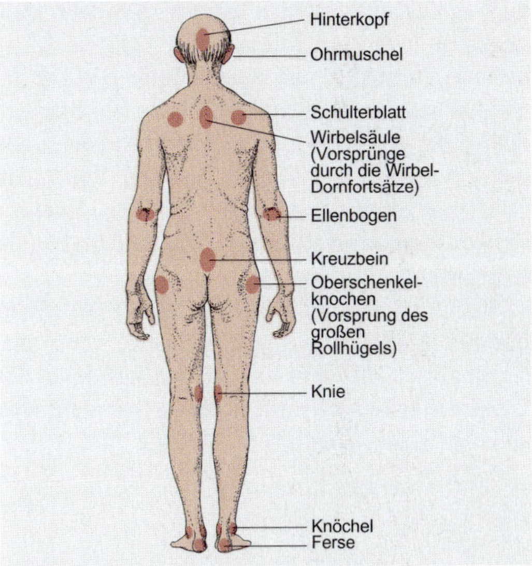

Abb. 8.7 Besonders gefährdete Körperstellen

geschützt werden (➤ Abb. 8.7). Deshalb ist es Aufgabe der Lagerung und der Lagerungshilfen, diese fehlende körpereigenen „Schutzschicht" nun zu ersetzen oder deren Funktion zu kompensieren.

Möglichkeiten zur Dekubitusprophylaxe

Die Druckentlastung

An oberster Stelle der Dekubitusprophylaxe steht die Druckentlastung der gefährdeten Körperstellen.

Ein mobiler Mensch ändert automatisch die Lage seines Körpers, wenn er zu starken Druck auf einer Körperstelle empfindet. Bei bettlägerigen Pflegebedürftigen oder bei Pflegebedürftigen mit mangelhafter Mobilität ist dies oft nicht mehr möglich. Zudem nimmt bei zunehmender Verschlechterung des Allgemeinzustandes auch die Empfindung für Druckreize deutlich ab. Die Druckentlastung muss dann anderweitig sichergestellt werden, z. B. durch eine lagernde Person oder speziellen druckentlastenden Matratzen (➤ Kap. 3.6). Die wichtigste Maßnahme ist jedoch die regelmäßige Umlagerung mit Hilfe von Hilfsmitteln.

Die **Umlagerung** ersetzt die Reaktion des Menschen, die Liegeposition bei zu lang anhaltendem und/oder zu starkem Auflagedruck zu ändern. Dies geschieht beim mobilen Menschen Tag und Nacht beinahe unbewusst und automatisch. Die Druckempfindung des Gesunden ist auch von der Beschaffenheit der Unterlage (z. B. Matratze) abhängig, auf der sein Körper ruht. Umso mehr der Druck des Körpers auf die Liegeunterlage verteilt und/oder resorbiert wird, desto seltener wird es notwendig, die Liegeposition zu ändern.

Nicht sehr viel anders verhält es sich bei einem immobilen Pflegebedürftigen. Daher ist neben der regelmäßigen Lagerung auch die Beschaffenheit der Liegeunterlage eine wichtige Voraussetzung für eine gute Druckentlastung.

Die Durchblutungsförderung

Gut durchblutete Haut und Gewebe schützt vor einer Unterversorgung der körpereigenen Zellen und ist somit weniger anfällig für Druckschäden. Die Durchblutung der Haut kann durch Reize gesteigert werden:

- Massieren Sie mit Franzbranntwein, Massageöl oder fettender Salbe regelmäßig die gefährdeten Stellen.
- Reizen Sie die Hautempfindung durch abwechselnde Wärme- und Kälteanwendungen.
- So weit der Kreislauf und die Mobilität des Pflegebedürftigen es zulassen, sorgen Sie für ein regelmäßiges Baden mit durchblutungsanregenden Zusätzen.

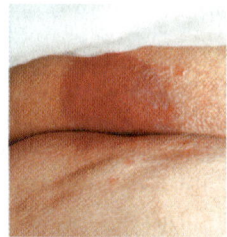

Abb. 8.8 Höchstes Alarmzeichen, wenn die Rötung nicht von selbst verschwindet. Spätestens jetzt muss reagiert werden!

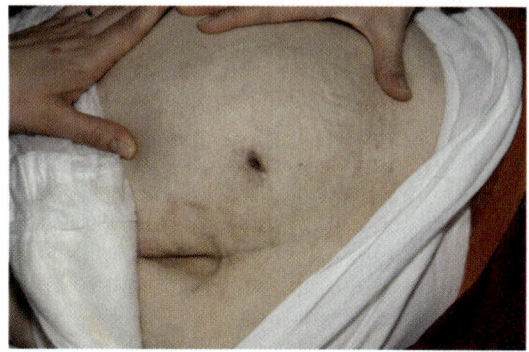

Abb. 8.9 Hier ist bereits der Einsatz von Fachpflegekräften erforderlich!

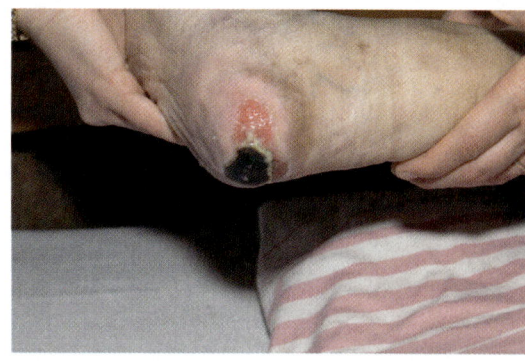

Abb. 8.10 Gewebe ist abgestorben. Hier hilft oft nur noch ein chirurgischer Eingriff!

- Feuchte Waschlappen und Handtücher, aber auch Körperbürsten, können richtig eingesetzt als ideale Massagegeräte dienen.
- Auch gezielte Übungen im Rahmen der Mobilisation tragen zu einer zusätzlichen Durchblutung von Haut und Gewebe bei und machen diese somit auch widerstandsfähiger gegen äußere Einflüsse.

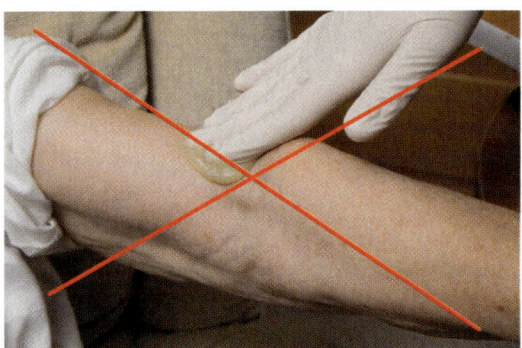

Abb. 8.11 Zuviel Creme kann schädlich sein, da die Haut nicht mehr atmen kann.

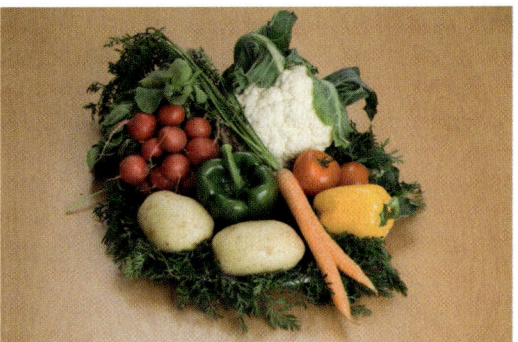

Abb. 8.12 Eine ausgewogene Ernährung ist ein wichtiger Faktor zur Vermeidung eines Dekubitus.

Der Hautschutz

Die Hautpflege ➤ Kapitel 6.7

Ziel ist es, die intakte Haut zu erhalten. Dazu gehört die sorgfältige und regelmäßig durchgeführte Körperpflege. Achten Sie dabei besonders bei trockener Haut auf leicht rückfettende Zusatzstoffe von Seife und Lotion, um das Milieu der Haut nach der Waschung wieder zu normalisieren.

Der großzügige Einsatz von Fettsalben hat oft die gegenteilige Wirkung. Die Haut kann nicht mehr „atmen". Die Haut versucht an der dick eingecremten Stelle mit einer Mehrproduktion von Schweiß die Poren wieder zu öffnen. Durch die Mehrproduktion von Schweiß entsteht ein feuchtes Hautmilieu und das Dekubitusrisiko steigt wiederum.

Deshalb ist es wichtig, die Haut trocken zu halten. Feuchtigkeit und Wärme sind immer ein idealer Nährboden von Keimen und Bakterien und unterstützen somit die Bildung von entzündlichen Hautschäden.

Der Einfluss durch die Ernährung

Die Flüssigkeitszufuhr ➤ Kapitel 11.2

Ernährung von Menschen mit Kau- und Schluckstörungen ➤ Kapitel 11.4

Der Stellenwert der Ernährung als Prophylaxe wird oft unterschätzt. Besonders wichtig für eine abwehrstarke Haut ist eine eiweißreiche Kost. Zusätzlich ist der Bedarf an Vitaminen hoch. Ist die Aufnahme von Vitaminen über Obst und Gemüse nicht möglich, kann durch vitaminangereicherte Obst- und Gemüsesäfte und/oder Vitaminpräparate der notwendige Bedarf gedeckt werden. Dringend ist auch auf eine ausreichende Flüssigkeitszufuhr zu achten.

8.4 Vorbeugende Maßnahmen zur Vermeidung von Erkrankungen des Mund- und Rachenraumes (Soor- und Parotitisprophylaxen)

Eine Soorerkrankung ist eine Pilzinfektion im Mund. Sie ist erkennbar durch weißliche, kleinfleckige bis zu großflächige Beläge im Mundraum und auf der Zunge. Diese Beläge greifen das darunter liegende Gewebe an, was zu sehr schmerzhaften Entzündungen im Mundbereich führt. Mit Hilfe von Mullkompressen kann man die Beläge streifenförmig entfernen. Sprechen Sie mit dem Arzt und/oder Pflegedienst, ob und wie eine begleitende Pilzbehandlung erforderlich ist.

Unter einer Parotitis versteht man eine sehr schmerzhafte Entzündung der Ohrspeicheldrüse, ausgelöst durch im Mund vorhandene Bakterien, die aufsteigend in die Ohrspeicheldrüse wandern.

Beide Erkrankungen sind für den Pflegebedürftigen sehr schmerzhaft – und können mit Hilfe von einigen einfachen Pflegetipps vermieden werden.

Möglichkeiten zur Soor- und Paraotitisprophylaxe

Zahn- und Mundpflege

Mund- und Zahnhygiene ➤ Kapitel 6.3

Eine wichtige Maßnahme zur Prophylaxe ist die regelmäßige und richtige Zahn- und Mundpflege. Achten Sie darauf, dass es zu keinen Druckstellen im Mund durch ein künstliches Gebiss kommt und mögliche Speisereste im Mund und in den Zahnzwischenräumen entfernt werden.

Speichelproduktion

Eine der wichtigen Aufgaben des Speichels ist es, den Mund von Bakterien und Keimen freizuhalten. Durch den Speichelfluss haben diese keine Möglichkeit, sich im Mundbereich „einzunisten". Zu einer reduzierten Speichelproduktion kommt es durch:
- Ungenügende Flüssigkeitszufuhr.
- Nahrungskarenz.
- Längere Atmung durch den offenen Mund.
- Schlechter Allgemeinzustand.
- Eine Anregung der Speichelproduktion erfolgt durch das gründliche Kauen von z. B. kräftigen Brotsorten oder Kaugummi, solange der Pflegebedürftige sich nicht daran verschluckt und es seine Zähne leisten können.
- Lutschen von Eiswürfeln oder Zitronenscheiben. Auch hier ist Vorsicht geboten, sollte der Pflegebedürftige Probleme mit dem Schlucken haben.
- Ausreichende Flüssigkeitszufuhr (➤ Kap. 11.2).
- Mehrmals tägliche Mundspülung (➤ Kap. 6.3).
- Sollte der Pflegebedürftige nicht selbstständig kauen können, kann die Mundschleimhaut auch mit Sprühflaschen (z. B. gefüllt mit Tee) befeuchtet werden.

Mundspülungen

Regelmäßige Mundspülungen mit heilenden bzw. leicht desinfizierenden Lösungen, z. B. mit Kamille oder Salbei, sind ebenfalls ein wirksames Instrument der Prophylaxe. Greifen Sie dabei auf in Apotheken und Drogerien erhältliche Mundspülungen zurück oder verwenden Sie Tee.

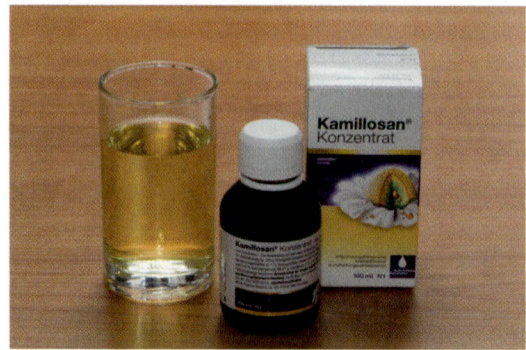

Abb. 8.13 Kann stark verdünnt auch für Mundspülungen genutzt werden.

Sollte der Pflegebedürftige sich nicht alleine den Mund spülen können, so können Sie auch den Mund mit einer Kompresse auswischen oder ihn mit Sprühflaschen befeuchten.

TIPP

Völlig ausreichend für Mundspülungen sind selbst hergestellte Lösungen. Brühen Sie dazu kräftigen Kamillen- oder Salbeitee auf (auch aus Teebeuteln) und lassen Sie diesen ca. 10 Minuten ziehen. In abgekühlten Zustand haben Sie nun ein hervorragendes Mundspülmittel, das zudem völlig unbedenklich ist, wenn der Pflegebedürftige versehentlich diese Lösung beim Mundspülen (ver-)schluckt.
Kamillenextrakt oder -lösung ist auch in der Apotheke erhältlich. Diese muss aber vor der Anwendung stark verdünnt werden.

8.5 Vorbeugende Maßnahmen zur Vermeidung von Verstopfung (Obstipationsprophylaxe)

Typische Störungen der Darmtätigkeit sind Durchfälle oder Verstopfungen. Da Durchfälle in der Regel unterschiedliche, meist organische Erkrankungen zur Ursache haben, werden sie sehr unterschiedlich behandelt. Eine generelle Aussage ist dazu nicht möglich. Verstopfung hingegen tritt häufig gerade bei Pflegebedürftigen auf, auch wenn keine organische Grunderkrankung besteht.

8.5 Vorbeugende Maßnahmen zur Vermeidung von Verstopfung (Obstipationsprophylaxe)

Im allgemeinen Sprachgebrauch spricht man von „Verstopfung" oder „Verdauungsbeschwerden", in der Fachsprache heißt dies „Obstipation". Sind keine organischen Grunderkrankungen, wie z. B. Tumore und/oder Verwachsungen im Darm, Erkrankung der Galle oder Fiebererkrankungen die Ursache dieser Beschwerden, können folgende Faktoren zu einer Obstipation führen:
- Abführmittelmissbrauch.
- Nebenwirkungen von Medikamenten, z. B. Opiate.
- Bewegungsmangel.
- Mangelnde Flüssigkeitszufuhr.
- Ballaststoffarme Ernährung.

Möglichkeiten zur Obstipationsprophylaxe

Ernährung umstellen

Achten Sie auf eine ballaststoff- und schlackenreiche Kost. Besonders dazu geeignet sind Vollkornprodukte und Gemüse. Früchte mit hohem Fruchtkörperanteil, aber auch rohe Salatgurken sorgen für eine hohe Ballastbildung im Darm, die letztendlich den Darm wieder „beschäftigen".

> **WICHTIG**
> Rohkost trägt zu einer gesunden ballaststoffreichen Ernährung bei. Bitte achten Sie aber darauf, ob der Pflegebedürftige die Rohkost verträgt und sie kauen kann. Feingeschnittene und gehobelte Rohkost ist leichter zu kauen und entlastet den Magen.

Flüssigkeitszufuhr erhöhen

Auch die ausreichende Flüssigkeitszufuhr ist wichtig, insbesondere bei ballaststoffreicher Kost. Zusätzlich zu der tagesnotwendigen Menge (➤ Kap. 11.2), muss darauf geachtet werden, dass auch während den Mahlzeiten ausreichend getrunken wird. Die Speise im Mund wird durch gründliches Kauen und mit zusätzlicher Flüssigkeit zu einem leichter zu verdauenden Brei, der zu einem erleichterten Verdauungsvorgang des Körpers führt.

Körperliche Bewegung

Oft sind Pflegebedürftige nur eingeschränkt mobil. Hier gilt es, die Bewegungsmöglichkeiten zu erkennen und auszunutzen, die dem Pflegebedürftigen noch zur Verfügung stehen. So ist es z. B. für den Pflegebedürftigen sicherer und bequemer, z. B. den Weg ins Bad oder auf die Toilette mit dem Rollstuhl zurückzulegen, obwohl er mit Mühen und Anstrengung verbunden diesen Weg auch zu Fuß gehen könnte. Trotzdem sollte er in seinem Willen und Bemühen bestärkt werden, mit Hilfe den Weg ins Bad alleine zurück zu legen.

Achten Sie auf Bewegungsmöglichkeiten des Pflegebedürftigen und nutzen Sie diese für Bewegungsübungen.

Sanfte natürliche abführende Mittel einsetzen

Zur Vorbeugung einer Verstopfung gibt es sehr viele alte Hausrezepte- und mittel, die in der richtigen Anwendung frei von Nebenwirkungen sind und zu keiner Belastung des Körpers führen.
Dazu gehören:
- Das Trinken eines Glases verdünnten Sauerkrautsaftes oder naturtrüben reinen Apfelsaftes am Abend vor dem Schlafen.
- Regelmäßiges Trinken von fettarmer Buttermilch.
- Sehr viel Vitamin C-reiches Obst.
- Reines, in der Apotheke erhältliches, Vitamin C-Pulver am Abend eingenommen, unterstützt die Darmtätigkeit, (nicht zu häufig einnehmen, auf Überdosierung achten, Anzeichen dafür sind meist im Beipackzettel benannt).
- Abends 3–4 Trockenpflaumen (in lauwarmes Wasser eingelegt) zu sich nehmen (➤ Abb. 8.14).
- Morgens etwa eine Stunde vor dem Aufstehen die Darmtätigkeit aktivieren, in dem man ein Glas lauwarmes Wasser trinkt.
- Milchzuckerpulver, in der Apotheke erhältlich, abends mit Wasser verdünnt zu sich nehmen.
- Einmal täglich etwas rohes Sauerkraut essen.

Bauchmassage

Ein bewährtes Mittel ist auch die Bauchmassage. Massieren Sie dabei mit einer Hand leicht im Uhrzeigersinn den gesamten Bauchbereich. Hierbei ist es oft schon ausreichend, die Massage mit einem oder zwei Fingern auszuüben. Diese Massage kann auch durch den Pflegebedürftigen selbst, wenn er dazu in der Lage ist, durchgeführt werden. Dabei entsteht ein Empfindungsreiz, der die Darmmuskulatur zusätzlich aktiviert. Dieser „Trick" wird auch in der Kleinkinderpflege genutzt, um den Einsatz von abführenden Medikamenten zu vermeiden.

Einsatz von ärztlich angeordneten Mitteln und Medikamenten

Sollte trotz aller prophylaktischen Maßnahmen weiterhin eine Obstipation bestehen, muss der Arzt ein Abführmittel oder einen Einlauf verordnen. Dieses darf nicht über längere Zeit gegeben werden, da der Darm sich sehr schnell an dieses Hilfsmittel gewöhnt und damit ein Wirkungsverlust eintritt. Dieser Wirkungsverlust würde dafür sorgen, dass die Dosis für einen abführenden Erfolg ständig erhöht werden muss.

Eine weitere Möglichkeit ist der ärztlich angeordnete Einsatz von Klistieren. Diese sollten aber nur in dringenden Fällen und ausnahmsweise eingesetzt werden, da die Fähigkeit einer selbstständigen Stuhlentleerung erschwert wird.

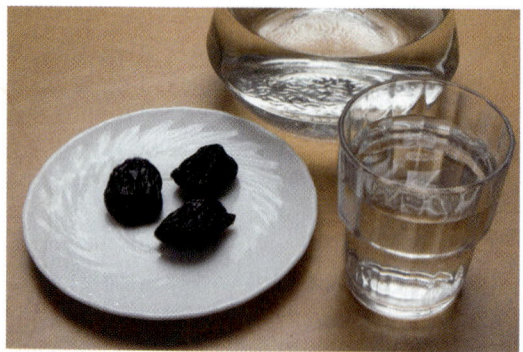

Abb. 8.14 Alte Hausmittel sind oft effektiver und schonender.

> **WICHTIG**
> „Den" regelmäßigen Stuhlgang gibt es nicht. Unter Hinzuziehung aller Faktoren, die für eine Darmentleerung notwendig sind, kann für den einen eine tägliche Stuhlentleerung normal sein, während diese für den anderen alle drei Tage ausreichend ist.

8.6 Vorbeugende Maßnahmen zur Vermeidung von Thrombosen (Thromboseprophylaxe)

Bei einer Thromboseerkrankung kommt es zu einer „Verstopfung" eines Blutgefäßes durch ein Blutgerinnsel (Thrombus). Die Folgen sind Entzündungen des unterversorgten Gewebes, die größte Gefahr ist eine Lungenembolie, d. h. das Blutgerinnsel wandert in die Lunge und verstopft da die Gefäße. Dann wird die Lunge nicht mehr gut durchblutet und es kann kein Sauerstoff aufgenommen werden.

In der Regel besteht im Unterschenkel die größte Gefahr für eine Thrombose. Mögliche Ursachen sind:
- Schädigung oder Verletzung der Gefäßwand. Kann durch Verletzungen, Quetschungen, Frakturen oder Operationen entstehen, altersbedingt sein oder durch eine Venenentzündung verursacht werden.
- „Verdickung" des Blutes (Blutgerinnungsstörung). Entsteht u. a. durch hochgradigen Flüssigkeitsmangel oder Flüssigkeitsverlust, z. B. durch anhaltendes Erbrechen oder Diarrhö oder ist Nebenwirkung bestimmter Medikamente, z. B. Kortison.
- Verlangsamter venöser Rückfluss des Blutes. Dieser ist verlangsamt bei Immobilität und bei chronisch-venöser Insuffizienz.
- Erweiterte Venen und/oder defekte Venenklappen, z. B. bei Krampfadern.

Möglichkeiten zur Thromboseprophylaxe

Damit sich kein Blutgerinnsel in den Venen bildet, müssen die oben genannten Ursachen ausgeschaltet

8.6 Vorbeugende Maßnahmen zur Vermeidung von Thrombosen (Thromboseprophylaxe)

werden, z. B. muss der Pflegebedürftige genug Flüssigkeit zu sich nehmen, um eine Blutverdickung zu vermeiden.

Anderen Ursachen, z. B. bei Schädigung oder Verletzung der Gefäßwand oder bei medikamentös bedingter Blutverdickung, kann nur durch Medikamente entgegengewirkt werden. Häufigste und gängigste Möglichkeit ist hier die Blutverdünnung mit Salben, Spritzen, Infusionen und Tabletten. Daneben gibt es Maßnahmen, die im Rahmen der Pflege geleistet werden können und müssen.

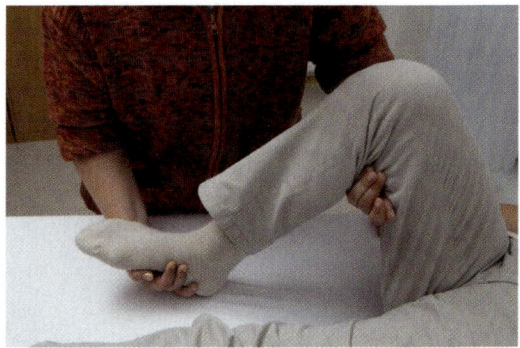

Abb. 8.15 Gezielte Bewegungsübungen sind eine gute Vorbeugung.

Kompression der Venen

Um die Geschwindigkeit des Blutdurchlaufes durch die gefährdeten Gefäße zu erhöhen, werden diese „komprimiert". Dies geschieht mit Hilfe von Kompressionsstrümpfen und Verbände, die durch Ihren Druck die Blutgefäße verengen und dadurch für eine Druckerhöhung des durchströmenden Blutes sorgen. Hier legt der Hausarzt (oder der Internist) die Art der Kompression fest. Der Pflegedienst und/oder das Sanitätshaus werden Ihnen zeigen, wie die Strümpfe oder die Binden angelegt bzw. angezogen werden.

Das wichtigste an dieser Vorbeugung ist die richtige und regelmäßige Anwendung von Kompressionshilfen. Die Anwendung ist eine gesetzliche Kassenleistung, die auch durch einen Pflegedienst erbracht werden kann. Da das Anziehen von Kompressionsstrümpfen oder die Wickeltechnik nicht immer ganz einfach ist – die Strümpfe sind meist recht eng und das Wickeln mit Binden muss sorgfältig und mit einer speziellen Technik durchgeführt werden –, ist es häufig sinnvoll, eine Pflegefachkraft hinzuzuziehen.

Mobilisation

Bewegung sorgt für eine Spannung des Gewebes. Dies trifft auch auf die Blutgefäße zu. Da die Unterschenkel für die Ausbildung einer Thrombose besonders gefährdet sind, achten Sie im Rahmen der Mobilisation auf gezielte Übungen für diesen Bereich. Sinnvolle Übungen sind:
- An- und Entspannen der Unterschenkelmuskulatur durch Strecken und Anwinkeln der Beine im Wechseln.
- „Fahrradfahren", der Pflegebedürftige ahmt im Liegen das Treten der Pedale nach.
- Aufsetz- und Aufstehübungen vom Bettrand oder Stuhl mit und/oder ohne Unterstützung. Wichtig ist hierbei die Bewegung und wechselweise Belastung der Unterschenkel.
- „Spaziergänge" in Begleitung mit oder ohne Unterstützung.

Lagerung

Ziel bei der Lagerung ist die Druckentlastung der Beingefäße und Förderung des Blutrücklaufes in den Beingefäßen.
- Sorgen Sie dafür, dass die Beine des liegenden Pflegebedürftigen höher als der Rumpf gelagert sind. Lagern Sie die Beine dabei auf Schaumstoffkissen um Druckstellen zu vermeiden und das Abpressen einzelner Bereiche der Unterschenkel zu vermeiden.
- Beim Sitzen des Pflegebedürftigen, legen Sie dessen Beine auf einen gepolsterten Stuhl. Dadurch wird der Druck des Blutes „nach unten" gemindert, das Blut läuft leichter zurück.
- Bringen Sie im Bett Fußstützen an. Die Sohlen des Pflegebedürftigen müssen an diese anliegen. Fordern Sie den Pflegebedürftigen auf, immer wieder bewusst mit seinen Sohlen und Füßen gegen diesen Widerstand zu drücken. Diese regelmäßige Muskelanspannung ist nicht nur der Elastizität des Gewebes dienlich, gleichzeitig wird der Blutrückfluss erleichtert. (Die Fußstützen dürfen nur während der Übungszeit im Bett verbleiben.)

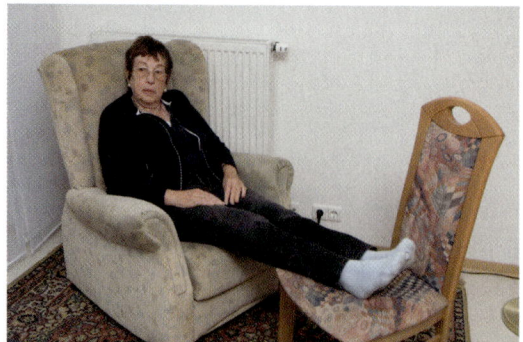

Abb. 8.16 Auch so wird der Rückstau des Blutes verhindert.

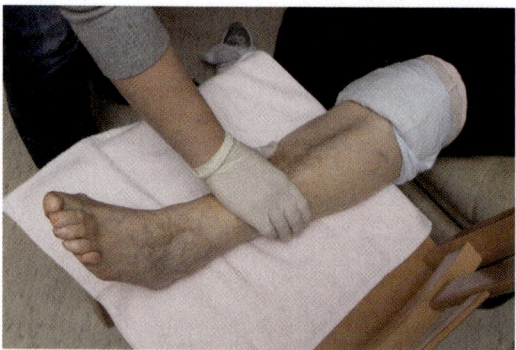

Abb. 8.17 Fetten oder ölen Sie die Beine vor einer Massage leicht ein. Beginnen Sie die Massage immer zum Herzen hin.

Massage

Eine wirkungsvolle Unterstützung zur Vermeidung von Blutgerinnseln im Bein ist die regelmäßige Massage der Beine. Beginnen Sie mit dieser im Bereich der Waden, streichen Sie die Waden zum Körper hin aus. Anschließend wiederholen Sie diese vom Körper weg gerichtet. Mit dieser Massage wird ebenfalls der Rückfluss des Blutes gefördert.

8.7 Vorbeugende Maßnahmen zur Vermeidung von Stürzen (Sturzprophylaxe)

Das wohnliche Umfeld einrichten, auf den zukünftigen (Pflege-)Bedarf ausrichten ➤ Kapitel 2

Welche Hilfsmittel bei Bewegungseinschränkung ➤ Kapitel 3.1:

Eine der größten Gefahren für den Pflegebedürftigen ist die erhöhte Sturzgefahr. Die Ursachen dafür sind sehr unterschiedlich. Der Pflegebedürftige ist nicht so sicher auf den Beinen und die Wohnung ist nicht unter der Berücksichtigung der Sturzvermeidung eingerichtet worden (z. B. gibt es Teppiche oder Ecken und keine – oder nur gefährliche – Möglichkeiten zum Festhalten). Oft ist weder dem Pflegebedürftigen noch Ihnen als Angehörige das gestiegene Risiko einer Sturzgefahr bewusst.

Neben der eingeschränkten Mobilität des Pflegebedürftigen, ist die Unsicherheit der Pflegebedürftigen oft auf das Alter oder auf Nebenwirkungen bestimmter Medikamente, z. B. Schlafmittel, zurückzuführen.

Möglichkeiten zur Sturzprophylaxe

Nur wenn alle Faktoren zur Sturzvermeidung berücksichtigt werden, kann das Sturzrisiko vermindert werden. Es ist nicht ausreichend, diese Faktoren einmal „abzuarbeiten", vielmehr ist eine ständige Überprüfung und Auseinandersetzung mit diesen erforderlich. Die Ursache dafür liegt in der sich ständig ändernden Grundsituation, die zu einer erhöhten Sturzgefahr führen. So kann sich z. B. die Mobilität des Pflegebedürftigen verschlechtern und/oder die Medikamente geändert werden.

Sturzrisiko bewusst machen

Machen Sie sich und dem Pflegebedürftigen die Gefahr eines gestiegenen Sturzrisikos bewusst. Fragen Sie das Pflegepersonal und den Hausarzt nach möglichen Nebenwirkungen von Medikamenten, die das Sturzrisiko erhöhen. Eines der häufigsten Probleme ist es, das Bewusstsein des Betroffenen für ein erhöhtes Sturzrisiko zu wecken. Dieser empfindet Maßnahmen zur Sturzprophylaxe sehr oft als einen massiven Einschnitt in seine Entscheidungs- und Bewegungsfreiheit und als eine weitere Beschneidung seiner persönlichen Freiheit.

Gefahren beseitigen

Besprechen Sie mit dem Pflegebedürftigen, wo er als Betroffener die größten Gefahren in der Wohnung

8.7 Vorbeugende Maßnahmen zur Vermeidung von Stürzen (Sturzprophylaxe)

sieht und wo und in welcher Situation er gerne eine zusätzliche technische Haltehilfe (z. B. Haltegriffe auf dem WC) hätte.

Prüfen Sie die Wohnung bzw. den Wohnbereich des Pflegebedürftigen auf Hindernisse:

- Beseitigen Sie Unebenheiten auf dem Boden, wie z. B. Schwellen, herumliegende Kabel und sonstige Stolperfallen.
- Achten Sie auf die Rutsch- und Stolpergefahr von losem Teppich oder hoch stehende Teppichecken.
- Überprüfen Sie den Bodenbelag auf seine Rutschgefahr.
- Der durch den Pflegebedürftigen genutzte Weg muss ausreichend ausgeleuchtet sein.
- Überprüfen Sie regelmäßig Haltehilfen wie Griffe auf Festigkeit.
- Die Bremsen von Roll- und Toilettenstühlen müssen grundsätzlich festgestellt sein.
- Benutzt der Pflegebedürftige eine Sehhilfe beim Gehen, diese auch auf die Sehwirkung überprüfen.
- Achten Sie auf die Eignung des Schuhwerks des Pflegebedürftigen. Er soll in seinen Schuhen einen guten Halt haben.

> **WICHTIG**
> Egal ob der Pflegebedürftige mit oder ohne fremde Hilfe geht, er muss sich auf diese Tätigkeit konzentrieren. Dies gilt auch für die Person, die ihn dabei begleitet oder hilft. Vermeiden Sie dabei Gespräche, die die Konzentration erschweren.

Mobilität fördern und erhalten

Erhalten Sie die zum Gehen und Stehen benötigte Mobilität durch gezielte Bewegungsübungen. Üben Sie dabei besonders das Anheben der Beine und die beim Gehen notwendige gerade Körperhaltung. Somit verringern Sie ein Stolpern des Pflegebedürftigen durch einen schlurfenden Gang und das Verlagern des Körpergewichtes nach vorne.

Bedenken Sie auch, dass das Gehen und Stehen für den Kreislauf eines Pflegebedürftigen belastend sein kann. Achten Sie daher immer darauf, dass der Pflegebedürftige die Möglichkeit hat, sich bei Überlastung zu setzen.

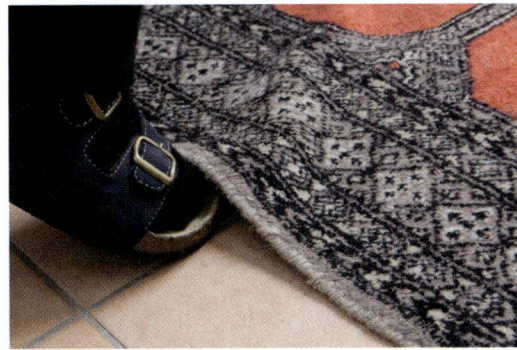

Abb. 8.18 Stolperfallen führen zu Stürzen!

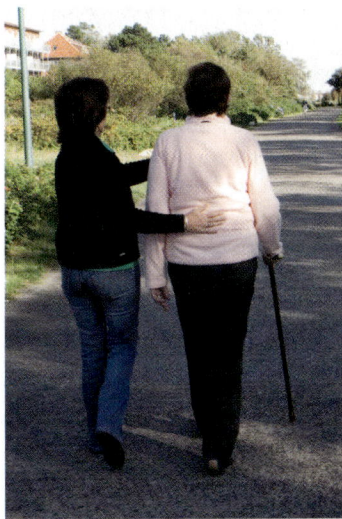

Abb. 8.19 Üben Sie immer wieder den sicheren Bewegungsablauf.

KAPITEL 9

Lagerungen

9.1 Lagerung als pflegebedingte Notwendigkeit

Bettlägerige Pflegebedürftige benötigen oft neben der Hilfe bei der Mobilität auch Unterstützung in der Bewegung generell. Sie können sich nicht mehr selbstständig im Bett drehen oder so hinrutschen, dass sie bequem liegen oder regelmäßig schmerzende Körperteile entlasten. Deshalb müssen sie regelmäßig gelagert werden.

Eine regelmäßig durchgeführte Lagerung des Pflegebedürftigen verhindert das Entstehen von Druckschmerzen und das Entstehen eines Dekubitus, dem *Wundliegen* (➤ Kap. 8.3), der häufigsten Folgeerkrankungen von Schwerkranken zu Hause.

Um dem Pflegebedürftigen keine zusätzlichen Schmerzen zu zufügen, sollten Sie die Lagerung möglichst mit einer weiteren Person durchführen.

Erklären Sie dem Pflegebedürftigen die Notwendigkeit der durchzuführenden Lagerungen.

Für alle Lagerungsarten gilt, diese möglichst bei flacher bzw. ebener Position der Körperlage des Pflegebedürftigen durchzuführen.

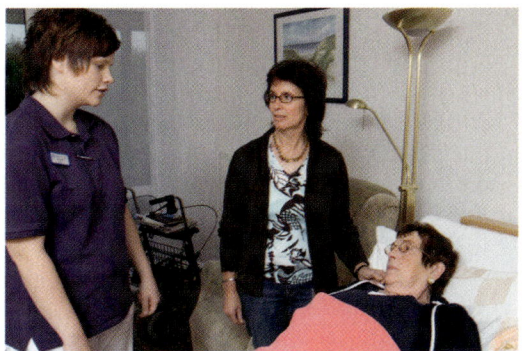

Abb. 9.1 Sprechen Sie gemeinsam mit dem Pflegebedürftigen über die Notwendigkeit und die Art der Lagerung.

9.2 Die unterschiedlichen Lagerungsarten

Die 30°-Lagerung (Schräglagerung)

Ursache für die Bildung von Druckgeschwüren ist u. a. die permanente Druckbelastung der Körperstellen, die nur mit wenig Gewebemuskulatur „abgepolstert" sind, z. B. der Steiß. Mit der 30°-Lagerung wird jeweils eine Körperhälfte entlastet.

Ausgangslage ist die Rückenlage des Pflegebedürftigen. Zur Lagerung benötigen Sie zwei große und ein kleineres Kissen.

- Knicken Sie eines der großen Kissen in der Mitte auf die Hälfte. Drehen Sie den Pflegebedürftigen mit der helfenden Person vorsichtig auf die zu lagernde Seite und legen Sie das geknickte Kissen in Rückenhöhe. Achten Sie darauf, dass die Knopfleiste des Kissens nach außen zeigt und der Pflegebedürftige nicht darauf zu liegen kommt. Die helfende Person hilft dem Pflegebedürftigen weiterhin bei der Seitenlage und verleiht ihm Sicherheit.

Tab. 9.1 Falttechnik für Laberungshilfen

Falttechnik	Abbildung	Anwendung (Beispiel)
„Brezelrolle"	➤ Abb. 9.6	Zur Lagerung von einzelnen Extremitäten, Teillagerung (Freilagerung)
„Lagerungsrolle"	➤ Abb. 9.4b	Zur Unterfütterung der Kniekehlen bei der Mikrolagerung (partielle Lagerung)
„Mehrfachfaltung"	➤ Abb. 9.4	Lagerung der Schulter

- Knicken Sie nun das andere große Kissen in der Mitte auf die Hälfte. Nehmen Sie nun das Kissen und legen dieses längs unter das erste große Kissen, um den entsprechenden Oberschenkel darauf zu lagern. Auch hier zeigt die Knopfleiste nach außen.
- Die helfende Person lässt den Pflegebedürftigen jetzt vorsichtig auf die Kissen gleiten. Sie kontrollieren dabei, ob auch alle gefährdeten Körperstellen (➤ Kap. 8.3) frei oder gut gepolstert liegen.
- Abschließend unterfüttern Sie die Schulter und den Kopf mit dem dritten, kleineren Kissen. Die Knopfleiste zeigt nach oben.
- Achten Sie darauf, dass der Arm auf der Seite, auf die gelagert wurde, frei liegt und die Schulter entlastet ist.
- Stellen Sie das Kopfteil des Bettes nach oben, bis der Pflegebedürftige angenehm liegt.
- Eine Umlagerung muss mindestens alle 2 Stunden erfolgen.

WICHTIG
- Diese Lagerungstechnik erfordert einen regelmäßigen (mind. 2-stdl.) Seitenwechsel des Körpers des Pflegebedürftigen, um eine einseitige Überlastung einer Körperhälfte zu verhindern.
- Achten Sie darauf, dass die Lagerung auch die Schulter erfasst und vermeiden Sie so die Entstehung von Dehnungsschmerzen in diesem Bereich.

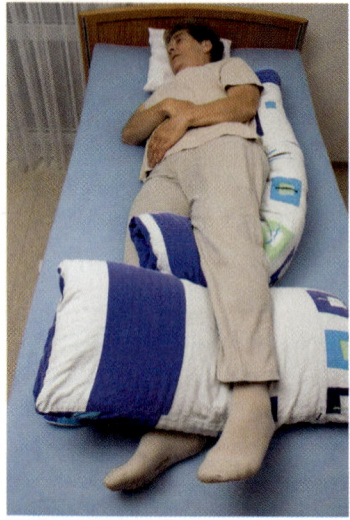

Abb. 9.2 Eine fertig gelagerte Pflegebedürftige in 30°-Lagerung.

Die 135°-Lagerung

Diese Lagerung wird in der Regel nur dann durchgeführt, wenn es bereits am Steiß und/oder am Rücken zu einer Druckgeschwürbildung (Dekubitus) gekommen ist. Sie ist sehr belastend für die Seite, auf die gelagert wird, führt aber zu einer vollkommenen Freilagerung des Rückens und des Gesäßes des Pflegebedürftigen.

Ausgangslage ist die Bauchlage des Pflegebedürftigen. Sie benötigen für die Lagerung zwei große und ein kleineres Kissen, möglichst auch einen weiteren Helfer.
- Knicken Sie ein großes Kissen auf die Hälfte. Drehen Sie den Pflegebedürftigen mit der 2. helfenden Person vorsichtig auf die zu lagernde Seite. Legen Sie das geknickte Kissen in Rückenhöhe. Achten Sie darauf, dass die Knopfleiste des Kissens nach außen zeigt und der Pflegebedürftige nicht darauf zu liegen kommt. Die 2. helfende Person bleibt eng am Bett stehen verleiht dem Pflegebedürftigen in der jetzt neuen Seitenlage Sicherheit.
- Knicken Sie nun das andere große Kissen in der Mitte auf die Hälfte. Nehmen Sie nun das Kissen und legen dieses längs unter das erste große Kissen, um den entsprechenden Oberschenkel darauf zu lagern. Auch hier zeigt die Knopfleiste nach außen.
- Die helfende Person lässt den Pflegebedürftigen jetzt vorsichtig auf die Kissen gleiten. Die Kissen müssen – im Gegensatz zur 30°-Lagerung – den Pflegebedürftigen beim Liegen auf einer Seite unterstützen.
- Abschließend unterfüttern Sie den Kopf mit dem dritten, kleineren Kissen. Die Knopfleiste zeigt nach oben.
- Achten Sie darauf, dass der Arm auf der Seite, auf die gelagert wurde, frei liegt.
- Stellen Sie das Kopfteil des Bettes nach oben, bis der Pflegebedürftige angenehm liegt.
- Das Lagerungsintervall ist individuell, je nach Eigenbewegung unterschiedlich. Früher ging man von einer Umlagerungszeit von 2 Stunden aus. Als grobe Ersteinteilung kann der Angehörige zunächst mit diesem Zeitmaß arbeiten und muss den Lagerungswechsel dann den Erfahrungen beim Pflegebedürftigen anpassen.

WICHTIG
- Achten Sie darauf, dass das geknickte Kissen unter der linken bzw. rechten Oberkörperseite nicht zu einer Einschränkung der Atmung führt.
- Lagern Sie den Kopf auf dem Kissen immer so, dass weder Mund- noch Nasenatmung behindert wird.

Die Mikrolagerung (partielle Lagerung)

Diese Lagerungsform ermöglicht eine schnelle und sanfte Druckentlastung und Lageveränderung von Kopf, Schulter, Hüfte und Fersen. Sie ist nur mit einem minimalen Bewegungsaufwand für den Pflegebedürftigen verbunden.

Ausgangslage ist die Rückenlage des Pflegebedürftigen.

Für die Lagerung eignen sich große Handtücher, Decken, Bettlacken oder Kissen.

- Falten Sie eine Decke oder ein großes Handtuch so, dass es unter die Schultern gelegt werden kann. Dieses schieben Sie dann im regelmäßigen Wechsel nach Vorgaben des Lagerungsplans unter das Becken.
- Eine zur Rolle gerollte Decke legen Sie unter die Kniekehlen. Diese Decke legen Sie dann im Wechsel in gefaltetem Zustand unter die Wadenbeine.

WICHTIG
Bei bestehenden Druckstellen im Bereich der Schultern und/oder im Bereich des Steißbeins darf diese Lagerungsform nicht angewendet werden.

Die Teillagerung (Freilagerung)

Auch Ellenbogen und Fersen sind besonders anfällig für das Entstehen von Druckstellen (Dekubitus). Diese Körperstellen können mit Hilfe von Kissen, Decken und großen gefalteten Handtüchern so gelagert werden, dass der unmittelbar gefährdete Bereich frei bleibt. Besonders geeignet zur Lagerung einzelner Extremitäten ist hier der Einsatz von „Brezelrollen" (➤ Abb. 9.6).

Falten Sie dazu ein großes Handtuch auf die notwendige Breite und rollen Sie dieses Handtuch von beiden Seiten auf. Sie erhalten nun eine perfekte Lagerungshilfe. Die Teillagerung kann auch zusätzlich zu allen anderen beschriebenen Lagerungsformen durchgeführt werden.

WICHTIG
Vermeiden Sie bei der Teillagerung (Freilagerung) zusätzlichen Druck und Beeinträchtigung der Blutzirkulation bzw. Durchblutung von umliegenden Körperstellen.

9.3 Erarbeiten eines Lagerungsplanes

Nicht jede Lagerungsform eignet sich für die unterschiedlichen Formen der Pflegebedürftigkeit.

Folgende Faktoren sind ausschlaggebend zur Festlegung der Art und des Umfangs der Lagerung, die in einem Lagerungsplan (auch Bewegungsplan genannt) festgelegt werden sollten. Diese Informationen erhalten Sie von dem Hausarzt, dem behandelnden Arzt/den Pflegenden im Krankenhaus und natürlich von Ihrem häuslichen Pflegedienst:

- Liegt eine Gefährdung zum Entstehen eines Druckgeschwüres (Dekubitus) vor?
- Besteht bereits ein Druckgeschwür? Wenn ja, wo und in welchem Stadium?
- Inwieweit ist die Mobilität des Pflegebedürftigen eingeschränkt?
- Ist der Pflegebedürftige generell, aufgrund seiner Erkrankung oder der Medikamenteneinnahme in seiner Wahrnehmung eingeschränkt?
- Welche körperlichen Einschränkungen schließen welche Lagerungsform aus?

Die meisten Antworten wissen Sie natürlich selbst am besten – wie Sie aber diese Informationen in den Lagerungsplan einbeziehen, dies können Ihnen die oben genannten Profis erklären. Werden Sie in der Pflege von einem häuslichen Pflegedienst unterstützt, so ist es am einfachsten, gemeinsam mit der Pflegekraft den Lagerungsplan zu erstellen – diese kann sowohl Ihren Angehörigen beurteilen als auch Ihre eigenen Möglichkeiten und Kapazitäten gut einschätzen.

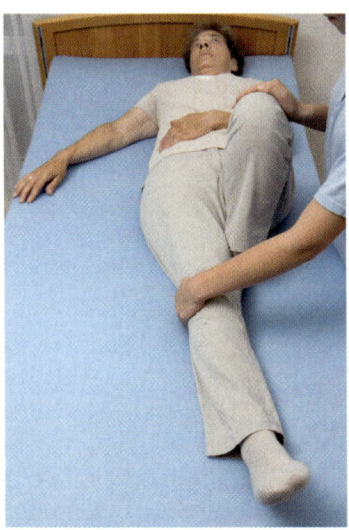
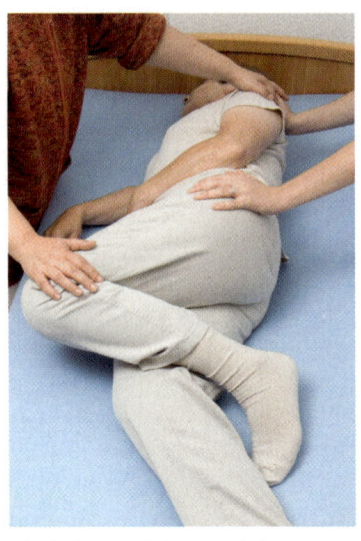

Abb. 9.3 Eine Lagerung in einzelnen Lagerungsschritten.
a) Alle Lagerungshilfsmittel aus dem Bett räumen, aber in greifbare Nähe legen. Arme wie im Bild hinlegen und das dem Angehörigen zugewandte Bein aufstellen.

c) ... Pflegebedürftigen auf die Seite drehen ...

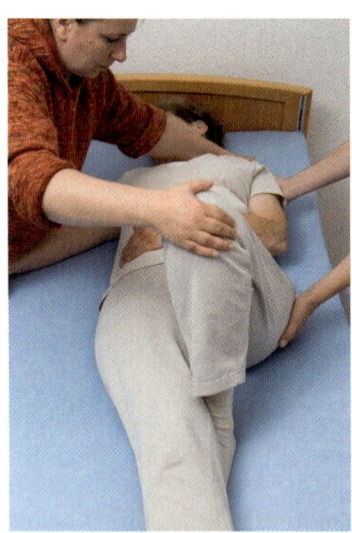
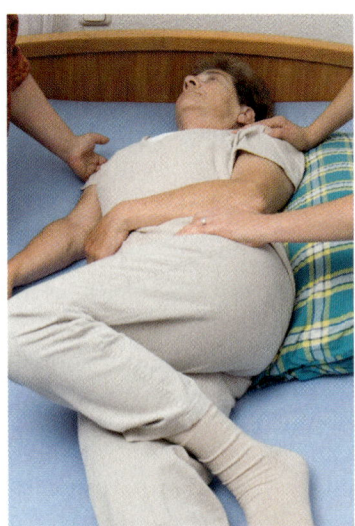

b) Den Pflegebedürftigen am besten zu zweit drehen. Einer fasst an Schulter und aufgestelltem Knie und zieht an sich ran, der andere hilft von der anderen Seite mit, indem er an Schulter und Becken schiebt ...

d) ... Kissen in den Rücken legen ...

9.3 Erarbeiten eines Lagerungsplanes

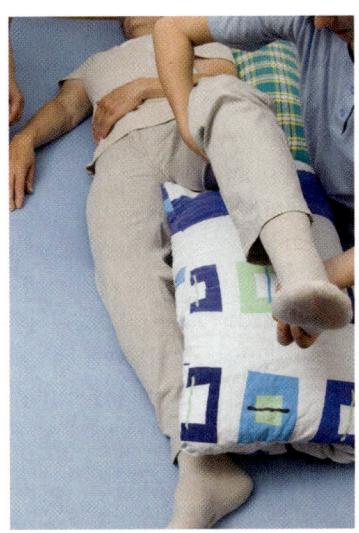

e) ... Kissen zwischen die Beine legen ...

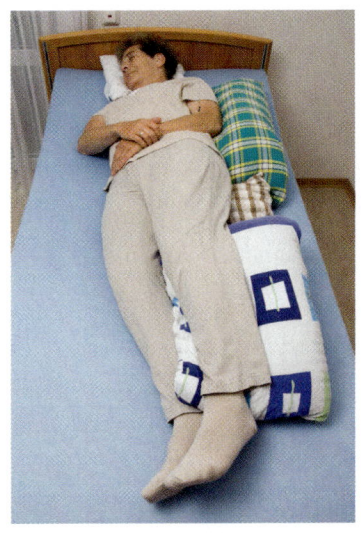

g) Der Pflegebedürftige ist fertig gelagert und kann zugedeckt werden.

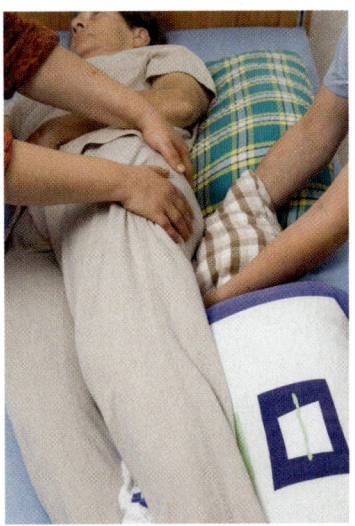

f) ... Becken mit kleinem Kissen unterstützen.

9 Lagerungen

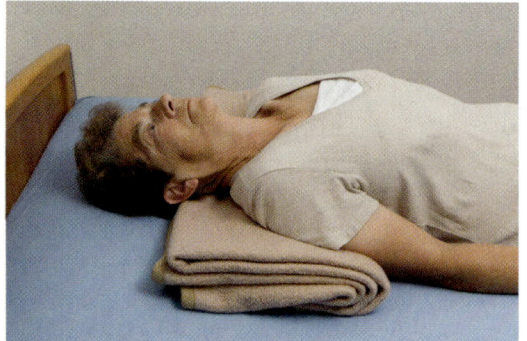

Abb. 9.4 Zur Druckentlastung bestimmter Körperstellen können Schulter und Kniekehlen im Wechsel gelagert werden.
a) Auf dem Bild ist ein Lagerungshilfsmittel unter die Schulterblätter gelegt worden.

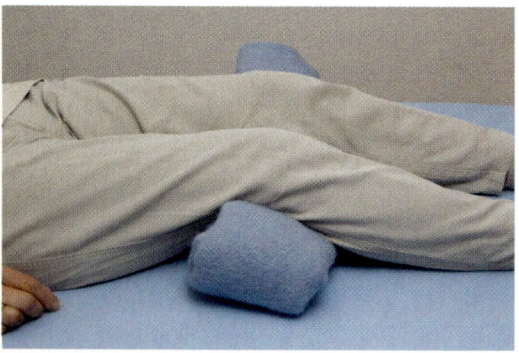

b) Unter Becken und Wadenbein wurde eine gerollte Decke gelegt. Die Lagerung muss in individuell abgestimmten Zeitabständen gewechselt werden.

Erstellen eines individuellen Lagerungsplanes

- Klären Sie vor dem Erstellen eines Lagerungsplanes mit den behandelnden Ärzten und der an der Pflege Beteiligten, z. B. ambulanter Pflegedienst, ob neben den herkömmlichen (Kissen, Decken) noch weitere Lagerungshilfen (spezielle Matratzen) notwendig sind (➤ Kap. 3.6).
- Stimmen Sie mit diesem Personenkreis die Art und den Umfang der Lagerungen ab.
- Besprechen Sie dies mit dem Pflegebedürftigen.
- Klären Sie ab, inwieweit weitere Familienangehörige Ihnen bei der Durchführung einer Lagerung helfen können.
- Nutzen Sie das Angebot des Sanitätshauses und/oder des häuslichen Pflegedienstes, mit Ihnen die unterschiedlichen Lagerungsformen zu üben.

Nachdem Sie nun alle Fragen geklärt haben, erstellen Sie einen auf den Pflegebedürftigen abgestimmten Lagerungsplan, am besten mit einem Pflegenden vom häuslichen Pflegedienst. Dieser ist für den behandelnden Hausarzt und anderen an der Pflege Beteiligten eine große Hilfe, wenn es um die Beurteilung einer Pflegeveränderung geht oder ein Krankenhausaufenthalt notwendig wird.

Tab. 9.2 Beispiel eines selbsterstellten Lagerungsplanes

Datum:	13.12.2006			
Art der Lagerung:	30°-Lagerung			
Zeitlicher Umfang:	alle 3 Stunden			
Lagerungshilfen:	Kissen, Bettdecke, Handtuch			
	12.00 Uhr	15.00 Uhr	18.00 Uhr	21.00 Uhr
durchgeführt: rechts: (r) links: (l)	X r	X l	X r	X l
	24.00 Uhr	03.00 Uhr	06.00 Uhr	09.00 Uhr
durchgeführt: X rechts: (r) links: (l)				

9.3 Erarbeiten eines Lagerungsplanes

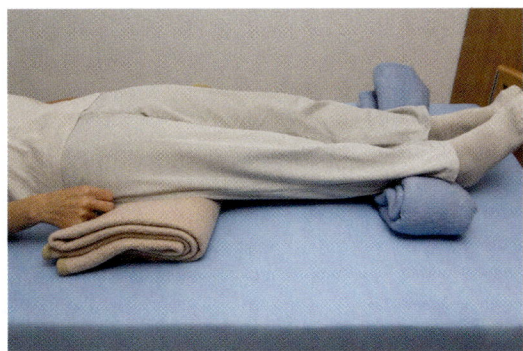

Abb. 9.5 Mit dieser Lagerung werden nun andere Körperregionen als in Abb. 9.4 entlastet.

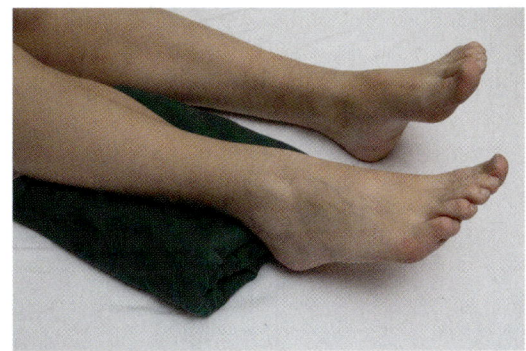

Abb. 9.6 Fersenfreilagerung unter Benutzung einer „Brezelrolle".

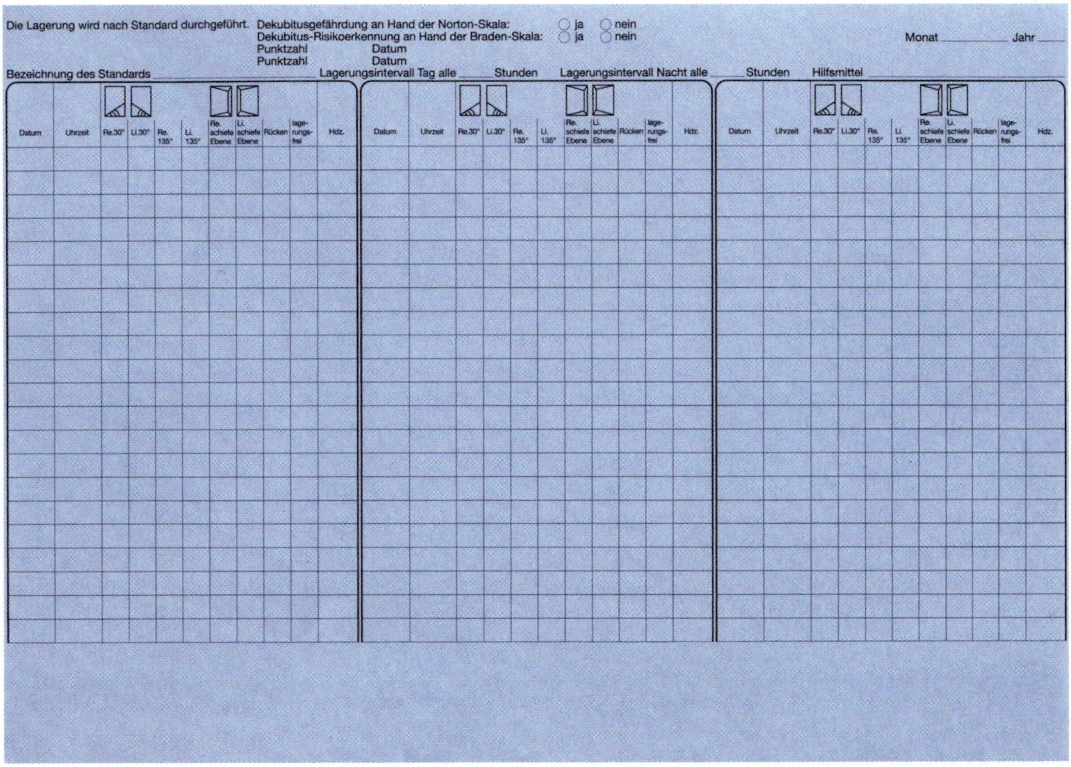

Abb. 9.7 Ihr Pflegedienst wird Ihnen gerne einen professionellen Lagerungsplan zu Verfügung stellen (© Standard Systeme GmbH, Bestell-Nr. 81.648).

KAPITEL 10

Gezielte Beobachtung des Pflegebedürftigen

Erkrankungen und Veränderungen des (Gesundheits-)Zustandes eines Pflegebedürftigen sind in aller Regel durch gezielte Beobachtungen zu erkennen. Treten erkennbare Änderungen des Allgemeinzustandes auf, kann der Pflegebedürftige erkrankt sein oder es kann ihm besser oder schlechter gehen – und die Pflegesituation verändert sich.

In der gezielten Beobachtung des Pflegebedürftigen (im Gesetzestext § 92 SGB V als Krankenbeobachtung bezeichnet) können wir zwischen offensichtlichen Merkmalen unterscheiden und zwischen Merkmalen, die durch Messungen einen Hinweis auf eine Veränderung des (Gesundheits-)Zustandes geben.

10.1 Die offensichtlichen Merkmale

Das psychische Befinden

- Änderung des Verhaltens ohne ersichtlichen Grund.
- Gesteigerter oder nachlassender innerer Antrieb.
- Veränderte Aktivitäten in den Bereichen des täglichen Lebens.
- Nachlassen oder Veränderung der Interessen.
- Veränderte Schlafgewohnheit, z. B. zu- oder abnehmendes Schlafbedürfnis, Ein- und Durchschlafprobleme.

Die Sinnesorgane

- Änderung des Sprachverhaltens oder -vermögens.
- Veränderung der Stimme.
- Einseitiges oder beidseitiges Nachlassen des Gehörs.
- Verschlechterung oder Beeinträchtigung des Sehens.
- Nachlassen der Sensibilität in den Fingerspitzen beim Tasten.

Die Haut

- Veränderung der Farbe.
- Zunehmende Feuchtigkeit oder Trockenheit.
- Veränderte Wundheilung bei Hautdefekten.
- Bildung von Pusteln und/oder Hautrötungen.

Das Bewusstsein

- Zunehmende Desorientiertheit, zur Zeit, zum Ort und/oder zur Situation, zur eigenen Person.
- Eintrübung des Bewusstseins. Der Pflegebedürftige reagiert verlangsamt auf Ansprache und/oder Geräuschreize.
- Abnehmende Reaktion auf Schmerzreize.
- Bewusstlosigkeit, der Pflegebedürftige reagiert auf nichts mehr.

> **WICHTIG**
> Beobachten Sie eine dauerhafte Veränderung der offensichtlichen Merkmale bei Ihrem Pflegebedürftigen, so zögern Sie bitte nicht, den Pflegedienst und/oder Ihren Hausarzt zu informieren. Oft ist es ein Hinweis auf medizinische Veränderungen oder die Pflege muss an den neuen Zustand des Pflegebedürftigen angepasst werden.

10.2 Die messbaren Veränderungen (Vitalfunktionen)

Beobachtung und Messung der Körpertemperatur

Eine veränderte Körpertemperatur ist oft ein Hinweis auf einen stattfindenden Krankheitsprozess des menschlichen Körpers. Einfachstes Beispiel ist, dass bei Fieber oft eine Infektion vorliegt.

Allerdings kann sich die Körpertemperatur auch bei direkter Einwirkung äußerlicher Einflüsse verändern. Sie kann z. B. bei einem Wärmestau steigen, der durch eine zu dicke oder zu luftundurchlässige Decke verursacht wird oder z. B. wenn der Pflegebedürftige einen zu dicken Pullover bei hohen Lufttemperaturen trägt.

Dagegen kann z. B. der zu lange Aufenthalt in kühlem oder kaltem Wasser die Körpertemperatur absenken.

Hier einige Richtwerte:
- Die normale Körpertemperatur beträgt in der Regel zwischen 36 und 37 °C.
- Beträgt die Temperatur 37–38 °C, spricht man von einer erhöhten Temperatur.
- Bei einer Temperatur von mehr als 38 °C sprechen wir von Fieber.
- Temperaturen von mehr als 40 °C sind lebensbedrohend.

Möglichkeiten der Temperaturmessung

Haben Sie das Gefühl, dass die Körpertemperatur des Pflegebedürftigen verändert ist, weil er z. B. eine Infektion hat, so sollten Sie dazu die Temperatur des Pflegebedürftigen messen. Dazu gibt es mehrere Möglichkeiten, die hier aufgeführt werden.

In den meisten Haushalten gibt es handelsübliche Steckthermometer, die zur Temperaturmessung verwendet werden können. Im Gegensatz zu früher sind diese nicht mehr mit Quecksilber gefüllt, sondern mit einer alkoholischen Lösung. Diese Flüssigkeit dehnt sich bei Wärme aus und zeigt so auf einer Skala die Höhe der Temperatur an.

Beliebt sind auch Digitalthermometer, die schneller messen und das Ende der Messung oft mittels eines Pieptons anzeigen.

Um das Thermometer nicht unnötig zu beschmutzen, vor allem bei Messungen im Anus, kann es vor der Messung in eine Schutzhülle gesteckt werden. Diese gibt es in Apotheken und Sanitätshäusern zu kaufen.

ACHTUNG
Wenn Sie noch in Besitz eines alten, mit Quecksilber gefüllten Steckthermometers sind, bringen Sie dieses in die Apotheke zur Entsorgung. Die Gefahr, dass das gefährliche Quecksilber freigesetzt wird, sollte das Thermometer zerbrechen, ist groß.
Sollte ein Quecksilberthermometer zerbrechen, dann darf das ausgetretene Quecksilber nicht mit der Haut in Kontakt kommen. Am besten wird es aufgekehrt, in ein Glas gekippt, das gut verschlossen zu einem Giftmobil gebracht wird.
Sie erkennen eine Quecksilberfüllung des Thermometers daran, dass die Anzeigesäule auf der Skala silberfarben ist. Dagegen ist die Anzeigesäule neuerer Geräte rot, blau oder grün.

Die Messung in der Leiste

Bei der Messung in der Leiste wird das Thermometer in die im Liegen entstehende Falte der Leiste eingelegt. Diese Art der Messung wird meist bei Pflegebedürftigen durchgeführt, deren Mobilität stark eingeschränkt ist oder die im Bett liegen und dort versorgt werden. Ebenso bietet sich diese Art der Messung auch bei stark abgemagerten Patienten an. Durch die Gewichtsreduktion haben sich Falten in der Leiste gebildet, an denen eine Messung gut erfolgen kann.

Das in einer dünnen Schutzhülle gesteckte Thermometer wird eingefettet und im Übergang zwischen Oberschenkel und dem Geschlechtsteil eingeklemmt. Durch die Schutzhülle muss das Thermometer nicht ständig gereinigt werden, die Einfettung erspart dem Pflegebedürftigen beim Herausnehmen das „unangenehme Ziepen" bzw. Zwickgefühl. Achten Sie nun darauf, dass der Oberschenkel möglichst eng anliegt und das Steckthermometer nicht herausrutschen kann. Belassen Sie das Thermometer bis zu einer sicheren Temperaturbestimmung ca. 5 Minuten in der Leiste.

10.2 Die messbaren Veränderungen (Vitalfunktionen)

Die Messung in der Achselhöhle

Die häufigste Methode zu Hause ist die Temperaturmessung in der Achselhöhle.

Achten Sie zunächst darauf, dass die Achselhöhle des Pflegebedürftigen frei von Schweiß oder anderer Feuchtigkeit ist, um die sonst durch die entstehende Verdunstungskälte falsche Temperaturanzeige zu vermeiden.

Das Thermometer wird in der Achselhöhle platziert und der Arm muss während der Messung eng an den Oberkörper gepresst werden. Eine zu kurze Messzeit wird vermieden, wenn Sie das Thermometer 5 Minuten in der Messposition belassen.

Die Messung im After

Zur Temperaturmessung im After muss sich der Pflegebedürftige auf die Seite drehen. Führen Sie das – ggf. in einer Schutzhülle steckende und eingefettete Thermometer – ca. 2,5–3 cm in den Anus ein. Achten Sie darauf, dass sich die Körperlage des Pflegebedürftigen während der Messung nicht verändert, damit das Thermometer nicht verrutscht. Keinesfalls darf der Pflegebedürftige sich wieder auf den Rücken legen, da die Verletzungsgefahr zu hoch ist.

Nach der dreiminütigen Messung entweder die Schutzhülle des Thermometers entfernen oder das Thermometer gut abwaschen und wenn möglich desinfizieren.

Die Messung unter der Zunge

Wenn die Temperatur des Pflegebedürftigen im Mund gemessen wird, so ist die Verwendung eines digitalen Thermometers empfehlenswert. Bei diesem besteht nicht die Gefahr, dass es zerbricht, sollte der Pflegebedürftige aus Versehen zubeißen.

Zur Messung steckt der Pflegebedürftige das Thermometer in den Mund und legt es unter die Zunge. Während der gesamten Messung muss die Zunge eng am Messkopf des Thermometers liegen. Der Pflegebedürftige soll – um die Lage des Thermometers nicht zu verändern – während der Zeit der Messung (5 Minuten) nicht sprechen.

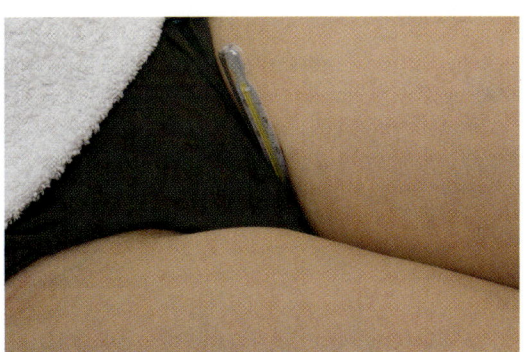

Abb. 10.1 Temperaturmessung in der Leiste.

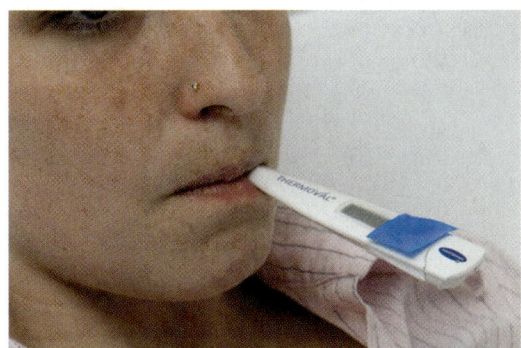

Abb. 10.3 Temperaturmessung unter der Zunge.

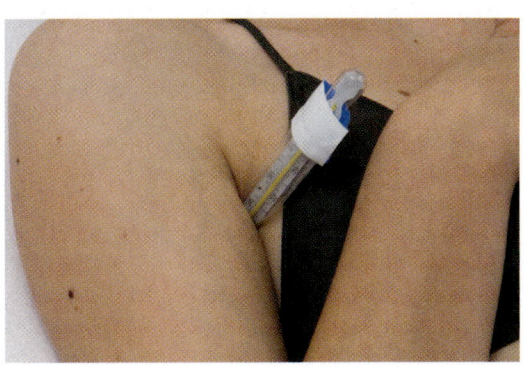

Abb. 10.2 Temperaturmessung in der Achselhöhle.

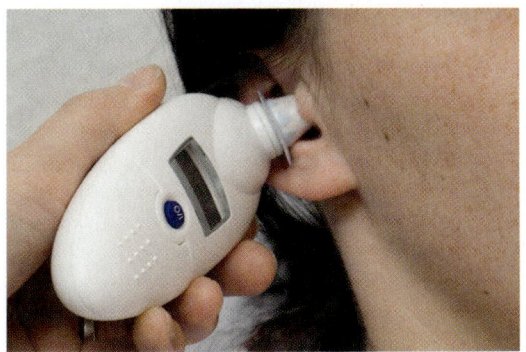

Abb. 10.4 Temperaturmessung mit Ohrthermometer.

10 Gezielte Beobachtung des Pflegebedürftigen

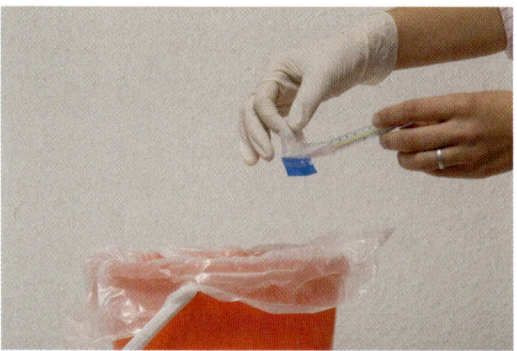

Abb. 10.5 Entsorgung der Schutzhülle eines Thermometers.

Bei an Demenz erkrankten oder verwirrten Pflegebedürftigen sollte die sublinguale Messung möglichst nicht stattfinden, insbesondere nicht mit einem Thermometer aus Glas. Die Gefahr, dass der Pflegebedürftige das Thermometer zerbeißt, ist hier zu groß.

Die Messung im Ohr

Noch relativ neu ist die Temperaturmessung im Ohr. Dazu benötigt man spezielle, in Apotheke, Sanitätshaus oder Elektrofachhandel erhältliche Geräte.

Das Thermometer wird mit einer Schutzhülle überzogen und in die Ohrmuschel des Pflegebedürftigen gehalten. Innerhalb von ein paar Sekunden zeigt es die Temperatur an.

Allerdings schwanken die Temperaturangaben dieser Thermometer von Messung zu Messung oft sehr stark.

Nach der Messung

Schutzhüllen nach jeder Messung entsorgen. Anschließend erfolgt die Reinigung des Thermometers, z. B. mit Alkohol. Glasthermometer werden durch kurzes Schütteln wieder auf die 0 °C-Anzeige gebracht und anschließend „fallsicher" aufbewahrt.

> **WICHTIG**
> Thermometer niemals mit Zuhilfenahme von heißem Wasser reinigen.

Die Pulsmessung

Fühlt sich der Pflegebedürftige unwohl, so können Sie seinen Puls kontrollieren. Dies ist eine leicht durchzuführende Maßnahme. Die dabei ermittelte Beobachtung könnte z. B. eine wichtige Information für den Hausarzt sein, falls Sie diesen im weiteren Verlauf anrufen müssen.

Bei der Pulsmessung wird die Häufigkeit der Herzschläge gezählt. Neben der Anzahl der einzelnen Pulsschläge wird auch die Härte der Pulsschläge bewertet. Anhand der Pulsmessung lassen sich Rückschlüsse auf Blutdruck und Anzahl der Herzschläge ableiten und ob das Herz regelmäßig schlägt.

Die Pulsqualität kann Folgendes aussagen:
- Harte Pulsschläge deuten auf einen erhöhten Blutdruck hin.
- Weiche Pulsschläge sind ein Zeichen für einen niedrigen Blutdruck.
- Die Anzahl (Frequenz) der Pulsschläge zeigt uns die Häufigkeit des Herzschlages.
- Die Regelmäßigkeit des Pulsschlages lässt auf den Regelmäßigkeit des Herzschlages schließen.

Die endgültige Beurteilung der Pulsqualität erfolgt durch den Hausarzt oder das Pflegepersonal, da es keine generelle Festlegung für Anzahl und Pulsqualität gibt. Dies liegt an dem jeweiligen Zustand des einzelnen Pflegebedürftigen und seine Vorerkrankungen. Werte, die für den einen Pflegebedürftigen als normal angesehen werden können, würden bei einem anderen Pflegebedürftigen bereits eine Notfallsituation signalisieren.

> **WICHTIG**
> **Wann sollten sie sich sorgen?**
> In aller Regel können mehr als 120 Pulsschlägen pro Minute über einen länger anhaltenden Zeitraum als ein Zeichen für eine starke Belastung von Herz und Kreislauf gedeutet werden. Auch wenn der Pulsschlag sehr unregelmäßig ist oder kaum spürbar, sollten Sie den Hausarzt oder den Pflegedienst zur Abklärung der Situation umgehend informieren.

Durchführung der Pulsmessung

Die Pulstätigkeit wird mit dem Zeige- und Mittelfinger ertastet. Legen Sie diese beiden Fingerspitzen zusammen auf die Stelle, die in der Regel für eine Pulsmessung geeignet ist (➤ Abb. 10.6, 10.7). Drücken Sie nicht zu fest, da Sie dann lediglich ihren eigenen Puls spüren.

Ist wiederum der Druck ihrer Fingerendglieder zu schwach, werden Sie den Puls des Pflegebedürftigen nicht spüren.

Zählen Sie die Pulsschläge für 15 Sekunden und multiplizieren Sie das Ergebnis mit vier. So erhalten Sie den Pulswert in der Minute. Ist der Puls sehr unregelmäßig, sollten Sie den Puls eine gesamte Minute lang zählen.

Am Handgelenk
Um die Stelle zu finden, fühlen Sie erst die Muskelsehne in der Mitte des Handgelenks und lassen Sie die Finger langsam nach außen, also zur Daumenseite des Handgelenks gleiten. Vor dem Knochen ist eine kleine Kuhle, in der die Arterie entlangläuft. In dieser Kuhle lässt sich der Puls gut tasten.

An der Halsschlagader
Um die Halsschlagader zu tasten, ziehen Sie bei geradeaus gerichtetem Kopf des Pflegebedürftigen eine gedachte gerade Linie vom Beginn der Unterkieferkrümmung in Richtung des Halses. An dieser Stelle lässt sich der Puls besonders einfach und deutlich ertasten. Allerdings wir dies von vielen Pflegebedürftigen als eine unangenehme Stelle erlebt und kann bei unsachgemäßer Durchführung (zu festem Drücken) zu einer Unterbrechung oder Reduzierung der Blutversorgung im Gehirn führen. Deshalb sollten Sie besser am Handgelenk den Puls messen.

Die Blutdruckmessung

Der Blutdruck macht eine Aussage über die Kraft, mit der das Blut auf die Gefäßwand der Arterien und Venen Druck ausübt. Ist der Blutdruck hoch, so wird viel Kraft ausgeübt, ist der Blutdruck niedrig, wird wenig Kraft ausgeübt.

Wenn viel Kraft ausgeübt wird, der Blutdruck also hoch ist, muss dass Herz auch mehr arbeiten, weil es das Blut mit einem höheren Kraftaufwand in den Körper pumpt.

Grundsätzlich gilt auch hier, dass eine konkrete Aussage zu den Ergebnissen der Blutdruckmessung eine ärztliche oder pflegerische Ausbildung erfordert.

Dabei sind Grunderkrankungen, eingenommene Medikamente, das Alter und die Lebensgewohnheiten des Pflegebedürftigen nur einige der Faktoren, die direkten Einfluss auf Messergebnisse haben.

Blutdruckmessgeräte, insbesondere automatische Messgeräte, gibt es in Apotheken, Sanitätshäuser, Drogeriemärkten und in Elektrofachgeschäften in unterschiedlicher Qualität und Preisen zu kaufen. Dabei wird – einem Armband ähnlich – eine Manschette mit Klettverschluss und einem Sensor über der Pulsgegend (➤ Abb. 10.8) am Unterarm angelegt.

Die Fehlerquote der festgestellten Werte bei einer selbst durchgeführten Blutdruckmessung mit diesen Handgelenksmanschetten durch Laien ist allerdings sehr hoch. Oft sorgen diese Werte für eine große Beunruhigung des Pflegebedürftigen und der pflegenden Angehörigen. Deshalb sollten Sie genau den Anweisungen des Gerätes folgen und im Zweifel einfach noch einmal messen, bevor die Pflegebedürftigen z. B. ein blutdrucksenkendes Mittel einnehmen (das möglicherweise den Blutdruck dann zu stark senkt und mit einem Notarzteinsatz endet).

Lassen Sie sich auch von einer Pflegenden des Pflegedienstes, Ihrem Hausarzt oder im Sanitätshaus die Messung noch einmal genau erklären.

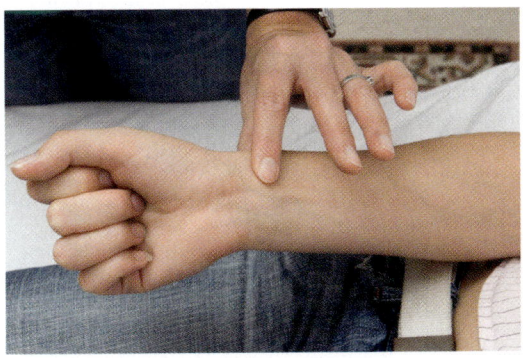

Abb. 10.6 Messung des Pulses am Handgelenk.

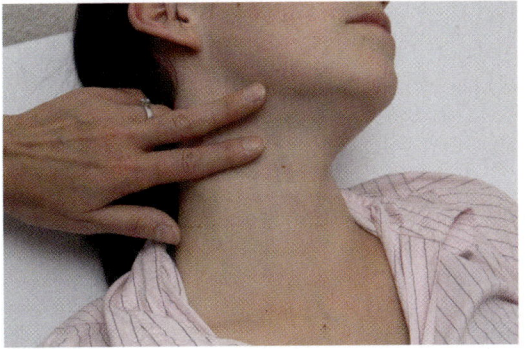

Abb. 10.7 Pulsmessung an der Halsschlagader.

Fragen Sie diese auch nach möglichen Ursachen von Messfehlern.

> **WICHTIG**
> Der Einsatz von automatischen Blutdruckmessgeräten erfordert eine gründliche Vorbereitung der Messsituation: Der Pflegebedürftige muss sich in der korrekten Sitzhaltung befinden, der Arm muss richtig angewinkelt sein (und meist muss sich das Messgerät auf der Herzhöhe des Pflegebedürftigen befinden), die Umgebung des Pflegebedürftigen sollte ruhig und entspannt sein.
> Deshalb – lesen Sie die Packungsbeilage sorgfältig, lassen Sie sich das Blutdruckmessen von Fachkräften zeigen und messen Sie bei auffälligen Werten besser noch einmal mehr, um das Messergebnis zu überprüfen.

Wegen der Häufigkeit von Messfehlern dürfen Ärzte ihre Verordnungen nicht aufgrund von Werten treffen, die durch Laien erhoben wurden. In aller Regel können deshalb die von Laien festgestellten Blutdruckwerte von Hausarzt und Pflegedienst nicht verwertet werden. Der Arzt darf nur aufgrund der vom Fachpersonal gemessenen Werte Therapieentscheidungen treffen.

Wird aufgrund einer Erkrankung des Pflegebedürftigen die regelmäßige Kontrolle des Blutdrucks notwendig, so lassen Sie dies am besten durch einen häuslichen Pflegedienst durchführen. Bitten Sie Ihren Hausarzt, Ihnen ein Rezept für diese Maßnahme auszustellen – die Messung des Blutdruckes ist, bei entsprechender Erkrankung, Teil der Leistungen der gesetzlichen Krankenkassen.

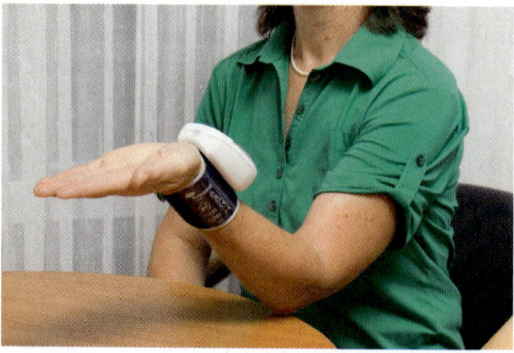

Abb. 10.8 ACHTUNG: Unbedingt die Bedingungen zu einer korrekten Blutdruckbestimmung einhalten! Lesen Sie die Packungsanleitung und lassen Sie sich anleiten. Im Zweifelsfall Pflegedienst oder Hausarzt zu Rate ziehen. Niemals zur „Selbstbehandlung" greifen!

Wenn Sie selbst die Blutdruckmessung durchführen wollen, so können Sie sich auch das „klassische" Blutdruckmessen beibringen lassen. Dazu benötigen Sie die Oberarmmanschette mit Manometer und ein Stethoskop. Entweder der Pflegedienst oder Ihr Hausarzt zeigt Ihnen wie es geht.

Durchführung der Blutdruckmessung

- Versichern Sie sich, dass in der Manschette keine Restluft ist. Legen Sie die Manschette über den linken Oberarm an. Achtung – auch bei der Wahl des Armes gibt es Ausschlusskriterien – z. B. sollte bei Frauen nach einer Brustamputation niemals an dem Arm der operierten Seite gemessen werden oder bei dialysepflichtigen Menschen niemals am Shuntarm. Wichtig ist, dass Sie die Messung immer am selben Arm durchführen.
- Stecken Sie die beiden Hörnchen des Stethoskops in ihre Ohren.
- Schließen Sie nun das Luftablaufrädchen oberhalb der Pumpblase.
- Pumpen Sie die Manschette bis zur Messanzeige 200 der Skala auf. Bei Pflegebedürftigen mit sehr hohem Blutdruck müssen Sie ggf. höher aufpumpen.
- Die Messmembrane des Stethoskops wird nun in der Armbeuge mit den Fingern der linken Hand fixiert.
- Öffnen Sie nun etwas die Luftablaufschraube des Gerätes und lassen Sie langsam die Luft aus der Manschette. Der obere Wert des Blutdrucks (die Systole) ist der Wert, bei dem Sie über das Stethoskop das erste Mal das Klopfen des Herzens hören. Beobachten Sie deshalb beim Luftablassen die Messskala. Sie erkennen den Wert auch an einem leichten Ausschlagen des Zeigers auf der Messskala.
- Lassen Sie solange die Luft aus der Manschette, bis der Pulsschlag nicht mehr zu hören ist. Gleichzeitig hört auch das Ausschlagen des Messzeigers auf der Messskala auf. Sie haben nun den unteren Wert (diastolischen) Wert des Blutdruckes ermittelt.
- Lassen Sie nun die Luft gänzlich aus der Blutdruckmanschette, entfernen Sie diese vom Oberarm des Pflegebedürftigen und schließen Sie nun das Luftablaufrädchen.

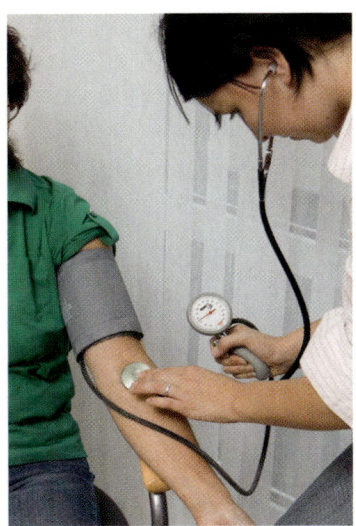

Abb. 10.9 Im Zweifelsfall durch Pflegedienst und/oder Arzt durchführen lassen. Wichtig!

- Schreiben Sie nun die beiden ermittelten Werte auf, zuerst den höheren (systolischen) Wert, daneben den diastolischen Wert. Beispiel: 120/80mmHg.
- Legen Sie dem Arzt und/oder dem Pflegedienst die ermittelten Werte für eine weitere Auswertung vor.
- Blutdruckmessungen erfolgen möglichst am (herznahen) linken Oberarm. Ausschlusskriterien mit dem Hausarzt oder dem Pflegedienst besprechen.
- Achten Sie darauf, dass die Messung immer in derselben Position des Pflegebedürftigen durchgeführt wird (z. B. immer im Sitzen oder immer im Liegen).
- Messen Sie niemals mehrmals kurz hintereinander am selben Arm.
- Achten Sie darauf, dass der Pflegebedürftige ruhig und gleichmäßig atmet.
- Die Finger des Pflegebedürftigen müssen während der Messung entspannt sein, sie sollen sich während der Messung nicht bewegen.
- Während der Messung sollen der Pflegebedürftige und der Messende nicht sprechen.
- Achten Sie für die Zeit der Messung auf eine ruhige, von Nebengeräuschen freie Umgebung.

Die Atmung

Zur Kontrolle der Atmung können Sie zum einen die Anzahl der Atemzüge pro Minute (Atemfrequenz) zählen. Beobachtet werden der Atemrhythmus und die Atemqualität.

Viele Grunderkrankungen oder Alterserscheinungen äußern sich unter anderem durch eine veränderte Atmung, z. B. schnell auftretende Kurzatmigkeit oder leichtes Schnaufen. Dies sind dann nicht akute Veränderungen der Atmung, die auf eine neue Erkrankung des Pflegebedürftigen hinweisen.

Sie als pflegender Angehöriger kennen die Atmung (mit allen Eigenheiten) des Pflegebedürftigen meist am besten und können auch ungewöhnliche Veränderungen in der Atmung leicht feststellen. Dies gilt meist auch für den Hausarzt und Pflegende des Pflegedienstes.

Die Atemfrequenz

Ein Erwachsener führt in der Minute durchschnittlich 10–20 Atemzüge durch.

Ist der Körper in einer Stresssituation, z. B. bei Hitze oder körperlicher Anstrengung, erhöht sich die Anzahl der durchgeführten Atemzüge. Diese pendeln sich wieder bei einem Normalmaß ein, wenn der Körper wieder zur Ruhe kommt.

Während des Schlafes verringert sich die Atemfrequenz.

Allerdings kann eine niedrige Atemfrequenz auch durch Vergiftungen (z. B. mit Schlafmittel, Alkohol), einem Schädeltrauma oder durch eine massive Unterkühlung verursacht werden.

Sehr häufig kommt es bei Pflegebedürftigen zu einem krankheitsbedingten Anstieg der Atemfrequenz. So steigt die Anzahl der Atemzüge, wenn der Pflegebedürftige z. B. an einer Lungenentzündung, Fieber, einer akuten Herzerkrankung oder einer ausgeprägten Anämie (Mangel an roten Blutfarbstoff oder Blutkörperchen) erkrankt ist.

Die hohe Atemfrequenz wird in der Regel von dem Gefühl einer bestehenden Atemnot begleitet. Zudem sind bei einer beschleunigten Atmung körperliche und psychische Begleiterscheinungen am Pflegebedürftigen zu beobachten:

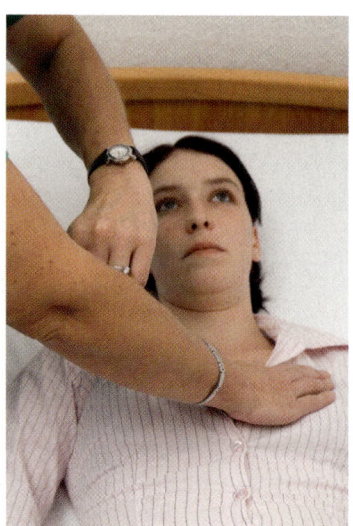

Abb. 10.10 Ermitteln Sie die Atemzüge pro Minute.

- Eine veränderte, meist blässliche Hautfarbe.
- Die Lippen und die Fingerspitzen sind bläulich verfärbt.
- Ein meist starkes und kaltes Schwitzen.
- Eine ausgeprägte starke körperliche Unruhe.
- Angst- und Panikgefühl.

Beim Auftreten dieser Symptome sollten Sie umgehend den Hausarzt und/oder sogar den Notarzt informieren.

Der Atemrhythmus

Der Atemrhythmus beschreibt die Regelmäßigkeit der durchgeführten Atemzüge. Eine Unregelmäßigkeit der Atmung äußert sich oft zusätzlich durch unterschiedlich starke Atemzüge und Atempausen.

Ursache für eine unregelmäßige Atmung ist oft eine akute psychische Belastung oder starke Schmerzen des Pflegebedürftigen. Diese unregelmäßige Atmung kann bis zu einer gesamten An- und Verspannung des Körpers führen (er „vergisst zu atmen").

Eine geringe bzw. ungenügende Atmung führt im Körper zu einem Abfall des Sauerstoffgehaltes. Auch ein sich reduzierender Sauerstoffbedarf des Körpers bei Sterbenden kündigt sich durch zunehmende Atempausen an.

Wird dem Körper durch eine verstärkte und beschleunigte oberflächliche Atmung zu viel Sauerstoff zugeführt, kommt es oft zu einer **Hyperventilation**. Dabei kommt es zu einer Störung der Wahrnehmung bis hin zu einer kurzen Bewusstlosigkeit. Zu erkennen ist eine akute Hyperventilation an der „Pfötchenstellung" der Hände. Auslöser für eine Hyperventilation sind in der Regel psychische Ursachen, z. B. starke Erregungs- und Angstzustände.

Die Hyperventilation war schon im Mittelalter (bis hin in die Neuzeit) eine beliebte Methode der „feinen Damen", passend zur Situation – durch eine starke und schnelle Atmung ausgelöst – in eine „Ohnmacht" zu fallen. Die darauf folgenden Notfallmaßnahmen wie das Riechen an Riechsalzen und Ammoniak ließ den Damen dann die Luft „weg bleiben", was wieder zu einer Normalisierung des Sauerstoffgehaltes im Körper führte und die Ohnmacht beendete.

Die Atemqualität

Neben dem Geruch des Atems und der Atmungstiefe werden hierbei auch die Atemgeräusche mit erfasst.

Der Atemgeruch

Der unterschiedliche Geruch der Ausatmung lässt in der Regel auf bestehende Krankheitsprozesse schließen:

- **Fäulnisgeruch:** Diesen Geruch deutet auf einen Zerfallsprozess innerhalb des Atmungsbereiches hin. Er ist daher oft bei Bronchial- und Lungenkrebs wahrzunehmen.
- **Eitergeruch:** Der süßlich fade Geruch entsteht bei bakteriellen Infektionen im Mund-, Rachen- und Bronchialbereich. Dies sind z. B. eine eitrige Mandelentzündung oder eine eitriges Bronchitis.
- **Uringeruch:** In der Regel weist dieser Geruch auf ein beginnendes bzw. bestehendes Nierenversagen hin.
- **Acetongeruch:** Dieser Geruch wird als fruchtig, obstig wahrgenommen. Er entsteht beim krankheitsbedingten Abbau von körpereigenen Fettreserven, bedingt durch einen tagelangen Hungerzustand. Er entsteht ebenfalls bei einem diabetischen Koma.
- **Ammoniakgeruch:** Bei der Wahrnehmung dieses Geruches ist von einer krankhaften Beeinträchtigung der Leber auszugehen, die als Entgiftungsorgan Ammoniak nicht mehr verarbeiten kann.

Die Atemgeräusche

Viele Erkrankungen haben eine direkte und indirekte Auswirkung auf die Atmung. So weisen auch unterschiedlichen Atemgeräusche in der Ein-/oder Ausatmung auf bestehende Erkrankungen hin.

- **Pfeifendes Atemgeräusch:** Diese Atemgeräusche entstehen beim Ein- und/oder Ausatmen und weisen auf eine Verengung in den Atemwegen hin. Verursacht werden können diese z. B. durch eine massive Schleimproduktion, durch einen Fremdkörper oder durch ein Anschwellen der Schleimhäute. Ebenfalls sind Asthma und eine chronische Bronchitis oftmals Ursache eines pfeifenden Atemgeräusches.
- **Rasselgeräusche:** Diese weisen oft auf eine Flüssigkeitsansammlung in den Luftwegen hin, können aber auch bei Asthma oder einer chronischen Bronchitis entstehen.

WICHTIG
Werden bei der Atmung Auffälligkeiten wahrgenommen, ist umgehend zu prüfen, ob eine akute Atemnot vorliegt. Liegt eine akute Atemnot vor, müssen auch Sie als pflegender Angehörige **umgehend** handeln.

Sofortmaßnahmen bei akuter Atemnot

- Sorgen Sie für eine Zufuhr von frischer Luft.
- Prüfen Sie, ob eng anliegend Bekleidung die freie Atmung des Pflegebedürftigen erschwert und entfernen Sie diese bzw. öffnen diese.
- Sorgen Sie dafür, dass der Oberkörper hoch gelagert wird.
- Achten Sie darauf, dass keine Fremdkörper, z. B. Speisereste, im Mund des Pflegebedürftigen sind.
- Kontrollieren Sie die Bewusstseinslage des Pflegebedürftigen.
- Wirken Sie beruhigend auf den Pflegebedürftigen ein.
- Versuchen Sie die eigene Aufregung zu kontrollieren, um den Pflegebedürftigen nicht zusätzlich zu beunruhigen.
- Nach Durchführung dieser Maßnahmen informieren Sie den Hausarzt und/oder den Pflegedienst.
- Bei Eintritt einer akuten Lebensbedrohung benachrichtigen Sie umgehend den Rettungsdienst.

Die Flüssigkeitsaufnahme

Gravierender als eine zu geringe Nahrungsaufnahme ist die zu geringe Flüssigkeitsversorgung für unseren Körper. Während der Organismus notfalls eine absehbare Zeit mit zu wenig Nahrung oder einer reduzierten Nahrungsaufnahme noch relativ gut funktioniert, benötigt er für seine Funktion eine regelmäßige und ausreichende Versorgung mit Flüssigkeit.

Der Organismus benötigt über den Tag verteilt mindestens 2,5–3 Liter Flüssigkeit. Die Menge kann unter Umständen auch höher sein, z. B. bei Fieber, starkem Schwitzen oder Durchfällen.

Eine ungenügende Flüssigkeitsversorgung führt unweigerlich zu Organschäden. So ist eine massive Nierenschädigung die Folge einer zu geringen oder ausbleibenden Flüssigkeitsversorgung.

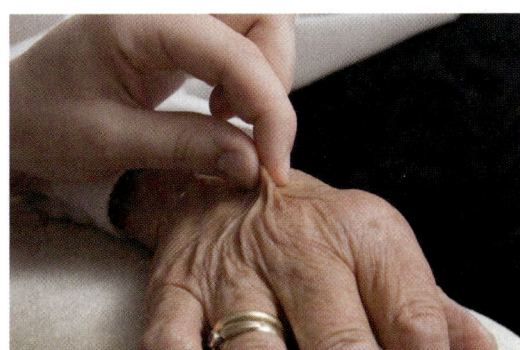

Abb. 10.11 Zeichen einer mangelnden Flüssigkeitsversorgung.
a) Fasst man zwei Hautfalten …

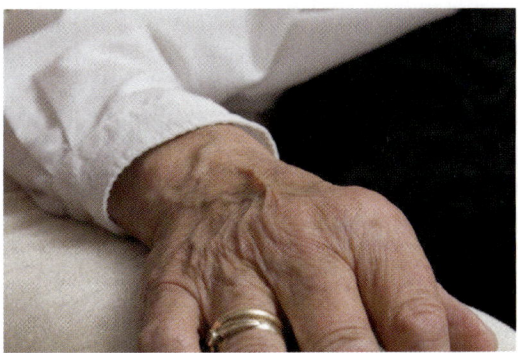

b) … und bleiben diese einen Moment stehen, weist dies oft auf eine bestehende Unterversorgung mit Flüssigkeit hin.

Symptome einer Austrocknung

Bei „ausgetrockneten" Pflegebedürftigen lassen sich Symptome beobachten, die auf eine mangelnde Flüssigkeitsversorgung des Pflegebedürftigen zurückzuführen sind:
- Trockene Zunge.
- Fehlende und zu geringe Speichelbildung.
- Trockenheit des Mund- und Rachenraumes.
- Nachlassende Spannung der Haut, bei Hautanheben (z. B. auf dem Handrücken des Pflegebedürftigen) bleibt diese als Falte zurück, die sich nur langsam wieder glättet (➤ Abb. 10.11).
- Zunehmende Verwirrtheit des Pflegebedürftigen.

Mangelnde Flüssigkeitsausscheidung

Organische Schäden und Erkrankungen können jedoch umgekehrt dazu führen, dass Flüssigkeit zu wenig oder gar nicht mehr ausgeschieden wird. Dabei können beim Pflegebedürftigen folgende Symptome beobachtet werden:
- Geschwollene Knöchel und/oder Unterschenkel.
- Dellenbildung nach Eindrücken der Haut im Bereich der Extremitäten (➤ Abb. 10.12).
- Mangelnde Flüssigkeitsausscheidung.

Um zu kontrollieren, wie viel Flüssigkeit der Pflegebedürftige wirklich einnimmt und ausführt, werden die jeweiligen Flüssigkeitsmengen über 24 Stunden gemessen (Bilanzierung).

Bilanzierung

Um eine messbare Kontrolle des Flüssigkeitshaushaltes des Pflegebedürftigen zu haben, kontrollieren Sie täglich die getrunkene und die ausgeschiedene Menge.

Messen Sie die Getränke z. B. mit einem Messbecher. Notieren Sie die Trinkmenge und die Uhrzeit des Trinkens.

Sammeln Sie den Urin in Behältern oder Urinflaschen mit einer Mengenskala. Notieren Sie die ausgeschiedene Menge und den Zeitraum.

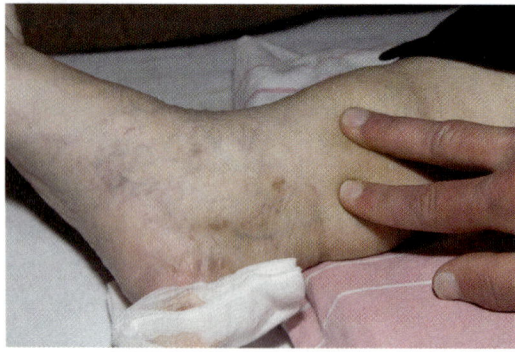

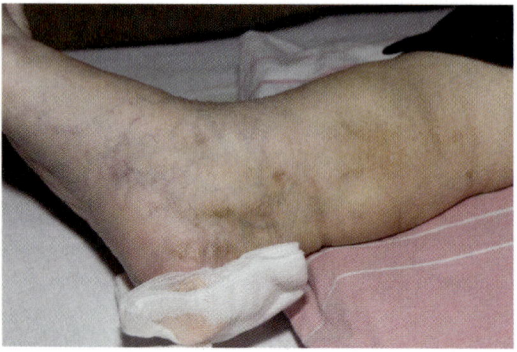

Abb. 10.12 „Wassereinlagerung".
a) Eine Dellenbildung ist oft ein Hinweis…
b) … auf eine Einlagerung von Gewebeflüssigkeit.

Tab. 10.1 Beispiel einer Bilanzierung

Bilanzierung vom 23.10.08, Beginn 07.00 Uhr bis 24.10.08 Ende 07.00 Uhr			
Einfuhr		Ausfuhr	
23.03.08			
07.00 Uhr	300 ml Tee	07.00 Uhr	300 ml Urin
10.30 Uhr	250 ml Sprudel	11.00 Uhr	400 ml Urin
12.00 Uhr	400 ml Nudelsuppe	15.00 Uhr	200 ml Urin
14.00 Uhr	300 ml Kaffee	19.00 Uhr	400 ml Urin
17.00 Uhr	200 ml Joghurt 300 ml Tee	23.00 Uhr	200 ml Urin
24.03.08			
07.00 h	300 ml Tee 2 Orangen (a 150 ml)	07.00 Uhr	300 ml Urin
Gesamt	2550 ml		1800 ml
		Zzgl. leichtes Schwitzen in der Nacht	

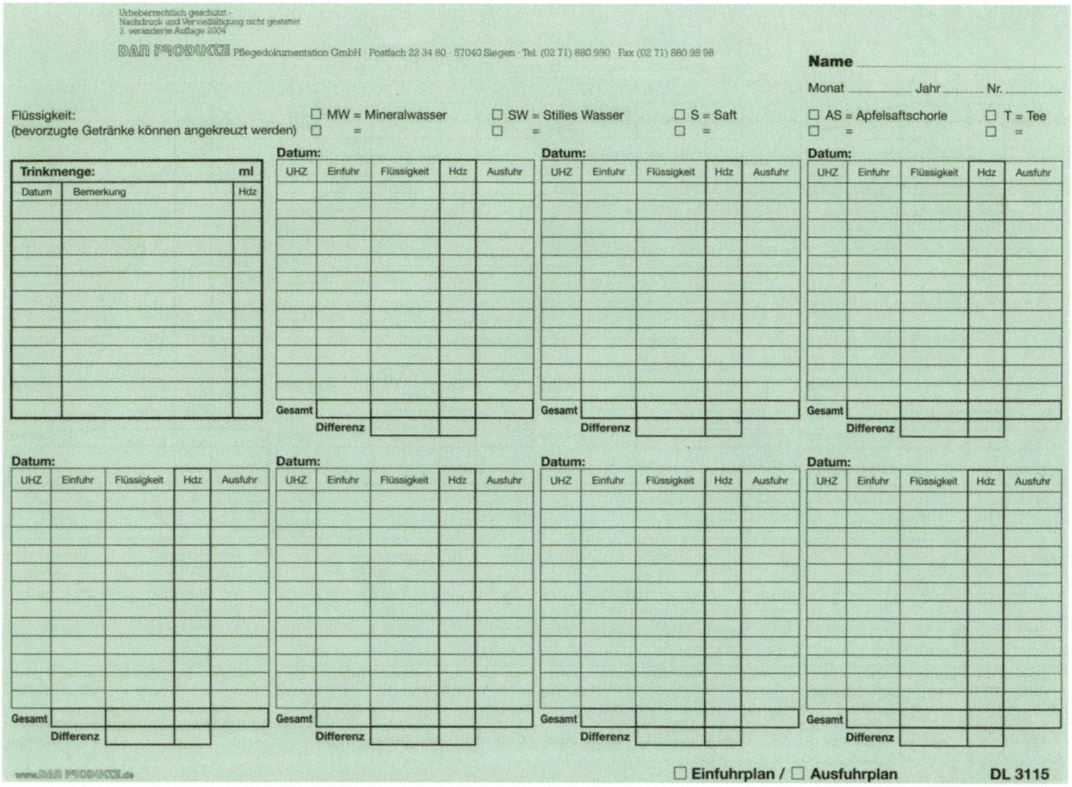

Abb. 10.13 Es gibt verschiedene Formblätter, die zur Bilanzierung der Flüssigkeitseinfuhr und -ausfuhr dienen. Der Pflegedienst kann Ihnen sicher ein Blatt zur Verfügung stellen.

Um nun ein relativ aussagekräftiges Bilanzergebnis zu haben, müssen bei der Zufuhr auch die Lebensmittel notiert werden, die nicht in erster Linie als Trinken gelten, aber trotzdem Flüssigkeit beinhalten. Dazu gehört z. B. Obst, Suppen, Soßen, Joghurt.

Bei der Ausfuhr müssen Sie evt. starkes Schwitzen, Erbrechen oder Durchfall des Pflegebedürftigen berücksichtigen.

Erwarten Sie nicht, dass die Menge der Einfuhr mit der der Ausfuhr übereinstimmen. In der Regel ist die Einfuhr immer etwas höher als die der Ausfuhr. Grund dafür ist, dass der Körper im Schlaf bis zu einem Liter Flüssigkeit verdunstet, ohne erkennbare Schweißbildung.

Eine deutliche Differenz in der Bilanzierung und den oben beschriebenen Symptomen einer Austrocknung bzw. einer mangelnden Flüssigkeitsausscheidung, helfen dem Arzt bei der Bewertung dieses Ergebnisses. So kann er einfacher eine Diagnose stellen. Legen Sie dem Arzt und/oder dem Pflegedienst das schriftlich festgehaltene Ergebnis dieser Bilanzierung vor.

10.3 Beobachtung von Ausscheidungen

Die Beobachtung von körpereigenen Ausscheidungen des Pflegebedürftigen ist ohne zusätzlichen Aufwand von Hilfsmittel möglich und einer der zuverlässigsten Indikatoren für die Krankheitsbestimmung. Wird dies durch Sie als pflegenden Angehörigen durchgeführt, müssen Sie allerdings oft Gefühle wie Abscheu und Ekel überwinden. Diese beeinträchtigen sonst eine zuverlässige Beurteilung der Ausscheidungen.

Beurteilung von Stuhlgang und Urin

Schon im Säuglingsalter werden die körpereigenen Ausscheidungen des Säuglings automatisch beim Windelwechsel auf offensichtliche Auffälligkeiten kontrolliert, um somit mögliche Erkrankungen frühzeitig erkennen zu können. Nicht sehr viel anders verhält sich die Situation bei einem Pflegebedürftigen.

Auch hier weisen eventuelle Auffälligkeiten in den Ausscheidungen auf organische Störungen hin.

Der Stuhlgang

Ein weit verbreiteter Irrglaube ist es, dass der Stuhlgang täglich zu erfolgen hat. Geringe Nahrungsaufnahme, wenig körperliche Bewegung, zu wenig Flüssigkeitsaufnahme und die Beschaffenheit der Lebensmittel, z. B. eine zu geringe Ballaststoffaufnahme, können dazu führen, dass es nur alle drei Tage zu einem Abführen des Stuhlgangs kommt.

Im Rahmen der Krankenbeobachtung wird der Stuhlgang nach folgenden Faktoren beurteilt:
- **Menge:** Diese sollte in der ausgeschiedenen Menge immer im Verhältnis zur Menge der Nahrungszufuhr stehen.
- **Konsistenz (Beschaffenheit):** Die Konsistenz des Stuhls ist im Idealfall geformt, aber noch fast breiig. Ein zu harter Stuhlgang entsteht oft durch zu wenig Flüssigkeitsaufnahme.
- **Farbe:** Die Farbe sollte hell- bis dunkelbraun sein. Natürliche Farbveränderungen können auftreten, z. B. nach dem Genuss von viel Fleisch, Blaubeeren oder Rotwein wird der Stuhl braunschwarz. Grünbraun hingegen wird er, wenn viel grünes Gemüse gegessen wird, rotbraun nach dem Genuss von roter Bete. Auch einige Medikamente führen zu einer Farbveränderung des Stuhlganges, z. B. führen Kohle- oder Eisenpräparate zu schwarzem Stuhl und Röntgenkontrastmittel zu weißem.
- **Geruch:** Der Geruch sollte frei von riechbaren Spuren wie Blut (metallener Beigeruch) sein. Blähende Speisen und eiweißreiche Kost (viel Fleisch) können den Stuhlgeruch unangenehm verstärken.
- **Beimengungen:**
  - Dunkle Blutbeimengungen sind in der Regel ein Hinweis auf eine Blutung im Verdauungstrakt.
  - Kaffeesatzähnliche Beimengungen weisen auf eine Blutung im Magenbereich hin.
  - Frisches rotes Blut ist oft ein Anzeichen für blutende Hämorrhoiden, kann aber auch ein Hinweis auf Blutungen im Bereich des Ausscheidungsorganes sein.

Bei Auffälligkeiten in der Beobachtung des Stuhlganges informieren Sie den Arzt und/oder den Pflegedienst.

Der Urin

Der ausgeschiedene Urin wird auf folgende Faktoren beobachtet:
- **Menge:** Die ausgeschiedene Menge sollte immer in Relation zur aufgenommen Flüssigkeit stehen (➤ S. 102).
- **Farbe:**
  - Im Idealfall sollte diese hell- bis dunkelgelb sein.
  - Eine zu dunkle Farbe kann ein Hinweis auf Blutbeimengungen sein. Auch eine zu geringe Flüssigkeitsaufnahme führt zu einer Konzentration des Urins, verbunden mit einer deutlichen Dunkelfärbung.
  - Dagegen kann es bei einer hohen Flüssigkeitszufuhr und/oder nach Verabreichung wassertreibender Medikamente zu einer nur leicht getrübten, fast wasserklaren Farbe der Ausscheidung kommen.
  - Es gibt auch natürliche Abweichungen der Urinfarbe, z. B. rotbraun oder braungrün nach dem Genuss von roter Beete, zitronengelb nach der Aufnahme von Rhabarber oder orangegelb bei der Einnahme von Vitamintabletten.
- **Beimengungen:** Der Urin sollte frei von faserigen Beimengungen und/oder blutigen Fäden sein. Diese können ein Hinweis auf eine Blutung im ausscheidenden Bereich z. B. der Harnröhre sein oder auf eine Schädigung der Niere.
- **Geruch:** Er sollte frei von Beigerüchen sein. Ein zu intensiver Uringeruch entsteht oft aufgrund

einer zu hohen Konzentration des Urins. Ein deutlich fruchtiger, süßlicher Geruch deutet oft auf eine Erkrankung der Leber hin.
- **Durchsicht:** Der Urin sollte klar sein. Eine Trübung kann ein Anzeichen für eine eingeschränkte Nierentätigkeit sein.

Da Sie als pflegende Angehörige in aller Regel als erste die frischen Ausscheidungen sehen, sind Ihre Beobachtungen sehr wichtig. Aufbewahrter Urin und Stuhlgang verändern schon nach kurzer Zeit ihre Eigenschaften und sind dann zur Diagnosefindung nur noch eingeschränkt verwendungsfähig. Geben Sie Ihre Beobachtungen immer an die professionell Pflegenden oder den Hausarzt weiter.

Das Erbrechen

Erbrechen als solches ist bereits ein Hinweis auf eine bestehende Störung des Organismus. Dabei kann es sich sowohl um eine kurzfristige Beeinträchtigung handeln als auch um eine krankheitsbedingte oder medikamentöse Begleiterscheinung. Um letztendlich Klarheit über das Erbrechen zu haben, sind folgende Beobachtungen wichtig:
- Wann und wie häufig kam es zum Erbrechen?
- Kam es zu einem spontanen Erbrechen oder ging diesem ein lang anhaltender Zustand der Übelkeit und des Brechreizes voraus?
- Erfolgte das Erbrechen kurz oder als länger anhaltender Vorgang?
- Kam es während des Erbrechens zu zusätzlichen Begleiterscheinungen, z. B. Schmerzen im Magenbereich, Eintrübung des Bewusstseins?
- Fühlte sich der Pflegebedürftige nach dem Erbrechen besser als zuvor?

Zusätzlich sollte auch das Erbrochene nach folgenden Eigenschaften beobachtet werden:
- **Die Menge:** Wenig bis hin zum gesamten Mageninhalt.
- **Die Konsistenz (Zusammensetzung):** Eher flüssig oder von breiiger Zusammensetzung mit oder ohne Speiseresten. Kaffeesatzähnliches Erbrechen deutet auf eine Blutung im Magenbereich, z. B. auf ein blutendes Magengeschwür oder auf einen Magendurchbruch hin.
- **Die Farbe:** Verschiedene Erkrankungen sorgen für eine Verfärbung des Erbrochenen, z. B. grünliche, gallenfarbene Farbe, hell- oder dunkelrote Farbe.
- **Der Geruch:** Ist in der Regel säuerlich bitter. Metallene Beigerüche deuten auf Blutungen im Magen-Darm-Bereich hin.
- **Eventuelle Beimengungen:** In der Regel besteht das Erbrochene aus Speiseresten. Es sollte frei von blutigen Beimengungen sein.

> **WICHTIG**
> **Erbrechen kann zur lebensgefährlichen Komplikation werden:**
> Das Erbrechen kann bei in der Mobilität stark eingeschränkten oder bettlägerigen Pflegebedürftigen zu einem Einatmen von Erbrochenem führen (Aspiration). Diesem kann durch eine entsprechende Lagerung vorgebeugt werden: Der Oberkörper ist während des Erbrechens nach vorne gebeugt. Alternativ dazu wird der Pflegebedürftige in die Seitenlage gebracht, Kopf- und Nackenbereich sind überstreckt. Die Atemwege müssen frei bleiben.
> Durch lang anhaltendes Erbrechen verliert der Körper neben lebenswichtigen Salzen und Spurenelementen auch sehr viel Flüssigkeit. Diese muss im schlimmsten Fall über eine Infusion wieder zugeführt werden. Der Versuch, diesen Verlust durch vermehrtes Trinken wieder auszugleichen, endet häufig in erneutem Erbrechen. Oft bedeutet starkes Erbrechen für den Kreislauf des Pflegebedürftigen eine zusätzliche Belastung, die im schlimmsten Fall in einem Kreislaufkollaps enden kann.
> Informieren Sie daher bei starkem Erbrechen den Pflegedienst und/oder den Hauarzt.

Der Schweiß

Im Normalfall ist der Vorgang der Schweißproduktion des Körpers, also des Schwitzens, eine gesunde Reaktion. Er schützt sich durch die Verdunstung des Schweißes und der daraus entstehenden Verdunstungskälte vor einer Überhitzung.

Umso „heißer" der Körper ist, desto mehr wird dieser Kühlmechanismus aktiviert. Dies kann nach großer körperlicher Anstrengung ebenso der Fall sein wie bei Fieber.

Im Fall einer Erkrankung verändert sich die Schweißbildung. Dabei auf folgende Eigenarten der Schweißsekretion achten:
- **Menge:** Liegt eine zu geringe und/oder eine übermäßige Schweißproduktion vor?

- **Geruch:** Frischer Schweiß ist zunächst geruchlos. Erst nach Bildung von Bakterien im Schweiß nimmt dieser den „typischen" Schweißgeruch an. Medikamente, verschiedene Nahrungsmittel und organische Erkrankungen sorgen für eine Veränderung des Schweißgeruches.
- **Temperatur:** Ist der Schweiß warm oder kalt? Beispielsweise kommt es bei einer Unterzuckerung in der Regel zu einer kalten Schweißbildung auf der Stirn.

WICHTIG
Bei starker Schweißproduktion kommt es zu einer Störung des Flüssigkeits- und Salzhaushaltes im Körper. Salze werden mit der Schweißsekretion ausgeschieden und müssen dem Körper wieder zugeführt werden. Ist der Pflegebedürftige nicht mehr in der Lage, diesen Verlust über Trinken auszugleichen, erfolgt die Zufuhr dieser Stoffe ggf. sogar über Infusionen. Informieren Sie daher bei anhaltender starker Schweißbildung immer den Hausarzt und/oder den Pflegedienst.

Das Hustensekret

Beim Husten wird meist Sekret (Sputum) aus den oberen Atmungsorganen in den Mundbereich transportiert. Zur speziellen Beobachtung gehört es, sich dieses Sekret ggf. genauer anzuschauen.

Folgende Faktoren werden dabei beachtet:
- **Die Auswurfmenge:** So können wiederholte große Auswurfmengen auf eine Infektion der Atmungsorgane hinweisen.
- **Der Geruch:** Der Eigengeruch von Sputum ist in der Regel geruchsneutral. Allerdings können Bakterien, Viren und Keime diesen Geruch beeinträchtigen und ein Hinweis auf einen Krankheitsherd sein.
- **Die Zusammensetzung:** Ist die Masse zäh, schleimig, flüssig oder ist die Konsistenz eher klumpig?
- **Die Farbe:** Ist sie glasklar, gelblich oder grünlich? Aus der Farbe lässt sich bei der Diagnosestellung durch den Arzt ein bakterieller und/oder entzündlicher Prozess ableiten. Ggf. folgt dann eine Laboruntersuchung des Sputums, die eine genaue Diagnosestellung ermöglicht.
- **Beimengungen:** Befinden sich im Sputum Beimengungen, z. B. Blut? Wenn ja, wie sehen diese aus? Handelt es sich um dunkle Klümpchen oder um frisches helles Blut?

Das Körpergewicht

In der Regel erfolgt bei schwerkranken Pflegebedürftigen auf Dauer oder auch in kurzer Zeit eine Reduzierung des Körpergewichtes. Ursache dafür ist meist die Aufgabe der alten Essgewohnheiten, die Unverträglichkeit bestimmter Nahrung, eine reduzierte Kalorienzufuhr und fehlendes Hungergefühl.

Achten Sie deshalb darauf, dass der menschliche Körper bei fehlender Belastung am Tag ca. 2000 kcal als Minimum benötigt. Mit zunehmender körperlicher Betätigung steigt auch der Energieverbrauch.

Das „Normalgewicht" wird wie folgt berechnet:
- Körpergröße minus 100 entspricht dem Normalgewicht.
- Normalgewicht minus 20% ergibt Untergewicht.
- Normalgewicht plus 20% ergibt Übergewicht.

Heute ist auch oft der so genannte Body-Mass-Index ein Maßstab für den Ernährungszustand eines Menschen. Er ist genauer, aber schwieriger zu berechnen. Wenn Sie diesen Wert ermitteln wollen, lassen Sie sich bei der Berechnung von Arzt oder Apotheker helfen.

Natürlich darf das Gewicht sich verändern. Dabei gilt die Faustregel:

Umso höher das Ausgangsgewicht, desto größer die Spanne im Bereich des Abnehmens. Umso mehr Zeit verbleibt, der Gewichtsabnahme entgegenzuwirken. Das kann z. B. nach Absprache mit Arzt und Pflegedienst in der gezielten Zuführung kalorienreicher Nahrungsmittel bzw. Nahrungsergänzungsmittel geschehen. Es muss vermieden werden, dass eine Gewichtsreduktion in zu kurzer Zeit erfolgt.

Manche Erkrankungen sorgen für einen umgekehrten Effekt. Trotz normaler und angepasster Kalorienzufuhr kommt es zu einer Gewichtszunahme. Ursache dafür kann z. B. die massive Einlagerung von Flüssigkeit im Gewebe sein.

Die Abstände einer regelmäßigen Gewichtskontrolle ergeben sich aus dem Allgemeinzustand des Pflegebedürftigen. Achten Sie allerdings darauf, dass
- die Gewichtskontrolle immer zur gleichen Zeit, am besten morgens beim Aufstehen erfolgt,

- möglichst noch vor der Aufnahme von Speisen und Getränken erfolgt,
- die Art der Gewichtsmessung immer in der gleichen Art erfolgt,
- gewichtsverfälschende Materialien wie Schuhe oder Tageskleidung zuvor abgelegt werden.

Notieren Sie das Gewicht, den Tag und die Uhrzeit der Gewichtskontrolle. Achten Sie darauf, ob es zu einer Gewichtsab- oder -zunahme kommt. Informieren Sie den Arzt und/oder den Pflegedienst über das festgestellte Gewicht oder über eine Veränderung des Gewichtes.

Gibt es bei Pflegebedürftigen keine Anzeichen der Gewichtsab- oder -zunahme (z. B. passen alle Kleider, sieht der Pflegebedürftige aus wie immer), so muss keine regelmäßige Gewichtskontrolle erfolgen.

KAPITEL 11 Ernährung

Pflegebedürftigkeit und Krankheit führen zu einer Veränderung der allgemeinen Lebenssituation und machen eine Neuorientierung im Alltag notwendig.

Diese Veränderung macht auch vor der Ernährung nicht halt – altersbedingte Einflüsse und Erkrankungen ändern die Ernährung, sowohl die Bedürfnisse als auch die Notwendigkeiten.

Folgende Faktoren können zu einer Veränderung der Ernährung führen:
- Pflegebedürftigkeit, Erkrankung, aber auch der Alterungsprozess sorgen oft für ein Nachlassen der Mobilität. Dadurch wird der Energieverbrauch des Körpers zunehmend reduziert. Das Essverlangen nimmt ab und äußert sich oft in einem Gefühl der Appetitlosigkeit.
- Krankheitsbedingt kommt es zu einer Änderung des Nährstoffbedarfs im Körper. Um diesen ausgleichen zu können, erfolgt die vermehrte oder die verringerte Nahrungsaufnahme bestimmter Lebensmittel. Bei einem Mangel werden oft zusätzliche Ergänzungsmittel eingesetzt.
- Sehr oft kommt es im Alter, bei Krankheit und Pflegebedürftigkeit zu Störungen des Magen-Darm-Bereiches, deren Ursachen vielfältig sein können.
- Neben mangelnder Bewegung, zu geringer Flüssigkeitszufuhr, einseitiger Ernährung und krankheitsbedingten Ursachen können auch bestimmte Medikamentengruppen Störungen der Ernährung auslösen. Die Aufnahme bestimmter Lebensmittel ist stark eingeschränkt oder nicht mehr möglich.

Die Funktionsleistungen des Organismus ändern sich und müssen dann in der Ernährung bei der Auswahl von Lebensmitteln berücksichtigt werden.

Manche krankheitsbedingte Fehlfunktionen erfordern dann den Einsatz bestimmter Schonkost- und Diätformen.

11.1 Schonkost und Diät

Schonkost

Der Glaube, dass Schonkost nur bei Krankheit verabreicht wird, ist immer noch sehr verbreitet – aber auch falsch.

Heute wird der Begriff Schonkost meist durch den Begriff **„leichte Kost"** ersetzt. Die damit verbundene „leichte Küche" wird von den Ernährungswissenschaftlern und Ärzten heute als die richtige Ernährung empfohlen. Diese sollte nicht nur bei krankheitsbedingter Notwendigkeit, sondern als normale Kost für Jedermann im Sinne einer „gesunden Kost" praktiziert werden. Hier wird deutlich, dass sich unsere Ernährungsgewohnheiten im Laufe der Zeit sehr verändert haben.

Was ist unter der leichten Kost zu verstehen?
- Grundsätzlich soll in der Nahrungszubereitung mit Salz möglichst sparsam umgegangen werden.
- Der Verzehr von stark Gebratenem sollte vermieden bzw. stark eingeschränkt werden.
- Zuckerreiche Lebensmittel sind gänzlich zu meiden.
- Alkoholischen Getränke und Genussgifte wie Kaffee sollte man höchstens in sehr geringem Maße zu sich nehmen.

Stark blähende Speisen wie Zwiebeln, Kohl und Hülsenfrüchte werden im Rahmen der leichten Kost gemieden, wenn der Organismus, insbesondere die Verdauung, des Pflegebedürftigen krankheitsbedingt belastet ist.

Fisch, Fleisch, Obst, Gemüse etc. sind alles Bestandteile der „leichten Kost". Tatsächlich kommt es auf die Zubereitungsform, auf die Menge und die Regelmäßigkeit der Nahrung an.

Im Ergebnis führt die Berücksichtigung dieser Regeln zu einer deutlichen Entlastung des Magen-Darm-Bereiches. Diese Entlastung wiederum hat direkte Auswirkungen auf die gesamte Verdauungsarbeit, das Herz-Kreislauf-System und das Wohlempfinden.

Diese Kostform ist für Kranke, Pflegebedürftige und „Gesunde" empfohlen. Allerdings gibt es Erkrankungen, die eine Nahrungsumstellung als Diät erforderlich machen.

Die Diät

In der heutigen Zeit wird der Begriff „Diät" in aller Regel mit Maßnahmen zur Gewichtsreduktion gleichgesetzt. Daher wird diese in der Öffentlichkeit als Bestandteil des Schönheitsideals und der Modewelt verstanden.

Als ursprünglicher Begriff und effektive Maßnahme im Rahmen der Krankheitsvermeidung, -linderung und -behandlung ist diese fast ausschließlich nur noch der Medizin und Pflege bekannt. Die am häufigsten praktizierten Diäten bei Pflegebedürftigen zu Hause sind:
- Die Diabetesdiät.
- Die Nierendiät.
- Die Leberdiät.

Die Diabetesdiät

Eine Diabeteserkrankung („Zuckerkrankheit") gibt es in unterschiedlichen Formen und Schweregraden. Die Palette der Therapie reicht daher vom Einhalten bestimmter Ernährungsformen bis hin zur regelmäßigen Insulinverabreichung.

Der Umgang mit der Erkrankung und die notwendigen, oft selbst durch den Erkrankten durchzuführenden Maßnahmen im Rahmen der Behandlung, erfährt der Betroffene (und natürlich auch Sie als Angehörige) bereits kurz nach der Diagnosestellung.

Unabhängig der Form und des Schweregrades der Erkrankung, macht diese aber eine besondere Ernährungsform erforderlich. Tatsächlich besteht heute aber keine Einigkeit in der Forschung und Medizin darüber, welche Form der Diabetesdiät nun die einzige Richtige ist. Allerdings gibt es über die bestehende Uneinigkeit hinaus allgemeine Grundsätze, die ein fester Bestandteil der Diabetesdiät sind.

Neben der zusätzlichen Berechnung von Kohlenhydraten und Broteinheiten (mit Hilfe von BE-Berechnungstabellen), muss die Ernährung eines Diabeteserkrankten, den allgemeinen Ernährungsempfehlungen (➤ leichte Kost) entsprechen. Insbesondere gilt dies für:
- so wenig Fett wie möglich.
- wenig bis keinen Alkohol.
- natürliche, ausgewogene und ballaststoffreiche Kost.

Zur Schulung von Diabetikern und ihren Angehörigen gibt es speziell ausgebildete Ernährungsberater, die meist schon im Krankenhaus mit den Betroffenen sprechen. Auch gibt es viel Literatur. Informationen sind auch bei Selbsthilfegruppen und bei den Krankenkassen erhältlich.

Die Nierendiät

Grundsätzlich sollen alle Betroffenen, die unter einer eingeschränkten Nierentätigkeit leiden, zusätzlich zur medizinischen Behandlung ihre Ernährung umstellen.

Die Inhalte der Nierendiät sind an der Art und dem Stadium der Nierenerkrankung ausgerichtet. Mit Blut- und Laborwerten kann festgelegt werden, welche Bereiche der Ernährung umgestellt oder angepasst werden müssen.

Die Nierendiät weicht von den Grundsätzen einer „gesunden" Ernährung ab. So kann z. B. der Verzehr von viel Obst den Betroffenen in eine lebensbedrohliche Situation bringen.

Es gibt in der Nierendiät zwei grundsätzliche Ausrichtungen der Diät, die sich danach orientieren, ob der Betroffene sich in einem Vordialysestadium (Aufrechterhaltung der Nierenfunktion mit Hilfe von Medikamenten) oder sich in einer Dialysebehandlung („regelmäßige Blutwäsche") befindet.

Die Diät im Vordialysestadium
Zweck einer Diät in diesem Stadium ist es:
- Eine weitere Verschlechterung der Nierenfunktion zu verzögern bzw. zu verlangsamen.
- Auffällige Blut- bzw. Laborwerte zu verbessern.
- Nebenwirkungen der Nierenerkrankung wie Übelkeit und Erbrechen zu reduzieren.

- Das allgemeine Wohlbefinden des Patienten zu verbessern.

Dies geschieht vor allem durch die:
- Drastische Reduzierung von Salz in der Ernährung.
- Festlegung der Trinkmenge.
- Reduzierung der eiweißhaltigen Nahrungsmittel (meist).

Im Gegenzug muss, um eine Mangelernährung zu vermeiden, die fehlende Energiemenge durch die zusätzliche Nahrungsaufnahme von fett- und kohlenhydratreicher Kost ausgeglichen werden.

Diät bei Dialysebehandlung
- Im Gegensatz zur Diät im Vordialysestadium kann hier die Aufnahme von Eiweiß sogar erhöht werden.
- Die Trinkmenge wird zur Vermeidung von Blutdruckschwankungen festgelegt. Da die Pflegebedürftigen kaum oder gar keinen Urin mehr ausscheiden, dürfen sie zwischen den einzelnen Dialysen (2–3-mal/Woche) nicht viel trinken.
- Das Entstehen von Knochenerkrankungen und Herzrhythmusstörungen wird durch die Umstellung in der Nahrungsaufnahme vermieden. Damit es nicht zu solchen Folgeschäden kommt, muss vermehrt Calcium, aber vermindert Kalium aufgenommen werden.
- Die Aufnahme von Salz mit der Nahrung wird soweit wie möglich vermieden.

Die genaue Festlegung der Nahrungsmittel und der Trinkmenge für die tägliche Ernährung erfolgt durch den Facharzt bzw. bei einem stationären Aufenthalt im Krankenhaus.

Die Leberdiät

Das Grundprinzip der Leberdiät beruht auf der reduzierten Nahrungsaufnahme. Dies geschieht, um die Reizung der Leber zu vermeiden bzw. deren Arbeit zu verringern. Daher sollte der Betroffene nur dann Nahrung zu sich nehmen, wenn er ein Hungergefühl verspürt und die Portionen reduzieren. Bei fehlendem Hungergefühl kann auch einmal in der Woche ein Fastentag eingelegt werden, der für die Leber einen „Erholungstag" ist.

Ernährungsregeln:
- Bei der Nahrungsaufnahme soll die Aufnahme von Ölen und Fetten stark reduziert oder besser gänzlich vermieden werden.
- Die Nahrungsaufnahme von Gemüse und Obst während einer Mahlzeit vermeiden. Zwischen der Aufnahme von Obst und Gemüse muss eine zeitliche Pause liegen. Für die Verdauung von Obst sind andere körpereigene Verdauungs- und Entgiftungsstoffe erforderlich als für die Verdauung von Gemüse. Zwischen dem Verdauungsvorgang (Arbeit der Leber, Entgiftung u. a., als Teil der Verdauung) von Obst und Gemüse sollten ca. 2,5 Stunden liegen.
- Niemals gekochte und rohe Nahrung zusammen kombinieren.
- Verzichten Sie auf gekochten Kohl, insbesondere Rosen- und Grünkohl.
- Kartoffeln nur in kleinen Mengen essen. Auf keinen Fall in Fett zubereitete Kartoffelspeisen essen.
- Keine Konservenkost zu sich nehmen.
- Die Nahrungsaufnahme von Eingemachten aus Gläsern vermeiden. Bei Eingemachten, ect. entstehen durch den biochemischen Vorgang der Haltbarmachung Stoffe, die zusätzlich im Rahmen der Entgiftung die Lebertätigkeit belasten.

WICHTIG

Im Rahmen der Leberdiät sollten nicht nur eine allgemeine Reduzierung der Nahrungsaufnahme und eine Reduzierung der Portionen stattfinden. Der Pflegebedürftige soll nur essen, wenn er Hunger hat.
Außerdem sollte die Nahrung auf das Gründlichste zu einem Speisebrei gekaut werden. Sollte dies dem Pflegebedürftigen nur schwer möglich sein, möglichst die Nahrung mit einem Mixstab zerkleinern.

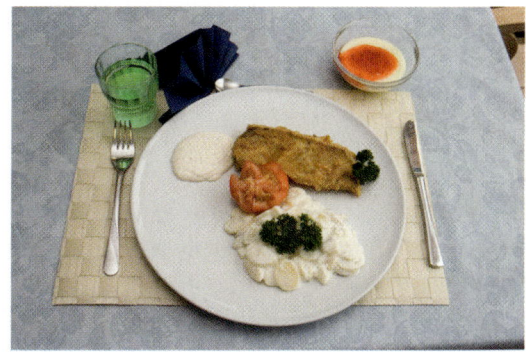

Abb. 11.1 Generell gilt: Nahrungsaufnahme nur in kleinen Portionen mehrmals über den Tag verteilt, schonen den Kreislauf und das Verdauungssystem.

11.2 Die Flüssigkeitsaufnahme

Die messbaren Veränderungen ➤ Kapitel 10.2

Der Mensch benötigt pro Tag ca. 1,5 l Flüssigkeit, am besten in Form von Tee und Wasser. Kranke und Pflegebedürftige, die in der Regel Medikamente nehmen, sollten unter Umständen (beim Hausarzt erfragen) mehr trinken um z. B. den Entgiftungsprozess der Nieren zu unterstützen.

Mit wenigen medizinischen Ausnahmen bedeutet die regelmäßige und ausreichende Flüssigkeitszufuhr eine absolute Notwendigkeit für die Funktion von Niere und des Gesamtorganismus.

Flüssigkeit ist lebensnotwendig: Mit der Flüssigkeit nehmen wir auch Spurenelemente und wichtige Salze zu uns. So aufgenommen, können sie in der Regel schneller vom Organismus genutzt werden. Auch die Niere als unser Entgiftungsorgan kann ohne regelmäßige Flüssigkeitszufuhr ihre Arbeit nicht leisten, was bis zu Nierenschäden und Nierenversagen führen kann.

Mit zunehmendem Alter nimmt jedoch das Durstgefühl ab. Deshalb entwickeln ältere Menschen – auch ohne zusätzliche Erkrankungen – öfter Störungen des Flüssigkeitshaushaltes.

WICHTIG
- Achten Sie bei der Flüssigkeitsaufnahme auf eine ausreichende Menge: ca. 1,5 l am Tag.
- Verteilen Sie die Trinkmenge in der Regel gleichmäßig auf den Tag. Ausnahme: sehr starkes Durstgefühl z. B. nach sportlicher Betätigung.
- Greifen Sie auf möglichst ungezuckerte Getränke zurück, z. B. Wasser oder ungezuckerter Tee.
- Ideale Getränke sind länger als 3 Minuten gezogene Tees, (keine wassertreibenden Tees verwenden, z. B. Brennnesseltee) oder Mineralwasser. Für empfindliche Menschen gibt es auch natriumarmes Mineralwasser.
- Ungeeignet sind Kaffee, Alkohol und Getränke mit aufputschenden Zusätzen.
- Verdünnen Sie Fruchtsäfte mit Mineralwasser, am besten mit einem Mischungsverhältnis 1 zu 4.
- Kohlensäurehaltige Getränke können bei empfindlichen Menschen zu Verdauungsbeschwerden führen.
- In der Regel sollte der Pflegebedürftige Getränke in Zimmertemperatur zu sich nehmen.
- Die Trinkmenge dem tatsächlichen Bedarf anpassen, z. B. sollte mehr getrunken werden bei großer Hitze, Fieber, Durchfall, starker körperlicher Beanspruchung.

- Bei Medikamenteneinnahmen, insbesondere bei Medikamenten, die zu einer Ausschwemmung des Körpers dienen, ist auf eine zusätzliche Erhöhung der Flüssigkeitszufuhr zu achten.

Ist es dem Pflegebedürftigen nicht möglich, die Flüssigkeit in ausreichender Menge zu sich zu nehmen (➤ Kap. 11.4), kann als zusätzliche Möglichkeit der Flüssigkeitszufuhr ein Arzt diese in Form einer Infusion dem Körper zuführen. Gleichzeitig werden dann mit der Infusion auch lebendnotwendige Salze und Spurenelemente dem Körper zugeführt.

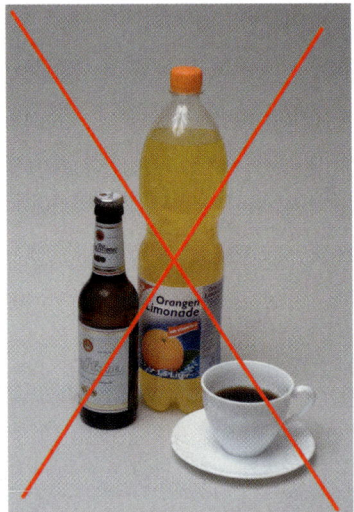

Abb. 11.2 Alkohol, Kaffee und stark zuckerhaltige Getränke sind für eine gute Flüssigkeitsversorgung des Körpers nicht geeignet.

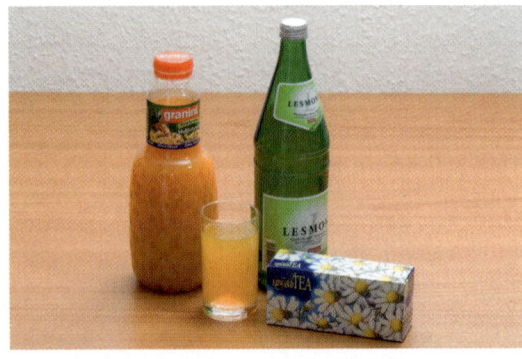

Abb. 11.3 Besser geeignet sind Tees, Mineralwasser und stark verdünnter Fruchtsaft, z. B. Apfelsaftschorle.

11.3 Die Sondenkost und die Verabreichungsformen

➤ Kapitel 3.9: Hilfsmittel für die Nahrungsaufnahme
Pflegebedürftige, die nicht mehr dauerhaft Nahrung zu sich nehmen können, können über eine Sonde flüssige Nahrung erhalten. Diese Sonde wird entweder durch die Nase eingeführt oder in einer kleinen Operation durch die Bauchdecke direkt in den Magen gelegt (perkutan-endoskopische Gastrostomie = PEG). Sie ist für den Pflegebedürftigen weitgehend schmerzfrei.

Gerade bei älteren Pflegebedürftigen ist die Ernährung über eine Sonde immer wieder ein ethisches Streitthema. Zweifelsohne – die Sondenernährung ist ein lebenserhaltendes, für den Pflegebedürftigen schonendes und aus Sicht der Pflege ein entlastendes Hilfsmittel. Ist es damit auch ein lebensverlängertes Instrument?

- Kritiker der Sondenkost sehen diese als Maßnahme, die das Leiden eines Todkranken verlängert, da ihm eine „normale" Nahrungsaufnahme nicht mehr möglich ist und sein Zustand sonst zum Tode führen würde.
- Dieser Ansicht muss entgegengehalten werden, dass ein Mensch, der nicht isst, den Hungertod mit all seinen körperlichen Begleiterscheinungen und damit verbundenen Schmerzen und Qualen erleiden wird!

Eine eindeutige Aussage zu diesem Thema gibt es nicht – die Gesamtsituation muss immer von allen Seiten betrachtet werden und der Hausarzt, der Spezialarzt, die Pflegenden und vor allem Sie als Pflegende müssen die Entscheidung pro und kontra Sondenernährung ganz individuell treffen. Etwas einfacher wird die Situation, wenn Sie den Pflegebedürftigen nach seinen Wünschen befragen können oder wenn Sie mit dem Pflegebedürftigen noch über diese Entscheidung gesprochen haben, als er sich noch selbstständig äußern konnte.

> **WICHTIG**
> Die Verabreichung von Sondenkost muss immer durch den Arzt medizinisch begründet sein.
> Die Kosten für eine Sondenkost, die als „pflegeerleichternde" Maßnahme verabreicht wird, werden von den Kostenträgern nicht übernommen.

Allgemeines

Sondenkost ist meist industriell gefertigt. Es besteht aber auch die Möglichkeit, sie selbst zuzubereiten. Neben der Sondenkost wird auch Flüssigkeit, meist kalter Tee, über die Sonde gegeben. Manchen Pflegebedürftigen mit einer PEG oder einer über die Nase gelegten Sonde ist es möglich, Flüssigkeit und Nahrung in geringen Mengen zusätzlich über den Mund aufzunehmen. Dies sollte aber zuvor mit dem behandelnden Arzt und/oder dem Pflegedienst abgeklärt werden, da bestimmte Diagnosen dies nicht zulassen.

Für die unterschiedlichen Ernährungsformen im Bereich der Sondenkosternährung sind verschiedene Hilfsmittel notwendig.

Glasflaschen oder Sondenkostbeutel

Wenn Sie die Sondenkost selbst zubereiten, so sollte diese in einer Glasflasche abgefüllt werden. Diese muss in die Aufhängevorrichtung passen, leicht zu reinigen sein und an ein genormtes Überleitungssystem passen. Die Überleitungssysteme sind über Sanitätshäuser und Apotheken zu beziehen. Es gibt zwischenzeitlich unterschiedliche Verschlussformen. Der Angehörige muss selbst prüfen, welche Glasflaschen zu welchem System passen. Sanitätshäuser und Apotheken werden dabei beraten.

Die industriell gefertigte Sondenkost ist meist in Glasflaschen erhältlich. Diese lassen sich nach Gebrauch gut reinigen und zukünftig für Tee und selbst gefertigte Nahrung verwenden.

Zum Aufhänger der Flaschen ist ein Infusionsständer notwendig.

> **WICHTIG**
> Verzichten Sie auf improvisierte Lösungen zum Aufhängen der Sondenkostflaschen, z. B. Nagel in der Wand als Hängevorrichtung. Neben der damit verbundenen Verletzungsgefahr für den Pflegebedürftigen ist auch seine Mobilität während des Verabreichungsvorganges eingeschränkt. Auch kann die Flasche auf den Boden fallen, zerspringen und einen großen Aufwand verursachen – die Reinigung ist äußerst unangenehm.

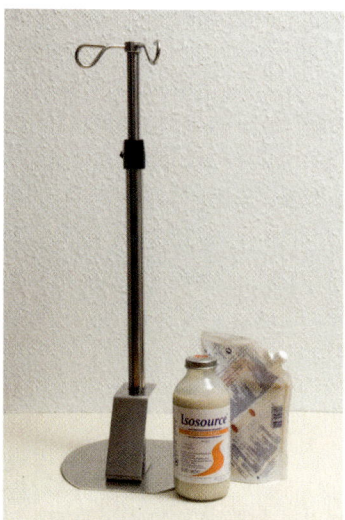

Abb. 11.4 Flaschen und Ständer für Sondenkostbehälter.

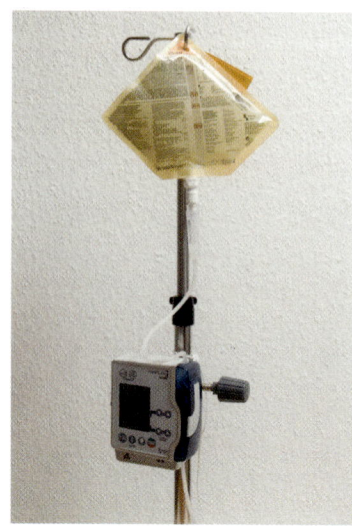

Abb. 11.5 Sondenkostbeutel, Überleitungssystem und Ernährungspumpe.

Überleitungssystem

Überleitungssysteme gibt es in unterschiedlichen Ausführungen. Zu einem gibt es Überleitungssysteme speziell für den Einsatz von Ernährungspumpen (> Abb. 11.5), zum anderen für den Einsatz unterschiedlicher Verschlusssysteme. In der Regel befindet sich am System ein Tropfenzahlzähler. Dieser ermöglicht eine dosierte Abgabe von Nahrung und Flüssigkeit, sofern keine Ernährungspumpe oder Ernährungsspritze zum Einsatz kommt. Auch hier ist die Verabreichung von industriell gefertigter Nahrung besser geeignet.

Für die Verabreichung von Tee ist das System mit dem Tropfenzahlzähler ebenfalls geeignet.

WICHTIG
Manche Flüssigkeiten, z. B. Tee, bilden einen Bodensatz, der dann die Funktion des Tropfenzahlzählers beeinträchtigt.

Ernährungspumpe

An die Flaschen der Sondenkost wird ein spezielles Überleitungssystem angeschlossen, das mit der Sonde verbunden wird. Entweder läuft die Sondenkost direkt in die Sonde (eine Rollklemme ermöglicht das Einstellen der Flüssigkeit) oder das System wird in eine spezielle, elektrisch betriebene Pumpe einge-

hängt (> Abb. 11.5). Diese verabreicht die zuvor festgelegte Menge an Flüssigkeit und Nahrung in einer festgelegten Zeit. So müssen Sie nicht in regelmäßigen Abständen die Nahrung mit der Sondenkostspritze verabreichen.

Nicht geeignet ist der Einsatz einer Ernährungspumpe für selbst zubereitete Sondenkost, da diese in ihrer Konsistenz von industriell gefertigter Sondennahrung abweicht. Die Verabreichung von Flüssigkeit wie Tee über eine Ernährungspumpe ist möglich.

WICHTIG
- Der Magen eines Pflegebedürftigen schrumpft aufgrund oft geringer Nahrungsaufnahme. Dies muss bei der Einstellung der Verabreichungsgeschwindigkeit und -menge bei einer Ernährungspumpe berücksichtigt werden. Halten Sie dazu Rücksprache mit dem Hausarzt und dem speziellen Sondenernährungsteam.
- Auch der Magen benötigt eine „Ruhezeit". Daher sollte die Ernährung und/oder die Flüssigkeitsversorgung über die Ernährungspumpe mit Pausen (z. B. nachts keine Verabreichung) erfolgen.

Sondenkostspritze

Eine Sondenkostspritze besteht aus schlagfestem Kunststoff. Mit ihr kann sowohl industriell hergestellte Sondennahrung als auch selbst hergestellte Sondennahrung verabreicht werden. Das Fassungsvermögen der Sondenkostspritze gibt es in unter-

11.3 Die Sondenkost und die Verabreichungsformen

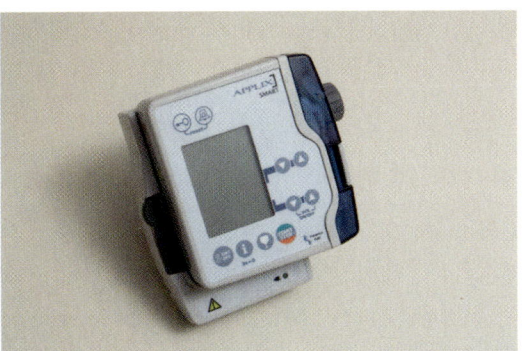

Abb. 11.6 Ernährungspumpe.

schiedlichen Größen, in der Regel beträgt das Fassungsvermögen 100 ml. Auf ihr ist eine Messskala aufgezeichnet, so dass die Menge der Sondenkost und der anderen Flüssigkeit dosiert werden kann. Für die Verabreichung von Nahrung und Flüssigkeit ist kein weiteres Überleitungssystem (➤ Abb. 11.5) notwendig. Die Sondenkostspritze wird direkt auf dem Zugang der Ernährungssonde angesetzt.

WICHTIG

- Nehmen Sie sich bei der Verabreichung der Nahrung/Flüssigkeit über eine Sondenkostspritze viel Zeit. Legen Sie kurze Verabreichungspausen ein.
- Sondenkostspritzen müssen mit heißem Wasser gereinigt werden. Dabei kann sich das Material der Sondenkostspritze verziehen. Der Kolben der Spritze lässt sich dann nur noch erschwert betätigen. Schmieren Sie daher den Kolben vor dem Einsatz der Spritze mit etwas Margarine, Butter oder Speiseöl ein. Die Gleitfähigkeit des Kolbens ist dann wieder gegeben.
- Gehen Sie sehr vorsichtig beim Ansetzen der Ernährungsspritze auf dem Zugang der Ernährungssonde vor, um eine Beschädigung durch Risse und Überdehnungen zu verhindern.
- Nach Verabreichen von Kost über die Sonde, diese mit z. B. Tee von eventuellen Ernährungsresten frei spülen. Besonders dann, wenn die Sonde abgestöpselt wird.

Umgang mit Sondenkost

Sondenkost kann industriell gefertigt sein oder selbst zubereitet werden. Weit verbreitet ist die Meinung, dass selbst zubereitete Sondenkost „gesünder" ist als industriell zubereitete Sondenkost.

So einfach ist dies aber leider nicht – ausschlaggebend für die Wahl der Sondenkost ist die Grunderkrankung des Pflegebedürftigen. Geht die Grund-

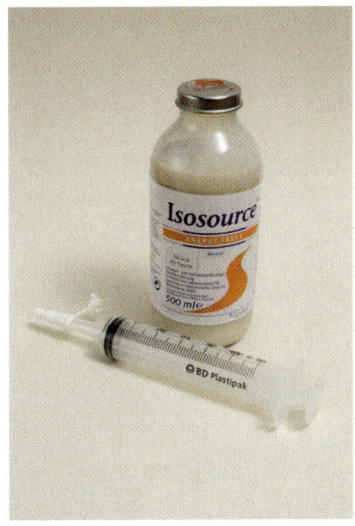

Abb. 11.7 Sondenkostspritze und Sondenkost.

krankung mit speziellen Diätvorschriften einher, lassen sich diese oft nicht in der selbst hergestellten Sondenkost umsetzen. Dann bietet sich die industriell gefertigte Sondenkost an.

Ein weiterer Vorteil von industriell hergestellter Sondenkost ist, dass die Gefahr einer bakteriellen Belastung geringer ist (natürlich gilt dies nur bis zum Anbruch der Flasche bzw. des Beutelsystems).

Selbst hergestellte Sondenkost kann kostengünstiger als maschinell hergestellte Nahrung sein. Allerdings ist zuvor mit dem Arzt und/oder Pflegedienst abzuklären, auf welche Wirkstoffe es ankommt, die bei der Herstellung der Nahrung wichtig sind. Die Zusammensetzung der Nahrung kann daher krankheitsbedingt variieren.

Vorbereitende Maßnahmen zur Sondenkostverabreichung

Wird ein Pflegebedürftiger mittels Sondenkost ernährt, so ist er meist schwer krank und sehr schwach. Deshalb ist meist auch sein Immunsystem geschwächt. Keime und Bakterien bedeuten dann ein zusätzliches Gefahrenpotenzial für den Pflegebedürftigen, insbesondere wenn sie ihm ungewollt mit der Sondenkost verabreicht werden. Um eine Infektion zu vermeiden, sollten Sie vor der Sondenkostverabreichung gewisse Regeln beachten:

- Vor dem direkten Umgang mit Sondenkost ist die gründliche Reinigung der Hände notwendig.

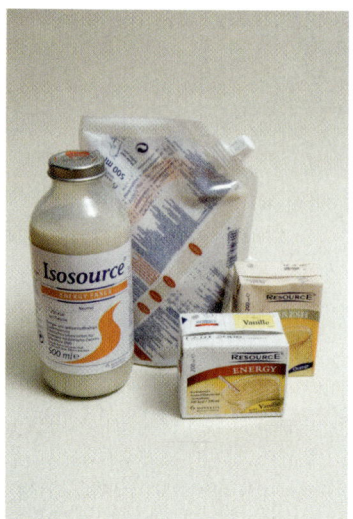

Abb. 11.8 Unterschiedliche Sondenkost.

- Selbstzubereitete Sondenkost und industriell vorgefertigte Nahrung dürfen nie längere Zeit in Wärme stehen, z. B. in intensiver Sonnenbestrahlung oder an der Heizung.

WICHTIG
- Die Zeitspanne zwischen Zubereitung der Sondenkost und deren Verabreichung sollte immer so kurz wie möglich sein.
- Die zu verabreichende Nahrung und/oder Flüssigkeit darf weder zu warm noch zu kalt sein. Überzeugen Sie sich über die ideale Verabreichungstemperatur mit dem Handrückentest: Ein paar Tropfen der Nahrung auf den Handrücken träufeln lassen, um festzustellen, ob sie nicht zu warm ist.
- Verwenden Sie keine blähenden Speisen zur Zubereitung einer Sondenkost.
- Verzichten Sie auf die Verabreichung von Früchtetees und Fruchtsaftgetränken. Diese führen zu einer Ausflockung der Nahrung.

- Die Zubereitung der Nahrung erfolgt an einem sauberen und trockenen Platz.
- Vor dem Einsatz müssen alle notwendigen Geräte trocken und sauber bereitgelegt werden.
- Angebrochene Flaschen mit industriell vorgefertigter Nahrung müssen im Kühlschrank gelagert sein. Diese müssen innerhalb von maximal 24 Stunden verbraucht werden. Die angebrochenen Flaschen immer erst kurz vor der Verabreichung aus dem Kühlschrank herausnehmen.
- Mit Hilfe eines Wasserbades oder mit Mikrowellenherd die Nahrung anwärmen.
- Prüfen Sie, ob es zu einer Ausflockung der Nahrung gekommen ist. Diese verhindert eine genaue Einstellung der zu verabreichenden Ernährungsmenge und -geschwindigkeit an Ernährungspumpe oder Überleitungssystem.
- Achten Sie auf das Haltbarkeitsdatum bei industriell hergestellter Nahrung.
- Die Zubereitung von pulverförmiger Nahrung erfolgt immer nur frisch in den zu verabreichenden Portionen. Niemals im Vorrat zubereiten.
- Eine durch Pürieren selbst hergestellte Kost immer erst kurz vor der Verabreichung vorbereiten (portionsweise). Diese darf nicht im Kühlschrank gelagert werden.

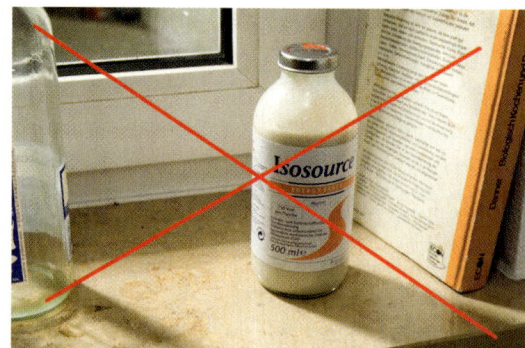

Abb. 11.9 Vorsicht! Sondenkost nie der Sonneneinstrahlung aussetzen!

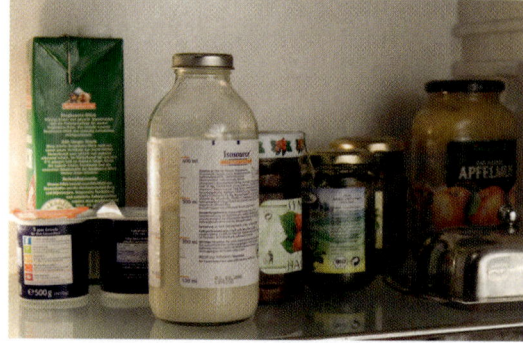

Abb. 11.10 Angebrochene Flaschen im Kühlschrank lagern und innerhalb von 24 h verbrauchen.

Durchführung der Verabreichung von Sondenkost

Während Flaschen mit industriell vorbereiteter Nahrung direkt an das Überleitsystem angeschlossen werden können, muss die selbst vorbereitete Nahrung in die zur Verabreichung vorbereiteten Flaschen umgefüllt werden.

Die Flaschen haben in der Regel ein Fassungsvermögen von 500 ml.

WICHTIG
Achten Sie beim Umfüllen darauf, dass
- die Flaschen gründlich gereinigt und mit heißem Wasser ausgespült sind,
- die umzufüllende Nahrung frei von Klümpchen ist,
- keine Verunreinigungen, z. B. durch die Hände, in die zu füllenden Flaschen gelangt.

Nachdem Sie das Überleitungssystem an die Flaschen angeschlossen haben, wird die Verschlusskappe der Sonde geöffnet und so das Schlauchsystem der Überleitung mit Nahrung gefüllt. Es sollte nur wenig Luft im Schlauch verbleiben, wenn das System an die Sonde angeschlossen wird.

WICHTIG
- Achten Sie darauf, dass es zu keiner Verunreinigung des Sondenverschlusses kommt.
- Den direkten Kontakt von Händen mit der Anschlussöffnung der Sonde vermeiden.

Die Durchlaufgeschwindigkeit der Ernährungspumpe und des Überleitungssystems muss so eingestellt werden, dass
- die industriell vorgefertigte Nahrung in der Zeit von ca. 6 Stunden und
- selbst hergestellte Sondenkost nach maximal 4 Stunden durchgelaufen ist.

Nach der Sondenkostgabe die Sonde mit einer Tasse Tee spülen, damit sie nicht verklebt. Entfernen Sie das Durchlaufsystem von der Sonde und verschließen Sie diese wieder.

WICHTIG
- Der Oberkörper des Pflegebedürftigen sollte während und nach den Sondenkostverabreichungen hoch gelagert sein, um einen Rückfluss der Nahrung zu vermeiden. Die Zeitspanne dieser Lagerung kommt auf die Dauer der Verabreichung an, daher ist keine generelle Aussage möglich.
- Achten Sie darauf, dass die Sonde während der Verabreichung von Nahrung nicht geknickt ist.
- Zu schnell verabreichte Nahrung oder Flüssigkeit kann bei dem Pflegebedürftigen Magendruck und/oder Übelkeit auslösen. Überprüfen Sie die Einfließgeschwindigkeit der Nahrung und verringern Sie diese gegebenenfalls.

Nachbereitung

Nach der Sondenkostgabe müssen alle benötigten Hilfsmittel gründlich gereinigt werden. Spülen Sie die Flaschen gründlich aus und stellen Sie diese zur besseren Innentrocknung auf den Kopf. Das Überleitsystem darf auch nach gründlicher Reinigung mit durchlaufendem heißem Wasser nicht länger als 24 Stunden genutzt werden. Dann wird dieses verworfen und durch ein neues System ersetzt.

Den Kolben der Sondenkostspritze aus den Tubus ziehen und nach gründlicher Reinigung die beiden Spritzenteile erst vor der nächsten Anwendung im getrockneten Zustand zusammensetzen.

WICHTIG
Alle Hilfsmittel zur Sondenkostverabreichung kommen grundsätzlich nur in gereinigten und trockenen Zustand zum Einsatz.

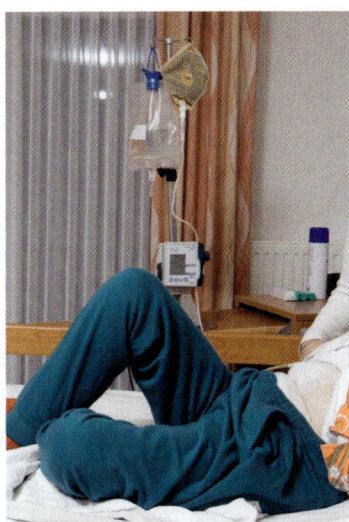

Abb. 11.11 Pflegebedürftiger mit Sondenkosternährung.

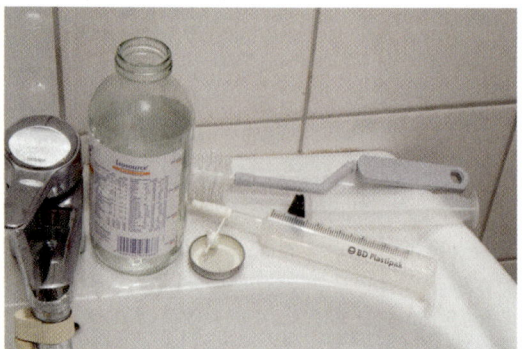

Abb. 11.12 Bei Sondenspritze und Sondenkostbehälter (Glasflasche) unbedingt auf die Hygiene achten und immer gut säubern. Das Überleitungssystem sollte nach einmaligem Gebrauch entsorgt werden und für die nächste Kost ein neues benutzt werden. Keime und Bakterien sind der „Feind" bei einer Sondenernährung.

Die Sondenpflege

Sowohl eine Nasen- als auch perkutane (durch die Bauchdecke gehende) Sonde müssen immer sauber und auch außerhalb frei von Schmutz sein. Ist die Sonde nach der Sondenkostgabe verunreinigt, so reinigen Sie diese bitte vorsichtig mit warmem Wasser und Seife. Trocknen Sie anschließend die Sonde sorgfältig ab. Achten Sie beim Reinigen aber stets darauf, dass die Sonde nicht verrutscht.

Transnasale Sonde

Bei Pflegebedürftigen mit einer Nasensonde (transnasale Sonde) reinigen Sie regelmäßig den Naseneingang mit warmem Wasser und tupfen diesen anschließend mit einem trockenem Tuch und Wattestäbchen trocken. Überprüfen Sie, ob der Druck des Pflasters, der die Sonde an die Nase fixiert, nicht zu groß ist, da sonst die Gefahr einer Entzündung des Nasengewebes droht. Das Pflaster muss hautfreundlich sein und darf nicht immer an derselben Stelle angebracht werden.

Perkutane Sonde

Die Einstichstelle im Bauch eines Pflegebedürftigen mit Bauchsonde, ist grundsätzlich eine Wunde und muss auch als solche behandelt werden. Wunden müssen regelmäßig versorgt werden. Das genaue Intervall der Wundversorgung richtet sich nach dem Zustand der Wunde. In aller Regel erfolgt die Wundversorgung bei einer neu gelegten Sonde täglich. Nach Abheilen der Einstichstelle und komplikationslosen Verlauf der Wundheilung ist eine Wundversorgung im 2–3-Tage-Rhythmus ausreichend.

In der Regel wird der Verbandwechsel von einem professionellen Pflegedienst betreut. Die Pflegenden des Pflegedienstes verfügen über eine dreijährige Ausbildung und haben das Wechseln der Verbände und die genaue Wundbeobachtung gelernt. Sollten Sie in Ausnahmefällen den Verbandwechsel selbst durchführen, so lassen Sie sich von einer professionellen Pflegekraft dazu anleiten. Diese wird Ihnen sicher gerne zeigen, worauf Sie zu achten haben.

Der Verbandwechsel ist häufig eine Leistung der Krankenkassen und wird vom Pflegedienst nach ärztlicher Verordnung erbracht. Manchmal wird er aber auch in die Zuständigkeit des Angehörigen gelegt. Ob die Genehmigung als Leistung des Pflegedienstes anerkannt wird oder als Pflegeleistung des Angehörigen gesehen wird, hängt davon ab, wie der § 37 Abs. 3 in SGB V ausgelegt wird. In diesem Paragraphen ist vom „Zutrauen des Angehörigen" die Rede.

> **WICHTIG**
>
> Grundsätzlich ist die Versorgung eines Pflegebedürftigen mit Sondenkost eine Tätigkeit, die für Sie als pflegender Angehörigen nicht frei von einem Risiko ist. Sie sollten diese Tätigkeit erst nach genauer Einführung und Anleitung durch die Pflegenden im Krankenhaus oder des Pflegedienstes selbstständig durchführen. Nehmen Sie sofort Kontakt mit dem behandelnden Arzt und/oder dem Pflegedienst auf, wenn aus ihrer Sicht in der Versorgung Unklarheiten oder Auffälligkeiten auftreten.
> Auch eine Überprüfung der Tätigkeit in regelmäßigem Abstand durch einen Pflegedienst, bzw. die Durchführung der Tätigkeit durch diesen, hilft Komplikationen zu vermeiden. Denn: Kleine Ursachen können große Auswirkungen haben.

11.4 Ernährung von Menschen mit Kau- und Schluckstörungen

Oft ist die Nahrungsaufnahme für den Pflegebedürftigen ein Problem – mit den 3. Zähnen können sie nicht mehr so gut beißen, oft verschlucken sie sich, das Kauen wird zum Problem. Dazu kommen vielleicht noch Grunderkrankungen im Magen und der Verdauung.

Dann wird essen und trinken oft schwierig für den Pflegebedürftigen und somit auch für Sie als pflegende Angehörige.

Greifen Sie dann noch zu einfach zu Kauendem, entspricht dies nicht einer ausgewogenen und vielseitigen Ernährung, sondern ist ungesund (z. B. Kuchen, Eis). Aber auch – oder gerade – für einen geschwächten Pflegebedürftigen ist es wichtig, dass er alle Nährstoffe zu sich nimmt, soweit das nicht durch eine krankheitsbedingte Diät eingeschränkt ist, z. B. Nieren-, Leber- oder Diabetesdiät.

Ist eine gesunde und ausgewogene Ernährung aufgrund von Kau- und Schluckproblemen nicht möglich, ist es sinnvoll, die notwendigen Nährstoffe in Form von Nahrungsergänzungsmittel anzubieten.

Pürierte und passierte Kost

Meist gilt, je feiner die Nahrung püriert oder passiert ist, desto leichter kann sie geschluckt werden. Allerdings wird dabei oft übersehen, dass auch die Ästhetik bei der Nahrungsaufnahme eine wichtige Rolle spielt. Pürierte und/oder mit einem Mixer zubereitete Kost ist meist unansehnlich und wirkt nicht sehr appetitlich.

Kann Ihr Angehöriger nur fein konsistente Nahrung essen, dann sollten Sie diese unter Berücksichtigung der unten genannten Punkte vorbereiten. Sollten Sie dem Pflegebedürftigen beim Essen assistieren müssen, so zerkleinern Sie die Nahrung am besten erst unmittelbar, bevor Sie sie ihm verabreichen.

Diese Methode ist meistens nicht zeitaufwendiger, da der Pflegebedürftige während dieses Vorgangs noch mit dem Kauen der zuvor verabreichten Gabel- oder Löffelportion beschäftigt ist.

- Entfernen der Brotrinde und mundgerechtes Zuschneiden der Brotstücke.
- Fleisch vor der Zubereitung in feine Stücke schneiden oder schon beim Metzger dieses durch den Fleischwolf zerkleinern lassen. Darauf achten, dass zähe Fettanteile entfernt werden.
- Gemüse wie Kartoffeln vor dem Kochvorgang klein schneiden. Beim Garvorgang entsteht grundsätzlich ein wenig Vitaminverlust. Einerseits kann dieser bei zerkleinertem Gemüse ein wenig höher sein, andererseits können die kleineren Stücke sehr gut während des Esseneingebens mit einer Gabel zerdrückt werden. In diesem Fall bleibt die Mahlzeit bis kurz vor der Nahrungsaufnahme ansehlich im Gegensatz zu von vornherein pürierter Kost.
- Obst immer schälen und anschließend mundgerecht schneiden.
- Fisch immer grätenfrei zubereiten, am besten eignen sich dazu Filets.
- Krusten, Schwarten, knorpeliges Gewebe, Fisch- und Geflügelhaut vor der Nahrungsaufnahme entfernen.

Krankheitsbedingt ist es manchmal erforderlich, Nahrung in flüssiger Form aufzunehmen. Um trotzdem den Körper mit allen notwendigen Nährstoffen und Kalorien zu versorgen, gibt es dazu in Apotheken spezielle Trinknahrung in allen erforderlichen Zubereitungen und Geschmacksrichtungen. Diese können auch bei einer unzureichenden Nahrungsaufnahme oder bei einer Mangelernährung des Pflegebedürftigen zusätzlich zu der normalen Kost verabreicht werden. Achten Sie bei der Auswahl dieser Produkte auf die geschmacklichen Vorlieben des Pflegebedürftigen.

Besteht eine medizinische Indikation, die eine „normale" Nahrungsaufnahme nicht mehr möglich macht, erfolgt in der Regel die Ernährung über eine Sonde (➤ Kap. 11.3).

Sinnvolle Nahrungsergänzung

- Vitamin- und Mineralstoffpräparate als Trinklösung, in Pulverform oder als Brausetabletten.
- Hefeprodukte in Form von Hefeflocken und Hefetabletten.

- Eiweißkonzentrate.
- Verdauungsfördernde Präparate wie Leinsamen, Kleie und Milchzucker.
- Natürliche Vitamin- und Mineralstoffprodukte, z. B. Sanddornsirup, Hagebuttenmus und Holundersaft.

KAPITEL 12 Medikamentengabe

Sicher nimmt Ihr Pflegebedürftiger Medikamente. Zum einen sind dies verschreibungspflichtige Medikamente, die der Haus- oder ein Facharzt angeordnet hat. Aber auch rezeptfreie und in der Apotheke frei erhältliche Medikamente sind Bestandteil fast jedes Haushaltes (z. B. Aspirin® oder Hustensaft). Damit die Medikamente richtig wirken, zur richtigen Zeit gegeben werden, richtig gelagert werden und damit Sie nicht aus Versehen Medikamente geben, die sich nicht vertragen, sind hier einige Grundregeln im Umgang mit Medikamenten aufgelistet.

12.1 Umgang und Lagerung von Medikamenten

- Verabreichen Sie dem Pflegebedürftigen grundsätzlich nur die Medikamente, die der Arzt verordnet hat. Dies gilt für die Menge, Dosis und den Zeitpunkt. Halten Sie bei Unklarheiten Rücksprache mit dem Arzt. Geben Sie ohne Rücksprachen keine weiteren (auch keine rezeptfreien) Medikamente. Gerade z. B. Aspirin® hat viele Nebenwirkungen. Sprechen Sie in einer ruhigen Minute mit Ihrem Arzt und fragen Sie, welche Zusatzmedikamente Sie im Ausnahmefall geben können.
- Versuchen Sie nie den Pflegebedürftigen mit Hilfe von Medikamenten selbst zu therapieren! Der Leitsatz „viel hilft viel" kann schlimme Folgen haben! Verändern Sie daher nie die durch den Hausarzt festgelegte Dosis der Medikamente und halten Sie sich bei rezeptfreien Präparaten an die Empfehlung des Beipackzettels.
- Manche Medikamente, die als **Tabletten** verabreicht werden, können zermörsert oder zerkleinert werden, damit der Pflegebedürftige sie besser schlucken kann. Halten Sie aber vorher Rücksprache mit dem Hausarzt, um sicher zu gehen, dass kein Wirkungsverlust der Medikamente eintritt.
- Medikamente gibt es auch in Form von **Kapseln, Pillen** und **Dragees** (erkennbar am Überzug). Der Überzug sorgt dafür, dass z. B. eine verzögerte Wirkstoffabgabe erfolgt oder das Medikament erst in einem bestimmten Darmbereich aufgenommen werden kann. Deshalb dürfen Kapseln, Pillen und Dragees nie zermörsert oder zerkrümelt werden, weil ansonsten die erwünschte Wirkungsweise nicht eintreten kann.
- Lagern Sie grundsätzlich Medikamente so, dass diese für Kinder, aber auch für verwirrte Pflegebedürftige nicht zugänglich sind.
- Lagern Sie grundsätzlich Medikamente in der Originalverpackung, damit Sie immer wissen, um welches Medikament es sich handelt und damit Sie das Ablaufdatum jederzeit nachschauen können.
- Feuchtigkeit und Hitze können die Wirkung von Medikamente zerstören oder verändern. Achten Sie darauf, dass Medikamente trocken und bei normaler Zimmertemperatur gelagert werden – außer in der Packungsbeilage stehen andere besondere Lagerungsformen.
- Sind Medikamente besonders lichtempfindlich oder benötigen eine kühle Lagerung (z. B. manche **Tropfen, Ampullen**) wird auf der Verpackung bereits darauf hingewiesen. Lagern Sie diese Medikamente im Kühlschrank.
- Medikamente nicht gemeinsam mit Lebensmitteln lagern. Sollte eine Lagerung im Kühlschrank notwendig sein, nutzen Sie dazu ein von Lebensmitteln freigemachtes und besonders gekennzeichnetes, in sich geschlossenes Kühlfach, z. B. das Butterfach.
- Verabreichen Sie niemals Medikamente, deren Verfallsdatum überschritten wurde.
- Spülen Sie keine Medikamentenreste über das WC und /oder dem Waschbecken in die öffentliche Kanalisation.

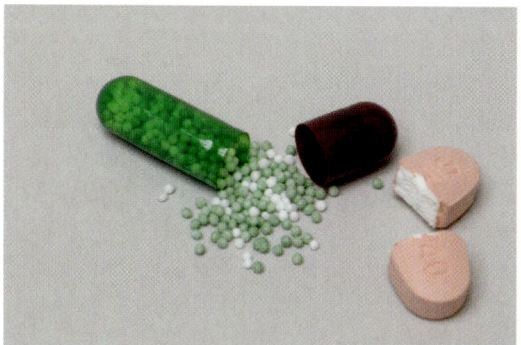

Abb. 12.1 Die Medikamentenhülle ist Bestandteil der Wirkungsweise. Deshalb diese nie (oder nur nach Rücksprache mit dem verordnenden Arzt) zerstören.

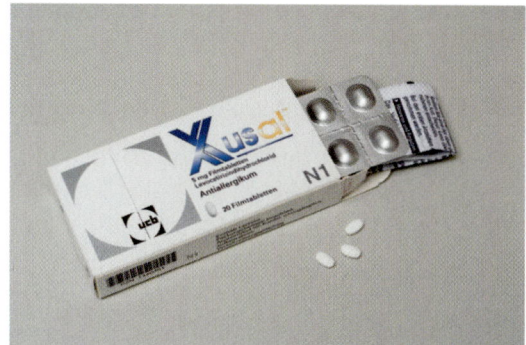

Abb. 12.4 Beachten Sie immer die Bestimmungen und Hinweise der Beipackzettel und das Verfallsdatum eines Medikamentes.

- Entsorgen Sie unbrauchbar gewordene Medikamente und Medikamentenreste durch Rückgabe an die Apotheke.
- Werden Medikamente über eine längere Zeit eingenommen, achten Sie darauf, dass Sie immer einen gewissen Vorrat im Haus haben.
- Achten Sie darauf, dass unter Berücksichtigung des Verfallsdatums, zuerst bereits angebrochene Medikamentenpackungen verbraucht werden.
- **Ausnahme:** Manche Tropfen, z. B. Augentropfen, verlieren nachdem Sie angebrochen wurden schnell ihre Wirkung und können deshalb nicht mehr weiter verabreicht werden.

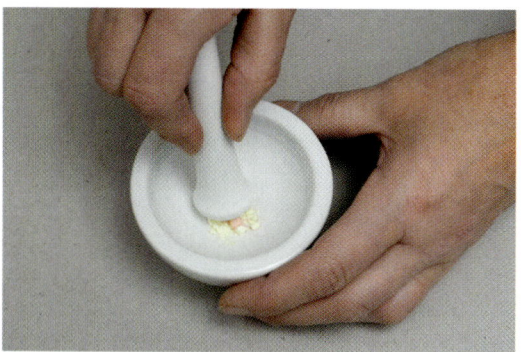

Abb. 12.2 Manche Medikamente können zermörsert oder zerkleinert werden, damit der Pflegebedürftige sie besser schlucken kann. Dies darf aber nur nach Rücksprache mit der Apotheke oder dem Arzt erfolgen, da sich die Wirkung dadurch verändern kann.

WICHTIG
Lesen Sie immer die Packungsbeilage von Medikamenten und halten Sie Rücksprache mit dem verordnenden Arzt um den eventuell besonderen Umgang mit dem jeweiligen Medikament zu gewährleisten.

12.2 Wie und in welcher Form gebe ich Medikamente

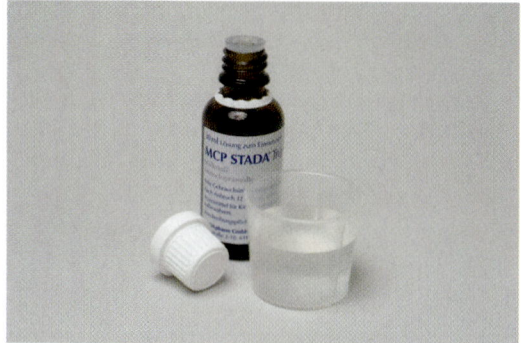

Abb. 12.3 Generell gilt, Medikamente kühl und trocken lagern, vor direkter Lichteinwirkung schützen. Flüssige Medikamente sind deswegen häufig in getöntem Glas, Tabletten in so genannten Blisterpackungen verpackt.

Medikamente gibt es in vier Anwendungsformen:
- Medikamente zur inneren Anwendung.
- Medikamente zur äußeren Anwendung.
- Medikamente zur rektalen bzw. vaginalen Verabreichung.
- Medikamente zur Aufnahme über die Atmungsorgane.

12.2 Wie und in welcher Form gebe ich Medikamente

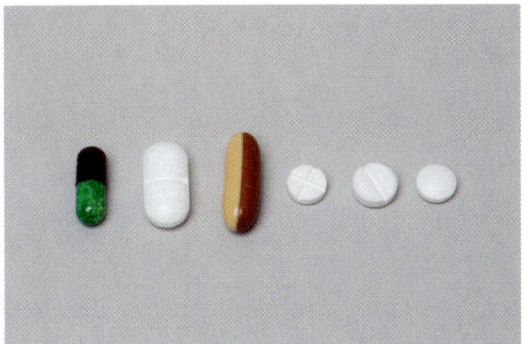

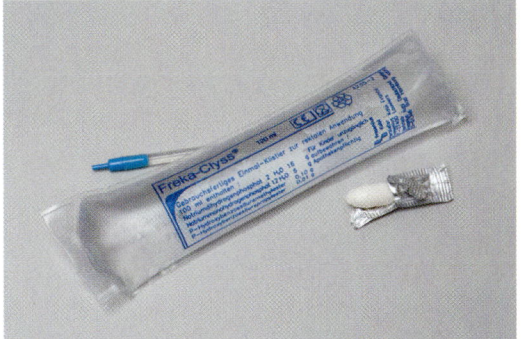

Abb. 12.5 Medikamente gibt es in unterschiedlichen Formen. Die unterschiedlichen Formen dienen einer beabsichtigten unterschiedlichen Wirkung. Häufig sind Tabletten, Kapseln, Sirup, Pulver zur Verabreichung über den Mund oder auch Zäpfchen und Klistiere zur Verabreichung in den Darm.
a) Tabletten und Kapseln.

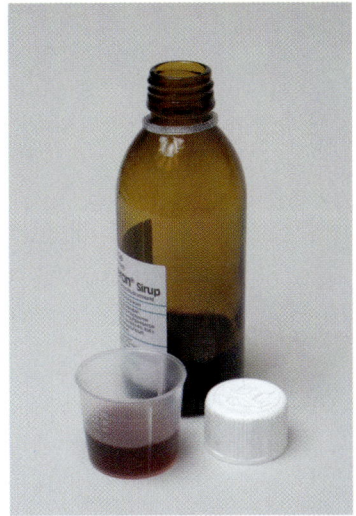

b) Sirup.

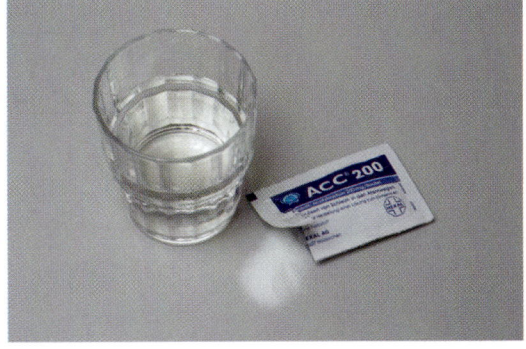

c) Pulver.

d) Klistiere und Zäpfchen.

Medikamente zur inneren Anwendung

Dazu gehören: Tabletten, Pillen, Dragees, Kapseln, Tropfen, Säfte, Granulat und Pulver.

Diese Medikamente sind so konzipiert, dass Sie über den Mund aufgenommen werden und über die Verdauungsorgane an ihren Wirkungsort gelangen. Bei Pflegebedürftigen, die über eine Ernährungssonde versorgt werden, wird durch den behandelnden Arzt festgelegt, in welcher Form die Medikamente verabreicht werden.

Zu beachten

- Verabreichen Sie Medikamente in der Regel nie auf nüchternen Magen des Pflegebedürftigen. Eine Nahrungsaufnahme sollte mindestens 15 Minuten zuvor erfolgt sein.
- Ausnahme: Wenn vom Arzt ausdrücklich festgelegt, können oder sollen manche wenige Präparate auch auf nüchternen Magen des Pflegebedürftigen verabreicht werden.
- Achten Sie darauf, dass Medikamente möglichst immer zu den gleichen Zeiten verabreicht werden.
- Manche Medikamente kann der Pflegebedürftige leichter zu sich nehmen, wenn die Mundschleimhäute zuvor befeuchtet wurden. Bieten Sie ihm dann vor der Medikamentenaufnahme etwas zu trinken an.
- Nach der Einnahme von Medikamenten, mit viel Flüssigkeit nachspülen. Benutzen Sie dazu möglichst kühles Wasser oder kühlen Tee. Warme Flüssigkeiten können zu einem vorzeitigen Zersetzen der Tabletten im Mundraum führen.

- Verzichten Sie bei der Medikamentenverabreichung auf das Nachspülen mit Fruchtsäften, Milch oder alkoholhaltigen Getränken. Diese können direkten Einfluss auf die beabsichtigte Freisetzung der Wirkstoffe des Medikaments nehmen.
- Manche Medikamente können auch mit Hilfe von festeren Substanzen, z. B. Joghurt, eingenommen werden, um so leichter zu schlucken zu sein. Halten Sie vorher Rücksprache mit dem Arzt, dem Pflegedienst oder der Apotheke.
- Der Pflegebedürftige sollte die Medikamente immer einnehmen, wenn er aufrecht sitzt, damit er sich nicht verschluckt.
- Tropfen, Granulat und pulverförmige Medikamente sollten immer in ausreichender Menge Wasser aufgelöst werden. Somit reduziert sich der für den Pflegebedürftigen meist sehr unangenehme Geschmack des Medikamentes und verhindert in der Regel den aus diesem Grund ausgelösten Brechreiz.

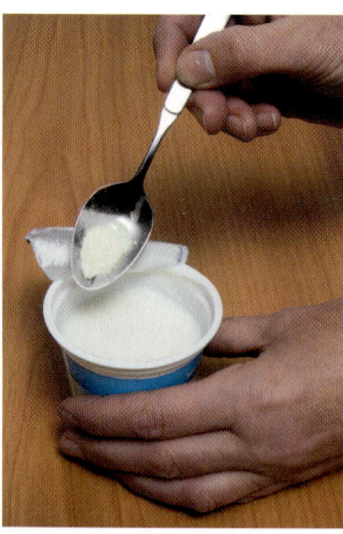

Abb. 12.6 Eine Medikamenteneinnahme kann manchmal dadurch erleichtert werden, wenn diese geeigneten Speisen beigemengt werden. Fragen Sie aber zuvor ihren Pflegedienst, Arzt und/oder Apotheker, ob diese Verabreichungsweise bei dem jeweiligen Medikament möglich ist.

Medikamente zur äußeren Anwendung

Dazu gehören: Salben, Tinkturen, Pasten, Puder, spezielle Wundauflagen, Hydrokolloid-Wundverbände, spezielle Bade- oder Waschzusätze.

Zu beachten

- Bevor Sie Salben, Tinkturen, Pasten oder Puder auf die Haut des Pflegebedürftigen aufbringen, muss diese von eventuellen Rückständen vorhergegangener Anwendungen gereinigt sein.
- Benutzen Sie beim Umgang mit diesen Stoffen, auch zum eigenen Schutz vor unbeabsichtigten Hautreaktionen, Einmalhandschuhe. Diese nach Gebrauch als Einmalartikel entsorgen.

WICHTIG
- Für diese Zwecke sind keine speziellen (und somit teuren) Pflegehandschuhe erforderlich.
- Einmalhandschuhe sind heute in jedem Drogeriemarkt und/oder in den Abteilungen für Haushaltsartikel kostengünstig in Großpackungen erhältlich.

- Der Umgang mit sterilen Wundauflagen erfordert Fachkenntnisse in der Versorgung und Kenntnis in der Anwendung. Sollten Sie trotzdem einmal in die Situation kommen, diese Materialien einsetzen zu müssen, lassen Sie sich im Umgang mit diesen (oder ähnlichen Material) auf jeden Fall von einem Pflegedienst oder Hausarzt einweisen!

Medikamente zur rektalen oder vaginalen Anwendung

Dazu gehören: Klistiere und Zäpfchen.

Zu beachten

- Grundsätzlich müssen zur Wahrung der Hygiene bei der rektalen oder vaginalen Verabreichung von Medikamenten Einmalhandschuhe getragen werden, die nach der Benutzung entsorgt werden.

12.2 Wie und in welcher Form gebe ich Medikamente

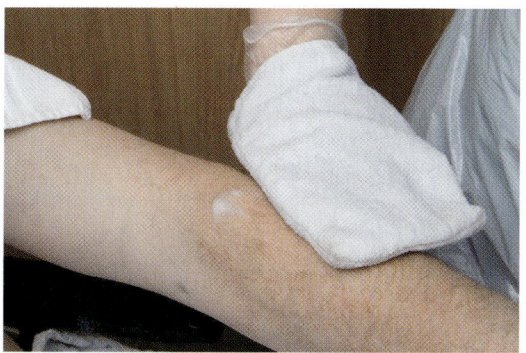

Abb. 12.7 Anwendung von Salben:
a) Vor einer erneuten Salbung erst Rückstände beseitigen …

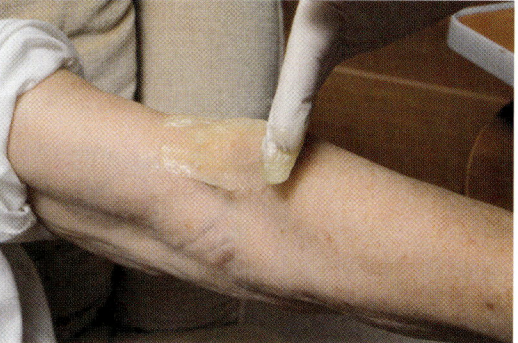

b) … dann einsalben.

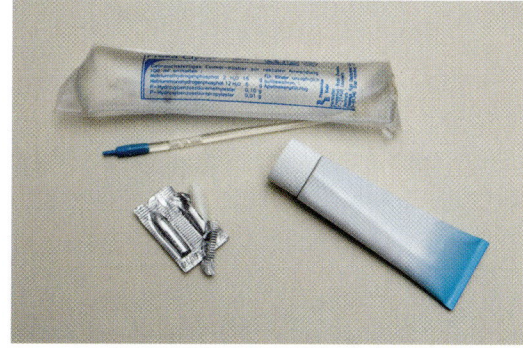

Abb. 12.8 Vor dem Einführen erst einfetten.

Zu beachten

- Neben den kleinen Inhalationsfläschchen zur Selbstversorgung können auch größere Inhalationsgeräte genutzt werden, um die Medikamente adäquat einzuatmen. Diese kommen dann zum Einsatz, wenn der Wirkstoff über eine längere Zeit eingeatmet werden muss. Achten Sie unbedingt auf die Dosierungsanleitung und die vorgegebene Funktionsweise des Gerätes. Lassen Sie sich in der Handhabung durch das Sanitätshaus einweisen.
- Inhalationsgeräte sind ein Herd für Keime und Bakterien. Reinigen Sie deshalb dieses Gerät nach der Anwendung unbedingt nach den Herstellervorgaben (zu finden in der Anleitung).
- Benutzen Sie im Gerät verbliebene Inhalationsstoffe nicht für eine weitere Anwendung. Nach einer Anwendung Reste entsorgen. Befüllen Sie vor jeder Anwendung die Flüssigkeitsbehälter mit neuem sterilem Wasser und der Inhalationslösung.

- Achten Sie darauf, dass die Scheide bzw. der Anus sauber sind. Wenn erforderlich, führen Sie vor der Anwendung eine kurze Teilwäsche durch.
- Zäpfchen und Klistiertüllen müssen vor der Anwendung gleitfähig gemacht werden, um Verletzungen und zusätzliche Schmerzen für den Pflegebedürftigen zu vermeiden. Benutzen Sie dazu ein Gleitmittel oder speziell für diese pflegerischen Tätigkeiten bereitgestellte Vaseline oder andere hautfreundliche und unschädliche, meist ölhaltige Präparate.

Medikamente zur Aufnahme über die Atmungsorgane

Dazu gehören: Aerosole, gasförmige Stoffe, Inhalationspräparate.

12 Medikamentengabe

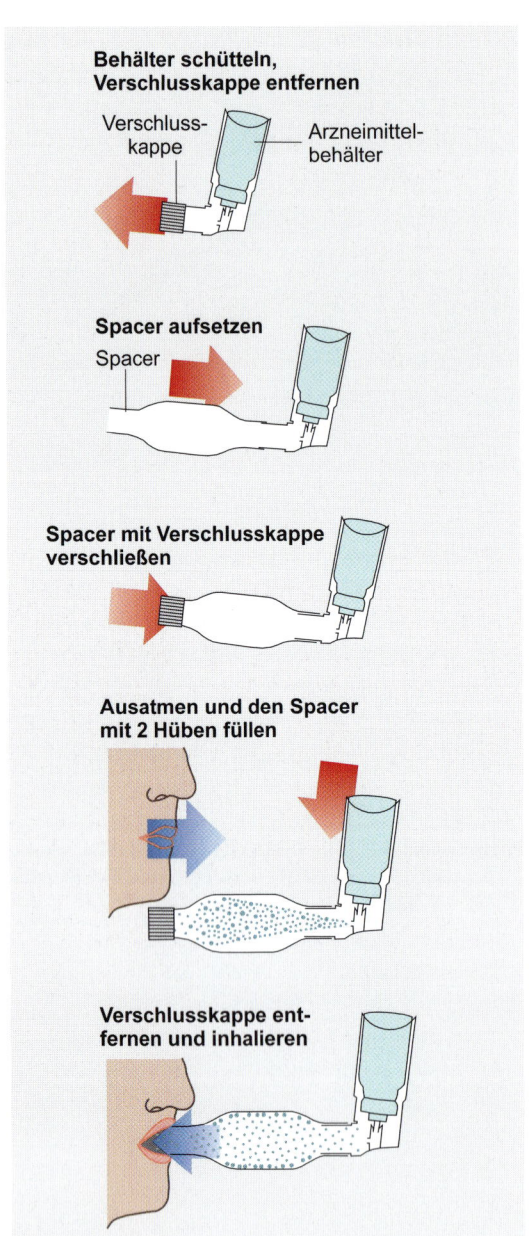

Abb. 12.9 Dosieraerosole. Es gibt verschiedene Systeme von Dosieraerosolen; a) Dosieraerosol mit Spacer

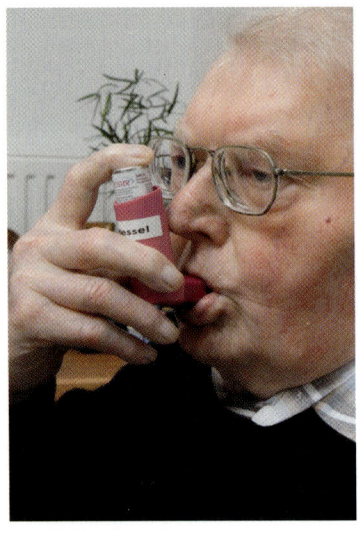

b) Das am häufigsten gebrauchte System bei einer Anwendung.

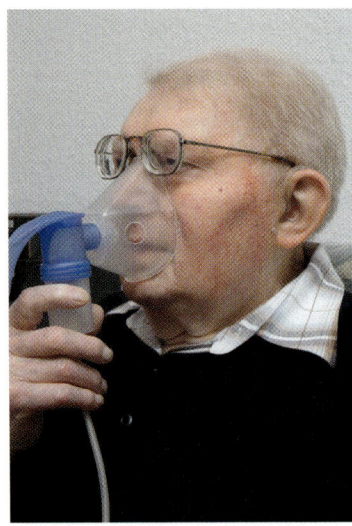

Abb. 12.10 Bei einer längeren Verabreichung werden die Medikamente mit Hilfe eines Inhalationsgerätes verabreicht.

12.3 Erstellen eines Medikamentenplanes

In einem Medikamentenplan werden alle Medikamente aufgelistet, die der Pflegebedürftige einnimmt. Er hat mehrere Funktionen:
- Alle an der Pflege Beteiligten haben eine Übersicht über die vom Pflegebedürftigen einzunehmenden Medikamente.
- Der Medikamentenplan ist bei einer Einweisung ins Krankenhaus oder bei einem Notarzteinsatz eine wichtige Information.

Ist an der Pflege bereits ein Pflegedienst beteiligt, ist der aktuelle Medikamentenplan Bestandteil der Überleitungsunterlagen bei einer Krankenhauseinweisung. Der Medikamentenplan muss daher immer auf dem aktuellen Stand sein.

Der Medikamentenplan sollte folgende Punkte enthalten:
- Name des Medikaments.
- Verabreichungsform des Medikaments, z. B. Tropfen oder Tabletten.
- Dosieranleitung: Wie, wann und wie oft wird das Medikament verabreicht. Wird es täglich gegeben oder bei Bedarf?

Zusatzinformationen auf einem Medikamentenplan sind:
- Seit wann wird das Medikament verabreicht.
- Weshalb wurde es verordnet.

Tab. 12.1 Beispiel eines selbst erstellten Medikamentenplans

Name des Pflegebedürftigen: Hans Meier, * 30. Juni 1910				
Hausarzt: Dr. Schlau, Tel. …				
Medikament	APONAL 10	ASPIRIN 100	NOVALGIN	PASPERTIN
Seit	Januar 06	März 03	Juni 04	April 07
Grund	Psyche	Herz	Schmerzen	Übelkeit
Form	Tabletten	Tabletten	Tropfen	Zäpfchen
Morgens	0	1	10	Bei Bedarf
Mittags	0	0	10	
Abends	1	0	10	
Besonderheiten				

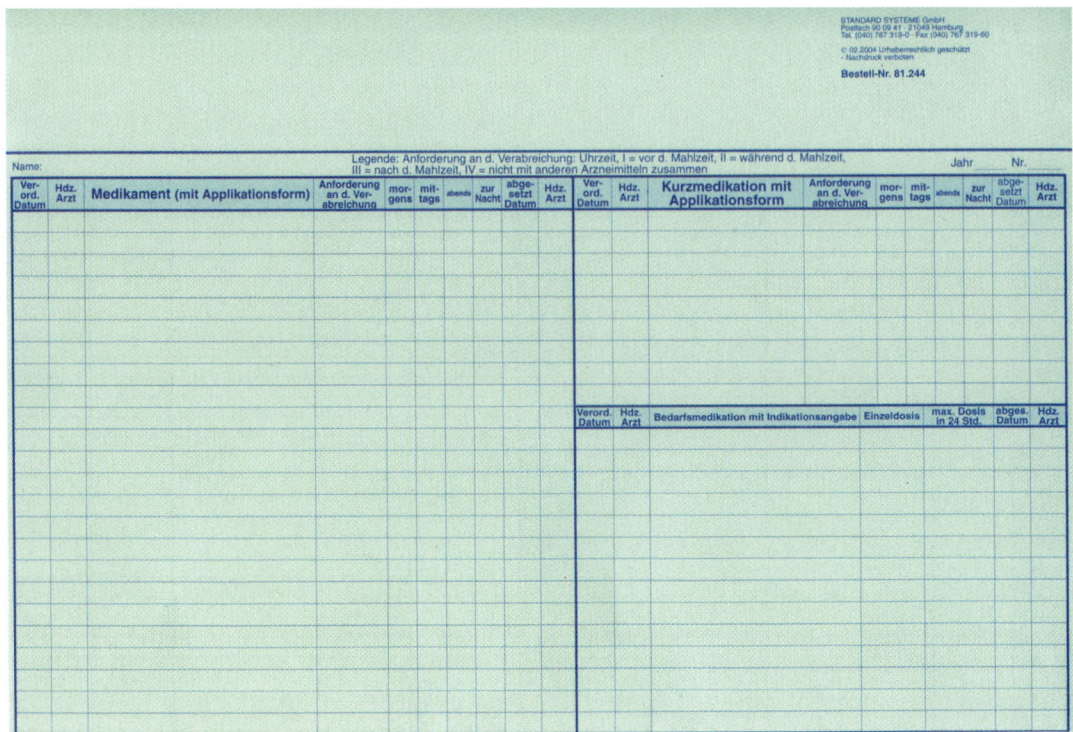

Abb. 12.11 Sie können auch Ihren Pflegedienst fragen, ob er Ihnen einen Medikamentenplan zu Verfügung stellt.

KAPITEL 13
Maßnahmen zum Schutz vor Überforderung von Ihnen als pflegender Angehöriger

Sie pflegen Ihren Angehörigen zu Hause. Dies ist viel Arbeit und für Sie sehr belastend, selbst wenn Sie durch die Pflegeversicherung einen finanziellen Zuschuss erhalten.

Auch wenn Sie sich bereits Unterstützung durch den Pflegedienst, freiwillige Fachkräfte und durch Institutionen geholt haben und in der Pflege durch Kurse und Bücher geschult sind, so fühlen Sie sich sicher oft allein gelassen. Vielleicht haben Sie auch öfters den Gedanken: *„Alle fragen, wie es meinem Mann geht, aber niemand will wissen, wie es mir geht".*

Damit Sie aber weiterhin Ihren Angehörigen gut pflegen können, müssen Sie darauf achten, dass es auch Ihnen gut geht. Deshalb sind hier erst die Warnsignale (woran erkenne ich, dass ich ggf. überfordert bin) und dann mögliche Gegenmaßnahmen aufgelistet.

13.1 Gefahren einer Überforderung für Sie als pflegender Angehöriger

Neben der hohen körperlichen Belastung durch Heben und Tragen, stoßen viele Angehörige auch immer öfter im psychischen Bereich an ihre Grenzen.

Hilflosigkeit und Trauer lassen dann schnell die Fragen entstehen: *„Wie lange soll das noch so weitergehen? Wird es noch schlimmer? Wann und wie wird es enden?".*

Sicher haben Sie sich diese Fragen auch schon einmal gestellt und vielleicht haben Sie sich dabei auch schuldig gefühlt, dass Sie diesen Gedanken überhaupt zugelassen haben – schließlich geht es Ihrem Angehörigen schlecht und er ist krank und bettlägerig. Vielleicht haben Sie – sozusagen als Wiedergutmachung – versucht, noch viel mehr für Ihren Angehörigen zu tun, um den Bedürfnissen Ihres Angehörigen gerecht zu werden. Sicher haben Sie sich danach aber noch müder und verzweifelter gefühlt. Dies ist zwar verständlich, aber dieses Verhalten führt nur zu einer weiteren Zunahme Ihrer körperlichen und psychischen Belastung. So entsteht eine Überforderung, die bis hin zum totalen körperlichen und psychischen Zusammenbruch führen kann.

Sicher geben Sie uns Recht, dass damit weder Ihnen noch Ihrem pflegebedürftigen Angehörigen geholfen ist. Deshalb – gestehen Sie sich ein, wenn es Ihnen zu viel wird. Achten Sie auf Ihren Körper! Sie leisten Unglaubliches und Sie haben jedes Recht, erschöpft, müde und überdrüssig zu sein.

Sie werden sehen, es gibt auch Möglichkeiten und Wege, mit denen Sie sich Hilfe holen können, damit es Ihnen besser geht und Ihr pflegebedürftiger Angehöriger trotzdem weder vernachlässigt wird noch in irgendeiner anderen Art und Weise leidet.

Deshalb – achten Sie auf körperliche und psychische Warnsignal – denn: Der Körper und die Psyche senden Warnsignale aus, die Sie erkennen und ernst nehmen müssen!

Warnsignale des Körpers

Natürlich reagiert jeder Körper individuell auf die Überlastung. Hier sind deshalb nur einige mögliche Warnsignale aufgelistet. Nie sind bei einem Menschen alle Warnsignale gleichzeitig vorhanden – aber auch schon, wenn Sie nur ein bis zwei dieser Symptome erkennen, sollten Sie vorsichtig werden.
- Ständiges Müdigkeitsgefühl.
- Schmerzen in Armen und Gelenken.
- Schmerzen in der Muskulatur.
- Kopf- und Gliederschmerzen.
- Schmerzen im Hals-, Kopf- und Nackenbereich.
- Schwindelgefühle.
- Appetitlosigkeit.

- Stark ausgeprägtes Essverlangen.
- Dauerhaft erhöhter Blutdruck.
- Stark erhöhter Puls.
- „Herzjagen".
- Juckreiz der Haut.
- Stark erhöhte Atmung.

Warnsignale der Psyche

- Ständige Schuldgefühle.
- Angstgefühle.
- Versagensängste.
- Konzentrationsstörungen.
- Einschlaf- und/oder Durchschlafstörungen.
- Lustlosigkeit.
- Fehlen des inneren Antriebes.
- Gereiztheit.
- Unzufriedenheit.
- Nachlassen der Merkfähigkeit.
- Niedergeschlagenheit.
- Permanente Schuldzuweisung an andere.
- Rast- und Ruhelosigkeit.
- Steigende Ungeduld.
- Aggressionen.
- Vernachlässigung der eigenen Hygiene.
- Zunehmender Konsum von Alkohol und/oder Tabak.
- Einnahme von Schlaf-, Beruhigungs- und/oder aufputschende Mitteln.
- Zunehmende Anfälligkeit für Erkrankungen.
- Zunahme von Beschwerden ohne körperliche Ursache.

Alle diese Faktoren können ein Hinweis auf Ihre Überlastung sein.

Da es kein „Medikament", keine Tabletten, Salben und Tinkturen, gegen ein „Überlastungssyndrom" gibt, bleibt Ihnen nur eine Änderung der Pflegebelastung, die aber letztendlich auch Ihrem Pflegebedürftigen zugute kommt.

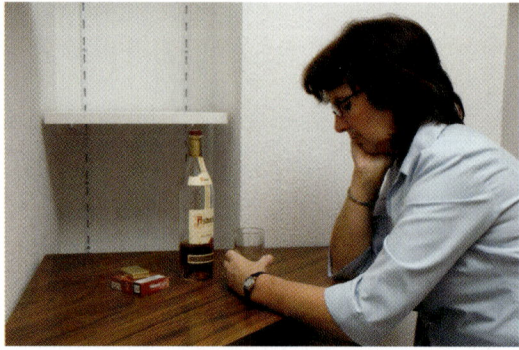

Abb. 13.1 Reagieren Sie früh genug, damit es nicht so weit kommt.

13.2 Hilfen zur Vermeidung einer Überforderung

Zunächst müssen Sie sich selbst hinterfragen, was Sie genau in der Pflege stark fordert und möglicherweise überfordert. Sinnvoll dazu ist es, wenn Sie sich die Zeit nehmen und kurz schriftlich die einzelnen Aspekte Ihrer täglichen Arbeit festhalten – und bewerten: Was ist Ihnen schwer gefallen? Worauf hatten Sie gar keine Lust? Was ging Ihnen leicht von der Hand? Welche Tätigkeit hat vielleicht sogar Freude und Befriedigung gebracht.

Beispielhafte Aspekte, die zur Entwicklung einer Überforderung führen können (und die Sie mittels der Liste vielleicht erst bemerken):

„Ich fühle mich überfordert, wegen

- der **Häufigkeit** der Durchführung bestimmter Tätigkeiten.
- der **fehlenden Kenntnis** zur sicheren Durchführung von Tätigkeiten.
- der **körperlich anstrengenden** Durchführung bestimmter Tätigkeiten.
- der **psychischen Belastung** einzelner Tätigkeiten.
- der erforderlichen **ununterbrochenen Pflegebereitschaft,** Tag und Nacht.
- der erforderlichen Pflegebereitschaft **über Stunden,** bei Tag und/oder Nacht.
- der **Ungewissheit,** wie der weitere Verlauf der Erkrankung/des Pflegebedarfs in Zukunft sein wird.

- der **Gewissheit,** wie eine Erkrankung enden wird.
- des Gefühls, alle **Entscheidungen** selbst treffen zu müssen.
- dem Bewusstsein, **dass ohne mich keine Pflege** zu Hause möglich ist.

Diese Aufzählung ist nicht abschließend, beinhaltet aber (aus der Praxiserfahrung) die häufigsten genannten Begründungen von anderen Angehörigen, die sich in der Pflege als überfordert erleben. Schon daran sehen Sie, dass Sie nicht alleine sind und es nicht nur Ihnen so geht!

Steht nun für Sie fest, welche Punkte zu einer Überforderung geführt haben, müssen Sie erkennen, wie Sie diesen Punkten begegnen.

Möglichkeiten zur Hilfe

- Befragen Sie den Arzt und den Pflegedienst, wie häufig eine bestimmte Tätigkeit notwendigerweise durchzuführen ist. Eine zu häufig durchgeführte Maßnahme, z. B. Umlagerung, kann nicht nur für den Pflegenden, sondern auch für den Pflegebedürftigen eine zusätzliche Belastung sein.
- Besuchen Sie einen Pflegekurs, der in der Regel unentgeltlich von beispielsweise Krankenkassen, Pflegediensten und Sanitätshäusern angeboten wird. Nutzen Sie die Gelegenheit, fehlendes Wissen in der Durchführung einzelner Maßnahmen dort zu ergänzen. Scheuen Sie sich nicht davor, die Pflegekraft eines Pflegedienstes zu fragen und um Hilfe zu bitten. Diese werden Ihnen mit Rat und Tat zur Seite stehen. Greifen Sie auf Fachliteratur zurück, die Ihnen durch Betroffengruppen, Krankenkassen, Sanitätshäuser und Pflegedienste empfohlen wird. Prüfen Sie, ob Leistungen von der Krankenkasse übernommen werden. Der Pflegedienst kann Ihnen darüber Auskunft geben. Wenn es sich um Kassenleistungen handelt, beauftragen Sie einen Pflegedienst mit der Durchführung der Pflegeleistung. Manchmal reichen auch die finanziellen Ressourcen des Pflegebedürftigen, um Pflegedienstleistungen, die die Kasse nicht übernimmt, in Anspruch zu nehmen. Hier sollte auf jeden Fall ein offenes Gespräch mit dem Pflegebedürftigen und evtl. anderen Angehörigen über die finanziellen Möglichkeiten angestrebt werden.
- Bitten Sie Ihre Angehörigen (z. B. Ihre Geschwister, Kinder, Neffen und Nichten) um deren Mithilfe bei pflegerischen Tätigkeiten, die alleine nur mit größter Mühe durchgeführt werden können. Scheiden weitere Angehörige als Hilfeleistende aus, beauftragen Sie einen Pflegedienst, der diese Tätigkeiten erbringen soll.
- Prüfen Sie, ob der Pflegebedürftige in eine Tagesklinik aufgenommen werden kann. Er wird dann morgens von einem Fahrdienst in die Einrichtung abgeholt und abends wieder zurückgebracht.
- Teilen Sie psychisch belastende Situationen Personen ihres Vertrauens mit, suchen Sie den Erfahrungsaustausch in Selbsthilfegruppen (z. B. pflegende Angehörige), die es zwischenzeitlich fast überall gibt.
- Prüfen Sie, inwieweit sich Ihre Angehörigen, Freunde und Bekannten an der Betreuung des Pflegebedürftigen beteiligen können. Ist dies nicht möglich, wenden Sie sich an einen Pflegedienst, der diese Betreuungsmaßnahme übernimmt.
- Leidet Ihr Pflegebedürftiger unter einer bestimmten Erkrankung, so bedenken Sie bitte, dass jede Krankheit bei jedem Menschen anders verläuft. Die gleiche Diagnose nimmt bei jedem Menschen einen unterschiedlichen Pflegeverlauf. Dies liegt an vielen verschiedenen Faktoren und ist u. a. von Konstitution, Alter, Geschlecht, Lebensgewohnheiten und Lebenswillen jedes Einzelnen abhängig. Aber gehen Sie immer davon aus, dass die heutige Pflege und Medizin auf jede Form einer Krankheitsentwicklung angepasst reagieren kann.
- Setzen Sie sich schon sehr frühzeitig mit der möglicherweise kommenden Konsequenz einer Erkrankung auseinander. Beispielsweise kann eine Verschlechterung des Gesundheitszustandes des Pflegebedürftigen zu einer schwierigeren Pflege führen – beachten Sie aber auch hier, dass jeder Mensch verschieden auf die Erkrankungen reagiert.
- Werden Sie sich darüber im Klaren, wer für welchen Bereich die Verantwortung trägt und deshalb in diesem Bereich auch Entscheidungen zu treffen hat:

- Der Arzt ist für den medizinischen Bereich verantwortlich und sollte seine Entscheidungen immer im Sinne des Pflegebedürftigen und der Angehörigen treffen.
- Der Pflegedienst ist für seine Leistungen im pflegerischen Bereich verantwortlich, seine Entscheidungen sind immer im Sinne des Pflegebedürftigen, der Angehörigen und des behandelnden Arztes.
- Entscheidungen werden innerhalb der Familie situativ getroffen. Dabei sind die Einstellung und die Haltung des Pflegebedürftigen gleichwohl zu berücksichtigen. Das trifft insbesondere dann zu, wenn es sich um ihn direkt betreffende Entscheidungen handelt.
• Vorsorge für eine „Pflegeauszeit" (➤ Kap. 13.3):
   - Bereiten Sie einen Pflege- und Betreuungsplan vor. Dieser dient dazu, bei einem Ausfall des pflegenden Angehörigen in der Pflege, eine übergangslose Weiterversorgung des Pflegebedürftigen zu gewährleisten.
   - Beziehen Sie bei dieser Überlegung den Hausarzt, den Pflegedienst und die Personen mit ein, die dann umgehend die weitere Pflege sicherstellen werden.
   - Heute ist es bereits möglich, dass Pflegedienste auch völlig allein stehende Pflegebedürftige unabhängig des notwendigen Pflegebedarfs in deren Zuhause versorgen und betreuen. Wenn Sie eine Auszeit benötigen, so kann die Versorgung ggf. auch der Pflegedienst übernehmen.

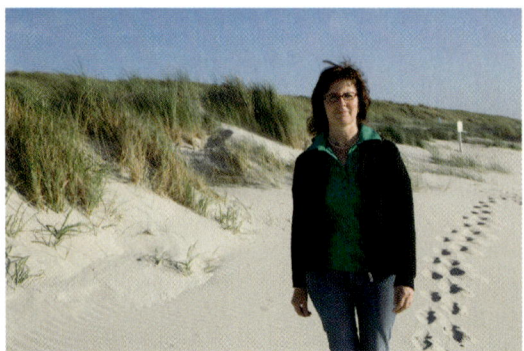

Abb. 13.3 Auch Sie haben ein Recht auf Wahrung und Pflege ihrer Persönlichkeit.

13.3 Wie nehme ich eine „Auszeit" aus der Pflege?

Zunächst müssen Sie für sich klären, was Sie unter einer Auszeit verstehen. Grundsätzlich beinhaltet dieser Begriff, die Unterbrechung der Pflege und Versorgung eines Pflegebedürftigen durch die gleiche Pflegeperson(en).

Wenn die Pflege nicht durch einen Krankenhausaufenthalt oder durch die Willenserklärung eines Pflegebedürftigen (z. B. durch seinen eigenen Wunsch nach Heimunterbringung) unterbrochen wird, sondern auf Willen des Pflegenden geschieht, spricht man hier von einer Auszeit für den Pflegenden.

Auszeiten für Sie als Pflegenden sind nötig, damit Sie sich erholen können, wenn Sie sich überlastet fühlen oder – noch besser – damit Sie sich erholen, bevor Sie sich überlastet fühlen und so mögliche kritische Situationen gar nicht erst entstehen. Das Ziel der Auszeit ist in der Regel, dass Sie die Kräfte tanken können, die Sie benötigen, um die Pflege zu Hause fortsetzen zu können – und so weitere Überlastungssituationen erst gar nicht entstehen.

Und – über die Notwendigkeit einer Auszeit für pflegende Angehörige ist sich der Gesetzgeber im Klaren – und er hat deshalb auch Ihren Anspruch auf eine Auszeit gesetzlich verankert.

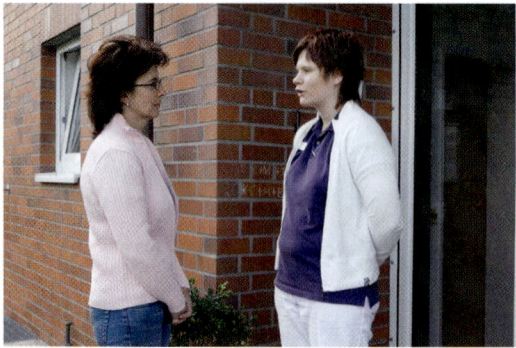

Abb. 13.2 Gehen Sie nicht über ihre Grenzen des Leistbaren hinaus. Damit vermeiden Sie Schaden für sich und den Pflegebedürftigen. Holen Sie sich rechtzeitig Hilfe.

13.3 Wie nehme ich eine „Auszeit" aus der Pflege?

WICHTIG
Wird ein Pflegebedürftiger zu Hause von seinen Angehörigen betreut, so beteiligt sich die Pflegekasse in der Regel bei den Kosten (➤ Kap. 15.2) die durch „Fremdbetreuung" anfallen, und zwar bis zu vier Wochen pro Jahr. Je nach Höhe der Tagessätze, begrenzen die Kosten häufig allerdings die Zeit der von den Kassen übernommenen „Verhinderungspflege". Die „Fremdbetreuung" kann ein häuslicher Pflegedienst oder ein (Kurzzeit)Pflegeheim übernehmen. Die Auszeit muss nicht am Stück erfolgen!

Diese Kostenbeteiligung im Rahmen der Verhinderungspflege durch die Pflegekasse wird dann gezahlt, wenn der Pflegebedürftige in dieser Zeit stationär zur „Kurzzeitpflege" in eine zugelassene Einrichtung untergebracht wird, oder notwendige Mehrleistungen eines Pflegedienstes die ansonsten geleistete Pflege durch den pflegenden Angehörigen kompensieren.

Derzeit ist es zunehmend möglich, dass pflegende Angehörige zusammen mit dem Pflegebedürftigen in Urlaub fahren können. Spezialisierte Pflegedienste bitten diese Leistung an, um den pflegenden Angehörigen und dem Pflegebedürftigen im Urlaub Erholung zu bieten. Gleichzeitig werden auf Wunsch die Pflegeleistungen des Angehörigen durch die Fachkräfte in dieser Zeit übernommen.

In seltenen Fällen ist es auch möglich, dass ein pflegender Angehöriger für die Zeit seiner Erholung (= Auszeit), Freunde, Bekannte und andere Angehörige für die Versorgung des Pflegebedürftigen „gewinnen" kann. Die Erfahrung hat aber gezeigt, dass die Ängste des pflegenden Angehörigen in Bezug einer guten Versorgung und Pflege des Pflegebedürftigen oft stark steigen und die Auszeit meist ohne persönlichen Gewinn für sich selbst abgebrochen wird.

Wenn Sie eine Auszeit benötigen und planen, sprechen Sie zuerst mit dem Pflegebedürftigen darüber. Machen Sie ihm aber auch klar, dass nicht seine Pflegebedürftigkeit die Ursache dieser Maßnahme ist, sondern eine sinnvolle Maßnahme zur Erhaltung der notwendigen Energie und Kraftschöpfung für die Pflege bedeutet.

Wird dieser über die Notwendigkeit einer Auszeit im Unklaren gelassen, wird er neben Schuldgefühlen sehr schnell das Gefühl des Abgeschobenwerdens und des Lästigseins entwickeln.

Aber – gönnen Sie sich mindestens einmal im Jahr eine Auszeit – Sie werden sehen, wie viel besser es Ihnen danach geht und auch Ihr pflegebedürftiger Angehörige wird merken, dass er davon profitiert, wenn es Ihnen besser geht!

KAPITEL 14
Der Pflegealltag: Zwischen Wunsch, Anspruch und Pflicht

Maßnahmen zum Schutz vor Überforderung in der Pflege ➤ Kapitel 13

Der Begriff „Pflegealltag" beinhaltet keineswegs – wie oft irrtümlich angenommen – nur den Routineablauf von immer wiederkehrenden Pflegeverrichtungen. Veränderungen der Pflege- und Krankheitssituation des Pflegebedürftigen und der Behandlung und Ihre persönlichen Erfahrungswerte (und die des Pflegebedürftigen) erfordern immer wieder eine Anpassung der Pflege an die veränderten Gegebenheiten.

Welche Faktoren beeinflussen den Pflegealltag

Die Pflege zu Hause bedeutet auch die Neustrukturierung des Alltags von allen Beteiligten, sowohl für den Pflegebedürftigen als natürlich auch für Sie als pflegende Angehörige. Alle Faktoren rund um die Pflege bilden zusammen die Bausteine, die die Grundlage der zukünftigen Versorgung und Pflege zu Hause ergeben.

Entwicklung der Pflegebedürftigkeit

In der Regel beinhaltet die Pflegebedürftigkeit eine allmähliche Zunahme der Hilfsbedürftigkeit. Mit zunehmender Pflegebedürftigkeit ändern sich die zu erbringenden Pflegeleistungen in ihrer Art, Zusammensetzung und Aufwand. Oft ändert sich dabei auch die Persönlichkeit des Pflegebedürftigen oder einzelne Charakterzüge werden ausgeprägter. Auch Sie als pflegender Angehöriger werden mit dem Anstieg der zu leistenden Pflegeleistungen zusätzlich körperlich und seelisch belastet. Dies alles macht eine regelmäßige Überprüfung mit daraus folgender Neustrukturierung und Neuorganisation des Pflegealltags notwendig.

Erwartungen und Ansprüche des Pflegebedürftigen

Pflegebedürftig werden bedeutet für den Betroffenen oft eine völlige Lebensumstellung. Seine Erwartungshaltung, seine Perspektiven und seine Lebensausrichtung muss er völlig neu gestalten. Er muss sein ganzes bisheriges Leben überdenken und ggf. ändern.

Die Pflegebedürftigkeit, seine evtl. Erkrankungen und das Angewiesen sein auf Hilfe wird zum Mittelpunkt seines Lebens. Sehr häufig führt diese Entwicklung dazu, dass der Pflegebedürftige allmählich den Blick für Ihre Anstrengungen und Ihre Erschöpfung verliert.

Anderen Pflegebedürftigen ist es unangenehm, dass seine „Schwäche", seine Hilflosigkeit und ggf. seine Erkrankung zum zentralen Punkt der ganzen Familie werden und sich plötzlich alle auf ihn fokussieren. Dann ist ihm die benötigte Hilfe ggf. unangenehm und er fühlt sich aufdringlich oder als ob er in die Familienstruktur seiner Angehörigen eindringen würde. Oft sagt er dann nicht, wenn er Probleme hat oder etwas braucht und seine Bedürfnisse werden erst dann erkannt, wenn sie zu einer „Notlage" geworden sind – dabei wird oftmals aus einer Mücke ein Elefant.

Leidet er unter einer demenziellen Erkrankung, so ändert sich auch seine Persönlichkeit, er fühlt sich hilflos und verloren und findet sich nicht mehr zurecht.

Maßnahmen zur Therapie und Pflege

Änderungen in Therapie und in der Pflege bedeuten oft auch eine Umstellung der Pflegesituation. Neue Pflegemaßnahmen können eine zusätzliche Belastung für den Pflegebedürftigen und den pflegenden Angehörigen beinhalten, mit der Umstellung von Medikamenten kommt es unter Umständen zu neuen oder verstärkten Nebenwirkungen.

Der für alle an der Pflege Beteiligten „Pflegealltag" muss neu gestaltet und ausgerichtet werden.

Körperliche und seelische Belastbarkeit des pflegenden Angehörigen

Maßnahmen zum Schutz vor Überforderung in der Pflege ➤ Kapitel 13

Pflege bedeutet auch für Sie als pflegenden Angehörigen eine Dauerbelastung. Diese können Sie nur leisten, wenn auch Sie mit Ihren Bedürfnissen berücksichtigt werden und die Pflege entsprechend organisiert wird. Zum einem benötigen Sie Ruhephasen, die Sie zur körperlichen und geistigen Erholung nutzen können, zum anderen benötigen Sie soziale Kontakte, die es Ihnen ermöglichen über Ihre Sorgen und Nöte zu sprechen, die oftmals ihre Ursache in der Pflege haben.

Eine gute Pflege kann nur dann auf Dauer sichergestellt werden, wenn neben der Erbringung der notwendigen Pflegeleistungen auch Sie die Möglichkeit haben, Ihre „Batterien" aufzuladen und Ihre Persönlichkeit zu pflegen.

Erwartungen und Ansprüche des pflegenden Angehörigen an sich selbst

Ein Netzwerk aufbauen ➤ Kapitel 1.4

Die Realität zeigt, dass gerade viele pflegende Ehefrauen dazu neigen, das Eheversprechen *„Füreinander in guten wie in schlechten Zeiten da zu sein"* missverstehen. Dieses Versprechen meint nicht, dass Sie pflegen müssen, bis an die Grenze der Selbstaufgabe. Auch wenn es Ihnen so erscheint, weder die Allgemeinheit noch das soziale Umfeld oder die Nachbarn noch Ihr Ehemann erwartet genau dies von Ihnen. Diese Selbstaufgabe würde Sie nur in eine Überforderung treiben. Die dann von Ihnen geleistete Pflege würde dem tatsächlichen Pflegebedarf in qualitativer und quantitativer Hinsicht nicht mehr gerecht werden. Dies kann keiner von Ihnen verlangen.

Nicht viel anders verhält es sich, wenn Sie einen Elternteil pflegen und denken, dass Sie moralisch dazu verpflichtet sind.

Achten Sie auch immer auf sich selbst! Denn ohne Sie gibt es auch keine Pflege.

Das Setzen von Prioritäten im Pflegealltag

Sehr oft wird der Pflegealltag durch weitere „Verpflichtungen" zusätzlich belastet, z. B. wenn Sie einer beruflichen Tätigkeit nachgehen und/oder noch auf die Kinder aufpassen.

Klären Sie ganz nüchtern ab, was Sie neben der Pflege noch leisten können, um trotzdem das Gefühl zu haben, dass Sie „gute" Pflege leisten und sich und dem Pflegebedürftigen dabei gerecht werden. Ihr Wohl und das Wohl des Pflegebedürftigen stehen dabei immer im Vordergrund. Für alle anderen „Verpflichtungen" muss eine Lösung gefunden werden, die nicht zu Ihren Lasten und zu Lasten des Pflegebedürftigen gehen dürfen.

Aber – prüfen Sie die Situation genau – vielleicht tut es Ihnen ja auch gerade gut, den Vormittag im Büro zu verbringen oder regelmäßig die Enkelkinder zu sehen. Achten Sie z. B. bei der Kinderbetreuung aber darauf, dass als Ausgleich auch eine Beaufsichtigung des Pflegebedürftigen erfolgt – und Sie dadurch zusätzlichen Freiraum für sich gewinnen.

Überprüfen Sie regelmäßig, ob bei geänderter Pflegesituation Sie selbst die zusätzlichen Pflegeleistungen erbringen können. Scheuen Sie sich nicht, weitere Familienangehörige und/oder einen Pflegedienst um Mithilfe oder Erbringung der Pflegeleistung zu bitten bzw. zu beauftragen.

Pflegealltag in der Balance

Erstellen eines Pflege(Ablauf-)Planes ➤ Kapitel 1.5

Die Pflegeanforderungen ändern sich ständig – der Pflegebedarf ist mal größer und mal kleiner, mal ist der Pflegebedürftige erkrankt oder es geht ihm besser, mal geht es Ihnen besser und mal fühlen Sie sich angestrengter, das soziale Umfeld ändert sich und auch die gesetzlichen Vorgaben für Kostenträger und Leistungserbringer wie Pflegedienst und Krankenhaus.

Deshalb erscheint es nicht sinnvoll, wenn Sie den Routineablauf der Versorgung und Pflege zu langfristig festlegen und planen.

Legen Sie daher immer nur für eine überschaubare Zeit eine Grundstruktur des Pflege- und Tagesablaufes fest, der aber genug Platz für kurzfristige Änderungen lässt.

Folgende Faktoren sorgen für eine ausgewogene Balance des Pflegealltags:
- Der Tag ist für den Pflegebedürftigen und für Sie klar strukturiert.
- Der Pflegebedürftige fühlt sich geborgen, angenommen und gut versorgt.
- Sie fühlen sich der Pflegesituation gewachsen und frei von dem Gefühl der Überforderung.
- Alle notwendigen medizinischen und therapeutischen Maßnahmen werden komplikationslos durchgeführt und angewendet.
- Alle pflegerischen und versorgenden Tätigkeiten sind der Situation angemessen und in ihrer Durchführung sichergestellt.
- Sie und Ihre Angehörigen haben genug Platz und Zeit, um sich pflegen zu können.
- Der Tagesplan lässt ausreichend Platz, um wohltuende Abwechslung in den Tagesablauf, z. B. Besucher, zuzulassen.

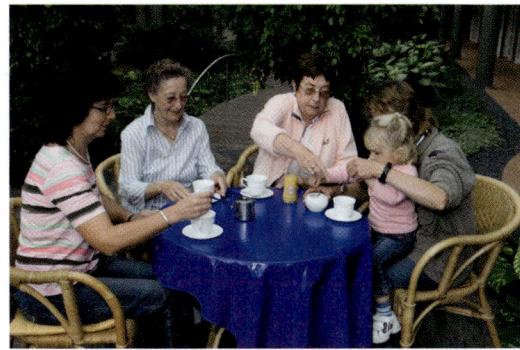

Abb. 14.1 Auch der Pflegebedürftige ist Bestandteil von Familie und Gesellschaft.

KAPITEL 15
Informationsquellen zu allen Fragen rund um die Pflegebedürftigkeit

Nun pflegen Sie also Ihren Angehörigen. Vielleicht ist er krank, vielleicht auch einfach nur alt, sicher nimmt er Medikamente. Bestimmt haben Sie die Pflegeversicherung eingeschaltet.

Wir können Ihnen hier in diesem Buch nur einen Anriss der Kenntnisse vermitteln, die Sie für Ihre Pflegetätigkeit benötigen – Krankenschwestern und -pfleger haben schließlich eine dreijährige Ausbildung absolviert, bevor Sie im Berufsleben beginnen. Sie dagegen müssen sich alle Informationen mühsam selbst zusammensammeln. Deshalb haben wir hier ein paar Möglichkeiten aufgelistet, wo Sie sich über Pflege, Erkrankungen, Therapie und Medikamente informieren können.

Neben den rein medizinischen und pflegefachlichen Fragen bedeutet die Versorgung eines Pflegebedürftigen auch immer ein Zurechtfinden im Paragraphendschungel – was sind Ihre Rechte, wie viel Geld steht Ihnen zur Unterstützung zu, ab wann ist die Zuzahlungspflicht ausgeschöpft. Diese Fragen werfen nur einen Bruchteil der Möglichkeiten auf. Eine kurze Einleitung ist in ➤ Kapitel 15.2 zusammengefasst.

15.1 Institutionen und Einrichtungen

Sie als pflegender Angehöriger fühlen sich vielleicht ziemlich auf sich alleine gestellt, um sich fehlende Kenntnisse und das nötige Wissen für die häusliche Pflege anzueignen. Dem ist aber nicht so. Es gibt viele Möglichkeiten, viele Institutionen und Anlaufstellen, bei denen Sie sich informieren können.

Pflegekurse speziell für pflegende Angehörige

Diese Kurse werden von Krankenkassen, von privaten, kommunalen und kirchlichen Pflegediensten und den Volkshochschulen regelmäßig angeboten. Termine erfahren Sie durch direkte Kontaktaufnahme mit diesen Einrichtungen und über die Tagespresse.

Im Einzelfall finanzieren die Krankenkassen auch einen Pflegekurs, der bei Ihnen zu Hause und nur für Sie durchgeführt wird. Grundlage dafür ist der § 45 im SGB XI.

Selbsthilfegruppen

In den Selbsthilfegruppen treffen sich pflegende Angehörige. Hier steht der Erfahrungsaustausch im Vordergrund, gemeinsam in der Gruppe können Sie Ihre Sorgen und Nöte besprechen und Tipps von Gleichgesinnten erhalten. Diese Treffen finden regelmäßig in fast allen größeren Gemeinden und Städten statt. Termine dieser Treffen werden im Anzeigerteil der regionalen Presse veröffentlicht, sind aber auch über Landratsämter und Rathäuser zu erfahren.

Sicher kennt sich auch Ihr häuslicher Pflegedienst über mögliche Anlaufstellen aus, fragen Sie einfach dort nach. Oder „googeln" Sie nach den Informationen, wenn Sie mit der Benutzung des Internets vertraut sind.

Kommunale Beratungsstellen zur häuslichen Pflege

Hierbei handelt es sich um neutrale Beratungsstellen, deren Aufgabe darin besteht, Ihnen als pflegender Angehöriger Hilfsmöglichkeiten für den Pflegealltag zu bieten. Die Beratungsstellen unterstützen Sie auch im „Kampf" mit Behörden und Kostenträgern. Namen und Adressen von Beratungsstellen erfahren Sie in Tageszeitungen, Gemeinden (Rathaus), Landratsämtern, Telefonbüchern. Ab 2008 sind so genannte Pflegestützpunkte geplant, deren genauerer Aufgabenbereich noch in der Diskussion ist.

Beratung durch Krankenkassen

Die Krankenkassen bieten nicht nur Auskünfte für den Bereich der Kostenübernahme im Zusammenhang mit der Pflegebedürftigkeit eines Versicherten an, sondern geben auch Ihnen als Angehöriger Auskunft über zugelassene Einrichtungen und Dienste zur Leistungserbringung. Rufen Sie einfach mal bei dem Service-Telefon der Kranken- und Pflegeversicherung des Pflegebedürftigen an und erkundigen Sie sich, was für Leistungen Sie in Anspruch nehmen können – sei es Schulungskurse oder Auszeiten.

> **WICHTIG**
> Achten Sie immer darauf, dass Einrichtungen und Dienste bei Leistungserbringung (z. B. Pflegedienste oder Sanitätshäuser) von Kranken- und Pflegekassen zugelassen sind. Nur dann ist eine qualitativ hochwertige Leistungserbringung gewährleistet, die sich nach gesetzlichen Vorgaben und Richtlinien orientiert!

Beratungsstellen der Krankenhäuser

Oft ist bereits während eines Krankenhausaufenthaltes klar, dass Ihr Angehöriger es nicht mehr ohne Sie schaffen wird. Deshalb sollten dann auch schon im Krankenhaus die Weichen für die zukünftige Weiterversorgung zu Hause gestellt werden.

Daher gibt es inzwischen in fast allen Krankenhäuser Sozialarbeiter und Büros, die sich um die Pflege des Pflegebedürftigen zu Hause kümmern, indem Sie z. B. bereits Anträge bei Kostenträgern zur Einstufung in die Pflegeversicherung stellen, Rezepte für Hilfsmittel organisieren und Ihnen einen Pflegedienst empfehlen können. Fragen Sie die Pfleger und Schwestern auf Station nach diesen Möglichkeiten.

Sie sind dann keineswegs verpflichtet, den empfohlenen Pflegedienst zu wählen. Machen Sie auch hier einen Termin aus und lassen sich von der Pflegedienstleitung beraten.

Pflegeberatung durch Pflegedienste

Viele Pflegedienste – unabhängig ob von kirchlichen oder privaten Trägern – bieten individuelle Pflegeberatungen an. Diese von den Krankenkassen finanzierten Beratungsmaßnahmen bieten ihnen die Möglichkeit, zu Hause und bei dem Pflegebedürftigen individuell auf Fragen und Probleme in der Versorgung und Pflege eines Pflegebedürftigen einzugehen.

Daneben bieten diese Dienste auch Kurse für pflegende Angehörige an – meist unter der Prämisse „Aus der Praxis für die Praxis".

Literatur

Es gibt viele und unterschiedliche Broschüren und Ratgeber zum Thema häusliche Pflege. Fast alle Krankenkassen und Selbsthilfegruppen halten kostenlose Informationsbroschüren für Sie bereit. Besser informiert Sie meist ein Fachbuch, speziell für pflegende Angehörige. Solche Fachbücher gibt es für die häusliche Pflege allgemein (wie das, das Sie in den Händen halten) oder auch für die Pflege bei speziellen Erkrankungen, z. B. Diabetes mellitus oder die Parkinson-Erkrankung.

Internet

In der heutigen Zeit hat sich das Internet als „Nachschlagewerk" bestens bewehrt. Geben Sie in die Suchmaschine, z. B. www.google.de oder www.yahoo.de, ihre Frage zur häuslichen Pflege ein. Dort finden Sie dann viele Beiträge zu ihrer Frage, die von wissenschaftlich fundiert bis zu den Beiträgen von Betroffenen reichen.

Bürgertelefon des Bundes

Das Bundesministerium für Gesundheit und soziale Sicherung bietet unter der Service-Nummer 01805/99 66 03 montags bis donnerstags eine Hotline an. Hier haben Sie die Möglichkeit, zu allen Fragen rund um die häusliche Pflege und Versorgung, adäquate Auskunft, Tipps und Hinweise auf weiterhelfende Institutionen zu erhalten.

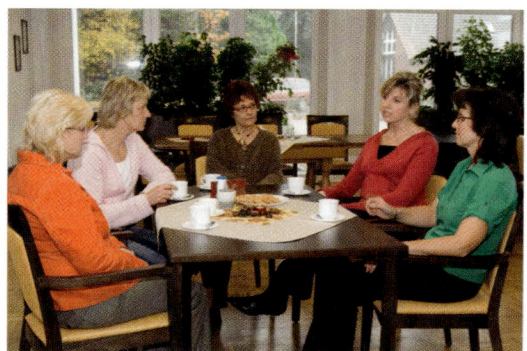

Abb. 15.1 Nutzen Sie Gelegenheiten, um aus der Erfahrung anderer zu lernen und Informationen zu bekommen.

15.2 Gesetzliche Leistungen von Kranken- und Pflegeversicherung

Pflege und Krankheit sind immer mit Kosten verbunden. Das trifft für den stationären Aufenthalt im Krankenhaus genauso zu wie für einen Heimaufenthalt, Arztbesuch, Medikamente oder der Leistungserbringung durch Pflegedienste zu Hause. Lange Zeit ist dies von unserer Gesellschaft nicht beachtet worden und die Finanzierung ist für selbstverständlich genommen worden – erst in der Zeit der „klammen Kassen" hat sich auch das Bewusstsein für anfallende Kosten entwickelt.

Dabei haben die Sozialmaßnahmen schon immer Geld gekostet. Nur wurden diese bis vor wenigen Jahren überwiegend durch Kostenträger übernommen und waren so nach dem Empfinden der Gesellschaft „kostenlos". Heute werden alle Betroffenen an diesen Kosten beteiligt, eine Grundsicherung der Pflege ist zu einer Pflichtversicherung für alle Arbeitnehmer geworden.

Leistungen aus der gesetzlichen Pflegeversicherung

Seit 1995 gibt es die gesetzlich verankerte Pflegeversicherung, an der sich alle Pflichtversicherten beteiligen müssen. Das Ziel der Pflegeversicherung war es ursprünglich, die Grundversorgung der Pflege zu gewährleisten und finanziell abzusichern.

Heute kann die finanzielle Leistung der Pflegeversicherung nur als Zuschuss zu den tatsächlichen Pflegekosten und zu dem tatsächlichen Pflegeaufwand angesehen werden. Ursache für diese Entwicklung ist die automatische jährliche Teuerung, die Weiterentwicklung des medizinischen Fortschrittes, aber auch die Kostenverschiebung von Leistungen aus der gesetzlichen Krankenkasse in den Bereich der Pflegeversicherung.

Aber trotz aller Kritik – durch die Leistungen der Pflegeversicherung ist die Versorgung für Sie als pflegender Angehöriger leichter zu schultern.

Um Leistungen der Pflegeversicherung zu erhalten, muss bei der zuständigen Pflegekasse ein Antrag gestellt werden. Diese beauftragt dann den Medizinischen Dienst der Krankenversicherungen (MDK), der den Grad der Pflegebedürftigkeit feststellt. Um den Grad beurteilen zu können, kommt ein Gutachter des MDK zu dem Pflegebedürftigen nach Hause und befragt ihn und beurteilt seine Fähigkeiten und seine Defizite. Diese Beurteilung des Gutachters ist dann Grundlage zur Festlegung der Pflegestufe. Je höher die Pflegestufe, desto mehr Geld wird Ihnen zur Verfügung gestellt, denn desto aufwendiger ist die zu leistende Pflege.

Tab. 15.1 Leistungen der Pflegeversicherung, Stand 01.07.2008 – 01.01.2012

	Pflegesachleistung in €	Pflegegeld in €
Pflegestufe I		
ab 01.07.2008	420	215
ab 01.01.2010	440	225
ab 01.01.2012	450	235
Pflegestufe II		
ab 01.07.2008	980	420
ab 01.01.2010	1.040	430
ab 01.01.2012	1.100	440
Pflegestufe III		
ab 01.07.2008	1.470	675
ab 01.01.2010	1.510	685
ab 01.01.2012	1.550	700

Dabei wird zwischen Pflegesachleistung und Pflegegeld unterschieden.

Die Pflegesachleistung erhält ein professioneller Anbieter für Pflegemaßnahmen, z. B. ein Pflegeheim oder ein häuslicher Pflegedienst. Das Pflegegeld erhält der Pflegebedürftige, wenn er zu Hause von Privatpersonen (also z. B. von Ihnen) betreut wird, um diese finanziell entlohnen zu können.

Selbstverständlich sind auch Mischformen möglich.

Pflegeversicherungsleistungen in der häuslichen Pflege

Aus dem festgelegten Betrag der Pflegestufe werden
- Leistungen, die durch einen zugelassenen Pflegedienst erbracht werden, finanziert *(Pflegesachleistung)*.
- Leistungserbringung ohne Zuhilfenahme eines zugelassenen Pflegedienstes direkt an den Pflegebedürftigen gezahlt *(Pflegegeld)*.
- Eine Kombination von zugelassenem Pflegedienst und eigener Leistungserbringung, z. B. durch pflegende Angehörige, anteilmäßig finanziert *(Kombinationsleistung)*.
- Sollte eine Tages- bzw. Nachtpflege in einer dazu zugelassenen Einrichtung erforderlich werden, können auch hier die Kosten anteilmäßig aus dem jeweilig zu Verfügung stehenden Betrages der Pflegestufe übernommen werden.

Verhinderungspflege

Zusätzlich zu dem festgelegten Betrag der Pflegestufe gibt es die Möglichkeit, sich im Jahr für maximal vier Wochen eine Ersatzpflege bei Verhinderung der Pflegeperson (z. B. durch Urlaub oder eigener Erkrankung) bezuschussen zu lassen (➤ Kap. 13.3).

Hilfsmittel

Unabhängig dieser direkten bzw. indirekten Kostenbeteiligung an Pflegekosten durch die Pflegekasse, werden die Kosten für in einem Katalog aufgeführte Hilfsmittel übernommen. Der Versicherte hat dabei eine Zuzahlung zu leisten. Sollte Ihr Angehöriger also ein Hilfsmittel, z. B. einen Rollator oder ein Pflegebett benötigen, so erkundigen Sie sich bitte bei einem Sanitätshaus über die mögliche Übernahme der anfallenden Kosten.

Unfallversicherung/Rentenversicherung

Unabhängig davon, ob an der Pflege professionelle Kräfte beteiligt sind, bietet die Pflegekasse dem pflegenden Angehörigen eine Beitragsfreiheit zur gesetzlichen Unfallversicherung und leistet eine Beitragszahlung zur Rentenversicherung. Erkundigen Sie sich dafür bei der Pflegekasse Ihres Pflegebedürftigen.

Pflegekurse

Die Kosten für Pflegekurse und Pflegeberatungen für pflegende Angehörige und andere ehrenamtliche Personen werden von der Pflegekasse übernommen.

Umbaumaßnahmen

Umbaumaßnahmen, die zu einer erleichternden Pflege beitragen und/oder ein selbstständiges Leben des Pflegebedürftigen ermöglichen, werden einmal jährlich nach Antragstellung von der Pflegekasse übernommen. Der Betrag ist bei der Pflegekasse zu erfragen. Der Pflegebedürftige muss sich mit einem Eigenanteil von 10% beteiligen.

> **TIPP**
> Größere Umbaumaßnahmen sind oft sehr kostspielig. Um über einen doppelten durch die Pflegekasse gezahlten Betrag im Rahmen der Kostenbeteiligung verfügen zu können, stellen Sie einen Antrag gegen Ende eines Kalenderjahres und einen weiteren Antrag am Beginn eines folgenden neuen Kalenderjahres. Die Gelder dürfen dann auch für ein Projekt bewilligt werden.

Pflegeverbrauchsmittel

Die Kosten für bei der Pflege eingesetzte Pflegeverbrauchsmittel (Einmalartikel), z. B. Bettschutzeinlagen, Einmalhandschuhe, Mundschutz, Desinfektionsmittel und Schutzschürzen, werden von der Pflegekasse bis zu einem bestimmten Betrag im Monat auf Nachweis hin erstattet.

Betreuungsleistungen

In besonderen Fällen, die Kriterien dafür werden bereits bei der Begutachtung zur Einstufung in die Pflegeversicherung geprüft, werden durch die Pflegekasse zusätzliche Betreuungskosten übernommen.

Ab dem 01.08.2008 erhalten Pflegebedürftige die „zusätzlich unter demenzbedingten Fähigkeitsstörungen, geistige Behinderungen und oder psychischen Erkrankungen leiden und diese Auswirkungen auf die Aktivitäten des täglichen Lebens haben und dauerhaft zu einer erheblichen Einschränkung der Alltagskompetenz führen" (Gesetzestext), eine zusätzliche Betreuungsleistung von bis zu 200 Euro im Monat. Der tatsächliche Betrag wird durch die Pflegekasse nach dem Einstufungsergebnis durch den Medizinischen Dienst der Krankenkassen (MDK), festgelegt.

Teilstationäre Pflege

Ist die häusliche Krankenpflege nicht im ausreichenden Umfang sichergestellt, erfolgt eine Kostenbeteiligung der Pflegekosten für eine teilstationäre Pflege, sofern der Pflegebedürftige anschließend wieder in seine häusliche Umgebung zurückkehrt.

Dies beträfe z. B. die Versorgung des Pflegebedürftigen über den Tag in einer tagesklinischen Einrichtung, wobei dieser am Abend wieder in seine Häuslichkeit zurückgebracht wird.

Tab. 15.2 Kostenbeteilung bei teilstationärer Pflege in €

Ab 01.07.2008	
I	420
II	980
III	1.470
Ab 01.01.2010	
I	440
II	1.040
III	1.510
Ab 01.01.2012	
I	450
II	1.100
III	1.550

Leistungen aus der gesetzlichen Versorgung mit häuslicher Krankenpflege

Die Leistungen aus der gesetzlichen Versorgung mit häuslicher Krankenpflege werden von der Krankenkasse (und nicht von der Pflegekasse) übernommen. Dabei handelt es sich um einzelne medizinisch-pflegerische Tätigkeiten, die aufgrund einer speziellen Erkrankung des Pflegebedürftigen erbracht werden müssen (und nicht auf allgemeiner Pflegebedürftigkeit). Diese Leistungen müssen von professionellen Pflegekräften eines zugelassenen Pflegedienstes erbracht werden. Damit diese finanziert werden, muss der behandelnde Arzt eine Verordnung ausschreiben, die an die Krankenkasse weitergegeben und von Ihr genehmigt wird. Dann erhält der Pflegedienst die Bezahlung direkt von der Krankenkasse.

Die Art der Leistungen ist bundeseinheitlich in einem Verzeichnis erfasst und werden unabhängig davon, ob bereits Leistungen aus der Pflegeversicherung bezogen werden, bei Notwendigkeit durch den behandelnden Arzt verordnet.

Voraussetzung ist, dass der pflegende Angehörige oder andere im Haushalt des Pflegebedürftigen lebende Personen diese Leistungen nicht erbringen können.

Medizinische Behandlungspflege

Hierbei handelt es sich um Leistungen, die zur Sicherstellung der ärztlichen Behandlung erforderlich sind. Darunter fallen z. B. auch Tätigkeiten wie die Blutzuckermessung, die Blutdruckkontrolle und/oder die Verabreichung von Medikamenten.

Grundpflege

Die Kosten werden von den Krankenkassen dann übernommen, wenn es eine Satzungsleistung der Kasse ist. Dies ist der Fall, wenn durch eine Erbringung pflegerischer Leistungen durch Fachpflegekräfte ein Krankenhausaufenthalt vermieden und/oder verkürzt werden kann, oder aufgrund des Gesundheitszustandes des Pflegebedürftigen die eigene Durchführung nicht mehr möglich ist. Auch hier wird zunächst geprüft, ob die notwendigen pflegerischen Maßnahmen nicht durch im Haushalt lebende Angehörige erbracht werden können.

15 Informationsquellen zu allen Fragen rund um die Pflegebedürftigkeit

TIPP
Nehmen Sie Kontakt mit einem Pflegedienst auf. Dieser wird Sie in Hinsicht der gesetzlichen Leistungen im Bereich der häuslichen Krankenpflege ausführlich beraten.

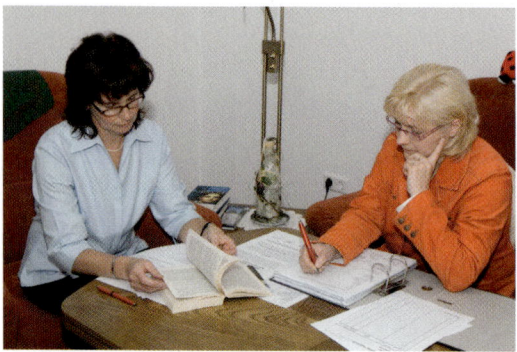

Abb. 15.2 Der notwendige „Formularkrieg" fällt an, wenn die häusliche Krankenpflege durch unseren Sozialstaat unterstützt werden soll.

Internetadressen

Heute ist das Internet eine hilfsreiche Einrichtung, um als pflegender Angehöriger an Informationen zu kommen. Auch wenn über die eigentliche Pflege wenig Informationen direkt dort zu erhalten sind, gibt es sehr viele Informationsquellen zu allen anderen Punkten, die mit der häuslichen Pflege einhergehen. Zusätzlich haben pflegende Angehörige über so genannte „Foren" die Möglichkeit, sich z. B. mit anderen Betroffenen via Internet auszutauschen.

Der Inhalt einiger Web-Seiten („Pflege-Seiten") ist zwar länger nicht überarbeitet worden, hat aber meist an Aktualität nichts verloren. Anders verhält sich dies bei Web-Seiten mit aktuellem Stand zu Recht und Gesetzgebung für den Bereich der häuslichen Pflege. In diesem Bereich kommt es, parallel zu der gesundheitspolitischen Entwicklung, zu ständigen Änderungen und Ergänzungen, was sich auch in den diversen Aktualisierungen niederschlägt.

Da Web-Seiten heute in der Regel über Werbung finanziert werden, sind viele dieser Seiten dementsprechend mit Webung zum Teil buchstäblich „zugepflastert". Lassen sie sich davon nicht irritieren.

Eine Auswahl an Internetseiten:

Kuratorium Deutsche Altenhilfe
Adresse: http://www.hilfe-und-pflege-im-alter.de

Hier erhalten sie einen Überblick über Hilfen und Dienstleistungen, die für die häusliche Pflege angeboten werden. Dazu gehören auch Beratungsstellen, ambulante Dienste und die Behandlung von Finanzierungsfragen für den Bereich der häuslichen Pflege.

Bundesverband Ambulante Dienste und stationäre Einrichtungen (bad)
Adresse: info@bad-ev.de

Der Berufsverband bietet auch Interessierten die Möglichkeit, Beiträge über die aktuelle Rechtsprechung bzw. alktuelle Gesetze und Gesetzestexte für den Bereich der häuslichen Pflege nachzulesen bzw. herunterzuladen.
Gehen sie dazu über den Bereich „Service" auf den button „downloads".

Deutsches Grünes Kreuz
http://www.altern-in-wuerde.de

Diese Seite hat sich auf den Bereich der Demenz, der in der häuslichen Pflege eine nicht unerhebliche Rolle spielt, spezialisiert. Neben aktuellen Informationen werden hier zusätzlich web-Adressen benannt, die zusätzliche Informationen für den Pflegebereich bereithalten.

Kuratorium Deutsche Altenhilfe e. V.
Adresse: https://www.kritische-ereignisse.de

Diese Seite ist nicht nur für in der Altenhilfe professionell Tätige, sondern für alle an der Pflege Beteiligten gedacht. Neben soziale Fragen um die Pflege werden hier auch pflegespezifische Informationen u. a. über ein Forum behandelt.

Bundesministerium für Gesundheit (BMG)
http://www.bmg.bund.de

Sieht man davon ab, dass die auf diesen Seiten gegebenen Informationen in ihrer Aussage aus politischen Gründen etwas zu positiv gefärbt sind, so findet man hier durchaus gute Informationen über die gesetzlichen und rechtlichen Grundlagen zur häuslichen Krankenpflege.

Bürgertelefon:
Eine sehr sinnvolle Ergänzung zum Internet bietet hier das Bürgertelefon. Hier haben Betroffene die Möglichkeit, sich bei individuellen Problemen beraten zu lassen.

Das Bürgertelefon des Bundesministeriums für Gesundheit steht Ihnen Montags bis Donnerstags von 8:00 bis 18:00 Uhr und Freitags von 8:00 bis 12:00 Uhr zur Verfügung.

018 05 - 99 66-01	Fragen zum **Krankenversicherungsschutz für alle**	
018 05 - 99 66-02	Fragen zur **Krankenversicherung**	
018 05 - 99 66-03	Fragen zur **Pflegeversicherung**	
018 05 - 99 66-09	Fragen zur **gesundheitlichen Prävention**	
Informationen	Gebärdentelefon Video over IP	
01805 - 9966-06	Gebärdentelefon ISDN-Bildtelefon	
01805 - 9966-07	Gehörlosen/Hörgeschädigten-Service Schreibtelefon	

(Stand 04.08 Festpreis 14 Ct/Min, abweichende Preise a. d. Mobilfunknetzen möglich)

C.L.Schulz E.K.
Adresse: http://www.pflegeverantwortung.de

Diese Adresse beinhaltet ein so genanntes Betroffenenforum. Hier ist es möglich, direkt auf Fragen und Erfahrungen anderer einzugehen. Da auch diese Seite als Werbeinstrument fungiert, darf man sich von ausgeprägten Werbeinformationen, die aber das wesentliche der Seite nicht überdecken, nicht ablenken lassen.

Andreae-Noris Zahn AG
Adresse: http://www.gesundheit.de

Neben allgemeinen Gesundheitsthemen gibt es auch hier diverse Informationen für pflegende Angehörige und dazu sinnvolle weitere E-Mail-Adressen und einem Betroffenenforum.

Christian Kröhl
Adresse: http://www.pflegeboard.de/forum/pflegende-angehoerige/

Auf dieser gut gegliederten und übersichtlichen von Werbung weitgehenst verschonten Seite, werden alle Themen des Bereiches der häuslichen Krankenpflege, für „Pflegeprofis" und pflegende Angehörige in unterschiedlichen Informationsforen behandelt.

Landesstelle Pflegende Angehörige NRW
http://www.lpfa-nrw.de/32.0.html

Hier handelt es sich um eine vorbildliche Informationsseite für pflegende Angehörige des Bundeslandes Nordrhein-Westfalen. Frei von „Schönfärberei" ähnlicher Seiten von Regierungsstellen, wird hier nüchtern, sachlich und doch gut verständlich auf die Interessen von pflegenden Angehörigen und Betroffenen eingegangen.

Pflegeverbund Deutschland
http://www.pflege-rundum.de/pflege_rundum/linkliste.htm

Auf dieser Seite finden sie viele Web-Adressen, die alle mit dem Schwerpunkt Häusliche Pflege zu tun haben. Neben Fach- und Betroffenenverbänden werden hier auch Adressen über Fachinfos, zuständige Ministerien der Länder, Verbraucherzentralen und Interessengemeinschaften aufgeführt.

Sachregister

135°-Lagerung 86
30°-Lagerung 85
4-Fuß-Gehhilfe 16

A

Abendbrot 7
Abführmittel 79, 80
ableitende Systeme 27
Absauggerät 3
Abwehrmechanismus 11
Abwehrsystem 11, 48
Aerosol 70, 125
aktivierende Pflege 3, 24
Aktivitäten 93, 143
Allgemeinzustand 76, 93, 106
Alltagsbelastung 2
Angst 3, 27, 59, 100, 130
Antibiotika 11
Anträge 5, 140
Anus praeter 64
Anziehen 7, 15
Arterien 97
Arztbesuch 6, 141
Aspiration 105
Atemfrequenz 99
Atemgeräusche 101
Atemgeruch 100
Atemnot 101
Atemrhythmus 100
Atemübungen 69
Atemwege 70, 101, 105
Atmung 70, 78, 87, 99, 130
Atmungsorgane 106, 122, 125
Auffahrrampe 14
Auflagedruck 22, 23, 76
Aufstehen 15, 16, 19, 32, 79, 106
Aufstehhilfe 34
Aufstoßen 28
Augen 49, 51, 54, 56
Augenpflege 47, 56

Ausscheidung 26, 59, 103
Austrocknung 51, 52, 69, 102
Auszeit 132, 133, 140
Ausziehen 15

B

Bad 9, 12, 19, 20, 38, 50, 79
Baden 15, 76
Badewanne 11, 39
Bakterien 11, 48, 61, 77, 115
Bandscheiben 31
barrierefrei 9, 14
Basale Stimulation 24
Bauchmassage 80
Bedarf 2, 3, 4, 9, 14, 29, 35
Bedarfsermittlung 4
Bedürfnisse 1, 6, 9, 27, 46, 65, 109, 129, 135
Behandlungspflege 143
Beheizen 15
behindertengerecht 10, 11
Behördengänge 5
Beinbeutel 64
Belastung 18, 73, 81, 96, 106, 131
– körperliche 17, 18, 31, 129
– psychische 20, 100, 130
Belastungsgrenze 72
Beobachtung 93, 94, 96, 103, 104, 105
Bequemlichkeit 18, 43
Beratungsstelle 139
Besucher 12, 137
Betreuung 1, 5, 6, 29, 131
Betreuungsaufgabe 5
Betreuungsleistungen 143
Bett 18, 33, 36, 39, 49, 54, 61, 85, 94
Betteinlagen 75
Bettgalgen 35

bettlägerig 20, 47, 69, 73, 85, 105
Bettschutzeinlagen 19, 142
Bettwäsche 11, 49, 75
Beugen 17, 67, 72
Beugeübungen 21
Bewegung 21, 71, 79, 81, 85
Bewegungsabläufe 15, 16
Bewegungseinschränkung 15, 16, 71
Bewegungskonzept 39
Bewegungsplan 87, 90
Bewegungsübungen 3, 21, 73, 79, 83
Bewusstlosigkeit 93, 100
Bewusstsein 93, 101, 105
Bilanzierung 102, 104
Binde 21, 27, 81
Bindehautentzündung 56
Blutdruck 96, 111, 130, 143
Blutdruckmessung 97, 98
Blutgefäße 69, 80, 81
Bobath-Konzept 24
Body-Mass-Index 106
Borken 53, 57
Broteinheit 110
Bücken 17
Bürgertelefon 140

C

Colitis ulcerosa 64

D

Darm- und Blasenentleerung 15
Darmausgang, künstlicher 38, 64
Dauerkatheter 26, 27, 62, 64
Defizite 1, 2, 4, 43
Dehnungsschmerzen 86
Dehnungsübungen 21, 71

Sachregister

Dehydratation 69
Dekubitus 69, 74, 85, 87
Dekubitusbildung 19
Dekubitusprophylaxe 22, 23, 74
Demenz 24, 96, 135, 143
Desinfektionsmittel 11, 142
Desorientiertheit 93
Diabetes 2, 110, 140
Diabetesdiät 110
Diabetiker 57
Diät 110, 111, 115, 119
Drehplatte 19
Drehscheibe 36
Druckentlastung 22, 23, 75, 90
Druckgeschwür 22, 23, 69, 74, 85, 87
Druckstelle 54, 55, 78, 81, 87
Durchblutung 87
Durchblutungsförderung 76
Durchblutungsstörung 57
Durchfall 103, 112
Duschen 15, 50
Duschstühle 25

E

Einkauf 5, 6, 15
Einlagen 12, 27, 59, 60, 61
Einlegerahmen 20
Einmalhandschuhe 47, 51, 124, 142
Einreiben 53, 58, 70
Einreibungen 51
Einrichtung 131, 133, 139
Einsatz-Bidet 25
Einschränkungen 2, 10, 15, 23, 46, 50, 87, 143
Ekel 59, 103
Entlassung 2
Entlastung 3, 18, 110
– körperliche 19
Entspannung 5, 24
Entzündungen 51, 56, 71, 77, 80, 118
Erbrechen 59, 80, 103, 105, 110
Ergotherapeut 3
Ernährung 11, 15, 77, 79, 109
Ernährungspumpe 114, 117
Essen 27, 28, 119

F

Fähigkeiten 1, 2, 15, 18, 24, 43, 44, 141
– geistige 43
– körperliche 43
Fahrten 5
Feinmotorik 15, 27
Fieber 79, 94, 99, 101, 105, 112
Fingertätigkeit 22
flüssige Nahrung 28
Flüssigkeit 12, 19, 28, 53, 61, 105, 106, 112, 123
Flüssigkeitsaufnahme 69, 101, 104, 112
Flüssigkeitsausscheidung 102, 103
Flüssigkeitshaushalt 102, 112
Flüssigkeitsmangel 80
Flüssigkeitsversorgung 101, 112, 114
Flüssigkeitszufuhr 78, 79, 104, 109, 112
Folgeerkrankungen 23, 48, 69, 85
Franzbranntwein 51, 58, 70, 76
Freilagerung 85, 86, 87
Freiraum 5, 136
Frühstück 7
Funkfinger 29
Fußpilz 57
Fußtätigkeit 22

G

Galgen (patientenaufrichter) 17, 35
Ganzkörperwäsche 49, 50, 51
Gartenarbeit 5
Gebiss 52
– künstliches 51, 53, 78
Geborgenheit 9
Gehen 15, 16, 83
Gehgestell 16
Gehhilfe 16, 34, 45
Gehstock 16, 35, 45
Gehunterstützung 34
Gelauflagen 23

Geräusche 10, 29
Geruch 10, 27, 55, 66, 100, 104, 106
Gewicht 16, 32, 35, 106
Gewichtskontrolle 106
Gewichtsreduktion 94, 106, 110
Gewichtsverlagerung 16
Gleithilfe 19
Gleitmatte 35
Greiffunktion 22
Grippe 12
Grobmotorik 15
Grunderkrankung 21, 23, 78, 79, 115
Grundpflege 33, 143
Grundversorgung 141
Gymnastikband 21

H

Haarwäsche 54
Haarwaschwanne 54
Haltegriffe 16, 47, 50, 83
Haltegürtel 36
Haltehilfe 83
Haltemöglichkeit 10
Händedesinfektionsmittel 12, 47
Händehygiene 12
Handschuhe 47, 48
– steril 48
Haushalt 9, 11, 21, 29, 143
Haushaltsführung 5
Hautfalten 51
Hautpflege 58, 60, 61
Hautreaktionen 51
Hautschädigung 27, 61
Hautschutz 77
Hebelifter 39
Hebetechniken 31
Heimbewohner 1
Herz-Kreislauf-System 110
Hilfsbedürftigkeit 59, 135
Hilfsmittel 4, 142
– rückenentlastend 35
Hilfsmittelbedarf 17
Hobbys 5
Hüftgurt 36
Husten 106

Sachregister **149**

Hustensekret   106
Hydrokolloid-Wundverbände   124
Hygiene   10, 47, 118, 124, 130
Hyperventilation   70, 100

I

Immobilität   80
Immunsystem   10, 48, 115
Infektion   10, 51, 55, 69, 70, 94, 115
Infektionskrankheiten   47
Informationsquellen   139
Inhalationsgerät   70, 125
Inhalationspräparate   125
Inkontinenz   19, 25, 26, 59, 60
Inkontinenzhilfe   60, 75
Inkontinenzhosen   27, 59, 60, 61
Inkontinenzsysteme   60, 61
Institutionen   5, 129, 139, 140
Insulin   110
Intimbereich   25, 48, 59
Intimität   47, 59
Intimpflege   47, 51
Intimsphäre   49, 59
Intimtoilette   25

J

Juckreiz   130

K

Kämmen   15, 54
Katapultsitz   16
Katheter   64
– suprapubisch   26, 63
Kau- und Schluckstörungen   77, 119
Keime   11, 48, 61, 77, 115
Kinästhetik   24, 39
Klistier   80, 123, 124
Knopfverschluss-Schließer   17
Kochen   15
Kombinationsleistung   142
Komplikationen   2, 48, 74
Kompressen   12, 47, 53, 77
Kompressionshilfe   81
Kompressionsstrümpfe   81

Kondomurinal   26, 62
Kontrakturen   20, 69, 71
Kontrakturenprophylaxe   71, 73
Konzentrationsstörungen   130
Kopfwäsche   51
Körpergewicht   16, 32, 83, 106
Körperpflege   15, 24, 47, 49, 77
Körpertemperatur   50, 94
Kortison   80
Kost   77, 79, 104, 109
– passierte   119
– pürierte   119
Kosten   15, 113, 133, 143
Kostenbeteiligung   133, 142, 143
Kostenbewilligung   18
Kostenfrage   5
Kostenträger   113, 136, 140, 141
Kostenübernahme   4
Krampfadern   80
Krankenbeobachtung   69, 104
Krankenbesuche   12
Krankenkasse   4, 18, 39, 98, 110, 118, 131, 140, 141, 143
Krankenunterlagen   27
Krankenversicherung   4
Krankheit   1, 20, 46, 109, 131
Krankheitsbild   2, 58
Krebserkrankung   64
Kreislaufkollaps   105
Kurzatmigkeit   99
Kurzzeitpflege   133

L

Lagerung   31, 35, 73, 85, 117
– Freilagerung   85, 86, 87
– Mikrolagerung   85
– partielle   87
– Schräglagerung   85
– Teillagerung   85, 87
Lagerungsarten   85
Lagerungshilfe   22, 39, 75, 87
Lagerungshilfsmittel   88
Lagerungsintervall   86

Lagerungsplan   87, 90
Langzeitversorgung   23
Lebenssituation   1, 109
Lebensumstellung   135
Leberdiät   111
Leistungen   4, 14, 43, 98, 132, 140, 141, 143
Liegegeschwür   69
Liegeposition   17, 23, 35, 73
Logopäde   1, 3
Luftbefeuchtungsgerät   71
Luftkissen   23
Lungenembolie   80
Lungenentzündung   49, 50, 69, 99

M

Magensonde   28
Mangelernährung   111, 119
Maßnahme   81, 129
– prophylaktische   80
– therapeutische   2, 135, 137
– vorbeugende   39, 69, 74, 77, 78, 80, 82
Massage   55, 80, 82
Matratze   19, 23, 76, 90
Matratzenschutzbezug   19
Medikamente   4, 121, 122
Medikamentengabe   121, 122
Medikamentenlagerung   121
Medikamentenplan   127
Medizinischer Dienst   4
Messfehler   98
Mikro-Stimulations-Systeme   22, 24
Mikrolagerung   87
Mittagessen   7
Mittagsschlaf   7
Mobilisation   33, 76, 81
Mobilisationsgürtel   19
Mobilisationskonzept   39
Mobilität   15, 27, 71, 82, 83, 109
– eingeschränkte   10, 21, 69, 75, 82
Morbus Bechterew   24
Morbus Crohn   64
Mullbinde   21, 72

Multiple Sklerose 24
Mund- und Zahnhygiene 52
Munderkrankungen 69
Mundpflege 47, 52, 78
Mundschleimhaut 52, 78
Mundschutz 142
Mundspülung 78
Muskeltonus 24

N
Nachbarn 2, 5, 6, 29
Nagelpflege 47, 57
Nahrungsaufnahme 28, 52, 101, 104, 109, 119
Nahrungsergänzung 119
Nahrungsergänzungsmittel 106, 119
Nahrungskarenz 78
Nahrungsmittel 106, 111
Nasenpflege 57
Netzwerk 5
Nierendiät 110
Nierenschale 49
Notfall 5, 29, 96
Notfallmaßnahmen 100
Notrufsystem 29

O
Obstipation 69, 79
Obstipationsprophylaxe 78
Ohrenpflege 57

P
Parkinson 140
Parodontose 52
Parotitis 69
Parotitisprophylaxe 77
Patientenaufrichter 17, 35
Patientenlift 19
PEG 28, 113
Perspektive 1, 9, 135
Pflege, teilstationär 143
Pflegeablauf 6, 39, 43
 – bedürfnisorientiert 46
Pflegeablaufplan 6
Pflegealltag 135, 136, 139
Pflegeauszeit 132
Pflegebedarf 46

Pflegebedürftigkeit 1, 9, 30, 135, 141
Pflegeberatung 140
Pflegebett 9, 19, 35, 39, 142
Pflegebetteinlegerahmen 19
Pflegedienst 2, 17, 64
Pflegeerleichterung 39
Pflegegeld 141, 142
Pflegeheim 29, 133, 142
Pflegehilfe 4, 31
Pflegehilfsmittel 2, 4, 9, 19, 47
Pflegekasse 5, 17, 29, 47, 133, 143
Pflegekurs 5, 131, 139, 142
Pflegeleistungen 5, 133, 135, 136
Pflegemaßnahme 2, 135, 142
Pflegematerial 12
Pflegepersonal 3, 47, 82, 96
Pflegeplan 136
Pflegesachleistung 142
Pflegesituation 1, 2, 4, 46, 93, 135
Pflegestandards 6
Pflegestufe 141
Pflegetätigkeit 5, 6, 46, 139
Pflegeunterstützung 18, 47, 50, 51
Pflegeverbrauchsmittel 19, 47, 142
Pflegeversicherung 4, 14, 19, 47, 129, 141
Pflegewissenschaft 6, 19, 23, 57
Pflegezimmer 9, 12, 20
Physiotherapeut 1, 3, 71, 73
Pilzinfektion 77
Pneumonie 69
Prophylaxe 69, 77, 78
Prothese 51, 53, 78
Prüfungskriterien 15
Psyche 127, 129
Puls 96, 130
Pulsmessung 96

Q
Quecksilberthermometer 94
Querschnittslähmung 24

R
Rasieren 15
Rasur 55
Reinigung 15, 49, 117
Reinigungsmittel 12, 66
Rentenversicherung 142
Ressourcen 2, 4, 24, 33, 131
Rollator 16, 142
Rollstuhl 16, 23, 79, 83
Rollstuhlfahrer 14
rollstuhlgerecht 9
Routineabläufe 6
Rücken 31, 70, 73, 86, 95
Rückenprobleme 19, 39
Rückenschule 39
Rufen 30
Rutschmatte 36

S
Sanitärbereich 10, 12
Sanitätshaus 1
Sauerstoffgerät 3
Scham 27, 59
Schamgrenze 47
Schaumstoff 28
Schaumstoffkissen 81
Schaumstoffunterlage 23
Schlaf 93, 99, 103, 130
Schlafmittel 82, 99, 130
Schlafzimmer 2, 9, 20
Schlaganfall 24
Schleimhaut 52
Schmerzen 24, 43, 71, 72, 85, 100, 105, 113, 125, 127
Schnabeltasse 28
Schonkost 109
Schräglagerung 85
Schuhanzieher 17
Schuldgefühle 130, 133
Schulung 5, 110, 140
Schutz 9, 39, 48, 61, 69, 124, 129
Schutzlaken 49
Schwitzen 53, 75, 100, 101, 103, 105
Seitengitter 20
Seitenlehne 16

Sachregister

Sekret 70, 106
Selbstaufgabe 136
Selbsthilfegruppe 4, 110, 131, 139, 140
Selbstständigkeit 3, 49
Selbstwertgefühl 24, 43, 49, 51
Setzen 16
Sinnesorgane 93
Sodbrennen 28
Sonde 28, 75, 113, 114, 117, 119
– perkutane 118
– transnasale 118
Sondenkost 28, 52, 113
Sondenkostspritze 114
Sondenkostverabreichung 115, 117
Sondenpflege 118
Soor 52, 69
Soorprophylaxe 47, 77
sozialer Dienst 4
Spastik 24, 72
Speichel 78
Speichelproduktion 78
Spezialbesteck 28
Spina bifida 64
Sprachübung 3
Spülen 15, 53, 121
Sputum 106
Staphylococcus aureus 11
Staubfreiheit 11
Steckbecken 26, 60
Stehbecken 26
Stehen 15, 16, 83
Sterbender 100
Stolperfalle 9, 10, 50, 83
Stoma 64
Stomatherapeutin 64, 65
Stomaversorgung 65
Stomawechsel 66
Strecken 17, 63, 71, 81
Streckübungen 21, 71
Strumpfanzieher 17
Stuhlgang 59, 61, 80, 104
Sturz 35
Sturzgefahr 10, 20, 82
Sturzprophylaxe 82

Sturzrisiko 10, 82
Stützkissen 19, 21

T

Tabletten 29
Tablettengabe 7
Tagesablauf 2, 6, 136
Tagesablaufplan 5
Tageslicht 9
Teilbad 58
Teilinkontinenz 60
Teillagerung 85, 87
Teilwäsche 7, 49, 50, 61, 125
Temperaturmessung 94
Therapie 46, 59, 135, 139
Thrombose 69, 80
Thromboseprophylaxe 80
Tod 113
Toilette 9, 59, 79
Toilettenhilfen 11
Toilettensitzerhöhung 16
Toilettenstuhl 83
Toleranz 1
Tragetechniken 31
Transfer 19, 35, 36, 39, 48
Trauer 129
Treppe 9, 15
Trinkbecher 28
Trinken 27
Trinkhalme 28
Trinkmenge 102, 111, 112
Türstock 14

U

Übelkeit 105, 110, 117, 127
Überforderung 43, 129
Überfürsorge 44
Überlastung 40, 83, 86, 129, 130
Überleitungssystem 113, 114, 116, 117
Umbaumaßnahmen 9, 14, 142
Umkleiden 7
Umlagerung 19, 23, 75, 76, 86, 131
Umsetzplatte 19
Unfallversicherung 142
Universalgreifzangen 17

Unterarmgehstütze 16
Unterstützung 5, 32, 33, 34, 43, 129, 139
– finanzielle 4
Unterversorgung 76, 101
Urin 26, 59, 62, 63, 102, 104, 111
Urinbeutel 62
Urinflasche 26, 60, 102
Urinschiffchen 26

V

Venen 80, 81, 97
Venenentzündung 80
Venenkompression 81
Verbände 12, 23, 81, 118, 124
Verbandwechsel 118
Verhinderungspflege 133, 142
Versagensängste 130
Verschlucken 28, 52, 119
Versorgung 1, 3, 17, 25, 26, 47, 143
– aufsaugende 27
– hauswirtschaftliche 15
Versorgungssysteme 27, 65
Versteifungen 20, 21, 69, 71
Verstopfung 56, 69, 78, 79
Vertrauen 34, 48, 131
Verwirrtheit 102
Viren 11, 48
Vitalfunktionen 94
Vollbad 54

W

Wandhaltegriffe 16
Warnsignal 129
Wäsche 15
Waschen 7, 15, 47, 49, 56
Waschset 49
Waschung 7, 49, 58, 77
Wassermatratzen 23
WC 12, 83, 121
WC-Gang 7
Wechseldruckmatratze 3
Wechseldrucksysteme 22, 23
Wechselsprechanlage 29, 30
Weichlagerungssystem 24
Weiterbehandlung 2

Weiterversorgung 132, 140
Windel 27, 59, 60
Wirbelsäule 20, 36, 40, 70, 73
Wochenablaufplan 5
Wohnbereich 9, 10, 20, 30, 83
Wohnung 3, 14, 15, 20, 39, 82
Wohnzimmer 9, 38
Wundauflagen 124
Wundberater 2, 74

Wundheilung 57, 93, 118
Wundliegen 2, 19, 74, 85
Wundversorgung 48, 118
Würde 59, 60

Z

Zahnpflege 15, 52, 78
Zahnprothese 47, 53, 116
Zäpfchen 123, 124, 127

Zubettgehen 15
Zuckerkrankheit 110